脊柱手法医学

◎主　审　石印玉

◎主　编　詹红生　程英武

人民卫生出版社
·北京·

图书在版编目（CIP）数据

脊柱手法医学/詹红生，程英武主编. —北京：
人民卫生出版社，2020.8（2021.4重印）
　　ISBN 978-7-117-28679-4

　　Ⅰ.①脊⋯　Ⅱ.①詹⋯②程⋯　Ⅲ.①脊柱病-物理
疗法　Ⅳ.①R681.505

中国版本图书馆 CIP 数据核字（2020）第 146029 号

人卫智网　**www.ipmph.com**	医学教育、学术、考试、健康，	
	购书智慧智能综合服务平台	
人卫官网　**www.pmph.com**	人卫官方资讯发布平台	

脊柱手法医学
Jizhu Shoufa Yixue

主　　编：詹红生　程英武
出版发行：人民卫生出版社（中继线 010-59780011）
地　　址：北京市朝阳区潘家园南里 19 号
邮　　编：100021
E - mail：pmph @ pmph.com
购书热线：010-59787592　010-59787584　010-65264830
印　　刷：三河市宏达印刷有限公司（胜利）
经　　销：新华书店
开　　本：710×1000　1/16　印张：22
字　　数：407 千字
版　　次：2020 年 8 月第 1 版
印　　次：2021 年 4 月第 2 次印刷
标准书号：ISBN 978-7-117-28679-4
定　　价：125.00 元

打击盗版举报电话：**010-59787491**　E-mail：WQ @ pmph.com
质量问题联系电话：**010-59787234**　E-mail：zhiliang @ pmph.com

脊柱手法医学

刘柏龄

《脊柱手法医学》编委会

主　审　石印玉

主　编　詹红生　程英武

编　委（按姓氏笔画排序）

王　翔　王辉昊　元唯安　孔令军　邓　真

成　雁　杜国庆　李　伟　杨佳裕　张　旻

张　琥　张开勇　张明才　张清龙　陈　博

郭朝卿　程英武　詹红生　熊轶喆

学术秘书　杜国庆

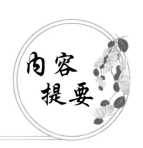

内容提要

　　本书是一部关于脊柱手法医学的学术专著,包括基础理论、脊柱评估、治疗手法、导引练功、常见病症、研究范围和方法共六章。在内容安排方面,重点介绍了实用、有效的脊柱手法医学的操作技术,突出强调了手法治疗的安全性问题,涉及手法治疗前的针对性临床评估和诊断技术,常用的松解理筋、整骨合缝和点穴手法,手法施术者和患者常用的导引练功方法。同时,着力构筑较为系统的脊柱手法医学理论和技术体系框架,对学科建设和发展进行了讨论和展望。

　　本书的读者对象为手法爱好者、手法治疗师(包括按摩师、推拿师、理疗师、康复治疗师等)和手法医学工作者(包括骨伤科、推拿科、按摩科、康复科、理疗科、针灸科等医护人员)。

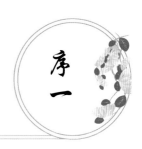

序一

脊柱病和脊柱源性疾病是目前危害人们健康的高发病和疑难病，病因病机复杂，临床表现纷繁，治疗手段多样，临床疗效不一，已成为研究的热点。

手法治疗是此类疾病的有效治疗手段之一，国内外流派众多，呈现出多元化的理论和技术体系。詹红生医师继承具有近150年历史的上海石氏伤科治伤经验，专注于手法诊治脊柱病研究20余年，近日将其团队的研究成果进行整理总结，分为基础理论、脊柱评估、治疗手法、导引练功、常见病症、研究范围和方法共计六章，取名《脊柱手法医学》，拟公开出版，有幸先期得阅，感触良多！

我与上海石氏伤科结缘已有30多年，曾与石印玉教授合作，共同主编了《中医骨伤科治疗手法图解》（汉英对照）等书，今见石教授高徒詹红生医师新作，又有理论和技术创新。首先，全面系统地构筑了中国脊柱手法医学学科体系，集多元理论于一体，有机融合，务求实用；其次，构建了基于手法治疗需要的脊柱临床评估技术规范；继之，将治疗手法分为松解理筋、整骨合缝、点穴三大类进行系统介绍，突出手法功效特点，方便临床选用；最后，对于常用的导引练功技术，则根据其主要功效特点，区分为施术者练功和患者练功两大类，更加贴近临床实际需要。全书图文并茂，并配有一定量的微视频，所有手法操作也是詹红生医师亲力亲为，诚可谓长江后浪，薪火相传！

詹红生医师在我创办的世界手法医学联合会担任常务副主席一职多年，他思维活跃，常常有独到的学术见解；为人谦和，每每善于学习同道之长；务实求真，不懈钻研脊柱手法医学；乐于分享，笔耕不辍，积极进行交流。

相信《脊柱手法医学》的出版,一定会为手法医学的学术繁荣增光添彩!故为之序。

韦贵康

第三届国医大师

广西中医药大学终身教授

2018 年 2 月 21 日于南宁

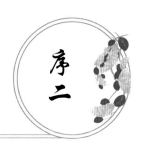

序
二

《医宗金鉴·正骨心法要旨》开宗明义首提手法总论,强调了手法在骨伤科临床治疗中的突出地位,并将手法归纳为:摸、接、端、提、推、拿、按、摩八法,主要用于创伤引起的骨折、脱位和筋伤,实际上,对于慢性筋骨伤病也同样适用。其中,被排在第一位的摸法是诊断手法。在高科技检查技术快速发展的今天,摸法仍然是一种不可替代的临床诊断方法。只有准确诊断,才能正确治疗,"手法者诚正骨之首务哉"。

詹红生医师立足临床实践,开展手法诊疗、教学和研究,将摸法的技术操作做了有机分解和组合,形成标准操作规程,有利于学生和年轻医师学习和掌握;在此基础上,进一步拓展研究,根据慢性脊柱筋骨病损的临床特点,在中医学理论指导下,建立针对手法治疗的诊断评估技术规范,从患者症状、体征、特殊触诊检查和影像学测量等方面构建评估指标体系,用于指导临床,使临床医师能有的放矢地实施手法治疗,实用性很强,可以大大提高手法治疗的安全性和有效性。

詹红生医师师承上海石氏伤科石印玉教授,深得其传,学而有成。在入选国家中医药管理局首批全国优秀中医临床人才研修项目期间,詹红生医师也曾师从于我学习"清宫正骨",他用心钻研,勤学苦练,坚持实践和总结,将不同流派的诊治经验融会贯通,应用于急、慢性脊柱筋骨病损防治,技术水平得以快速提高。同时,詹红生医师又将其多年来积累的工作经验系统梳理,汇集成册,名之曰《脊柱手法医学》,从理论到技术、从评估到治疗、从手法到练功、从临床诊疗到科学研究,比较完整地构建了脊柱手法医学体系,我阅后获益良多,相信无论是骨伤科医师,还是康复、推拿医师都会从中获益。故为之序。

首届全国名中医

中国中医科学院首席研究员

2017 年 11 月 8 日于北京

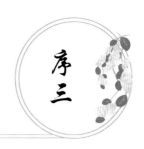

序三

21世纪初,随着电脑、手机等电子产品的广泛应用,"低头一族"由青中年延及中老年,颈痛、臂指痛麻为主诉的病患占了骨伤科门诊病例的相当比例,颈椎病患者明显增多。临床另一个新征象是患者的检查结果(如磁共振、CT检查报告等)作为诊治诉求,对被问及"有什么不适?"常答曰"腰突""硬膜囊受压"等。由此反映与颈腰椎——脊柱有关联的脊柱病症已占骨伤科病例的大部分。对于这些病症最有效的治疗方法是手法。

手法治疗脊柱相关疾病的疗效毋庸置疑,然而施术者对病症认识的完整性及手法施术者的个体差异极为悬殊,有的病日已久,施术者手法得当,一诊霍然而愈;有的辗转多处,时日迁延而病痛仍未得解。究其原因,主要是一些医生对病症的了解及与此有关的手法施行、认识上有误区。当前施术者与病者大多以西医学的诊断,甚至以磁共振、CT检查报告结果来归属疾病,殊不知影像学上的诊断与疾病的诊断既相关又不完全相同。例如腰椎间盘突出症的主要治疗是手法,约90%可由此而缓解症状,但影像学复查在二十几年前认为是"突出"依然,并无改变,近年随着影像学检查更为普遍及远期随访增加,国内外有报道提示某些病例"突出"的影像学改变消失,然而其比例也仅在20%以下,即绝大部分病例经治疗后虽然症状缓解甚至完全消失,但影像学上并无明显改变。经典的腰椎间盘突出症的诊断标准有一条是影像学改变,但其前面有一个重要的定语"与临床病症相符合的",即提示不能仅依影像学改变做出诊断。又如,笼统地说"坐骨神经痛"只是指下肢外后侧疼痛,其产生原因可能与腰椎间盘突出有关,也可能完全无关,而是腰腿软组织疾病、坐骨神经本身的疾病、下腰椎和骨盆骨骼的疾病(包括炎症、肿瘤)、髋关节退行性疾病、妇科肿瘤等。凡涉及坐骨神经包括其各个皮支、肌支的神经本身疾病、受压或只是受刺激均可产生类同症状（甚至其同时还有一个"突出"，而突出并不引起症状）。这种情况必须经过对局部和全身周密的问诊、体检，再结合影像学和其他实验室检查，做出确切的诊断，而后确定包括手法的全部治疗方案。手法或为主要治疗手段，或只是治疗手段之一，甚至某些疾病不必或不宜手法治疗，方案确定才能施术。本书的"常见病症"篇即以某个部位的疼痛（或其他主症）为纲目，强调要有全局观念，不能由一个症状简单地理解并联系到某个"病"，就施行手法。

本书对基础理论进行简要归纳，重点提示后即推出"评估"篇，从手法可行性、疗效预估方面提出作者的观点和方法。手法是以手为法，手下的感觉明确，即对患者的整体与患病局部、对静止与运动有充分的把握，才能从力度、深度、方向、面与点等方面做到心中了然，施之以法。明确了疗效是手法的目标，有利于把手法的理论与实践提引至更高的层次。

愿更多临床医师从理论与实践上掌握手法、应用手法，让手法医学更好地为保障健康发挥积极作用。

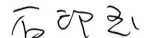

全国名老中医药专家学术经验继承工作指导老师

上海中医药大学附属曙光医院终身教授

2018 年 2 月 22 日

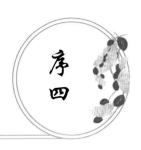

序
四

自 20 世纪 80 年代以来,脊柱手法医学在我国发展十分迅速。不仅在医疗机构中的中医骨伤科、推拿科、康复医学科被广泛应用,而且其作用原理也引起非手术的临床工作者、生物力学研究者以及骨科手术医务人员的兴趣和关注。

各类脊柱手法医学的学习班、继续教育进修班接踵开办,相关书籍在医学类书架上随处可见。这既反映了广大患者的需要,又显示了推广者的热情,同时也暴露了学术上的些许浮躁。

而今,我拜读了詹红生、程英武两位教授主编的《脊柱手法医学》一书后,感到耳目一新,获益良多。

人是从脊椎动物进化而来的,脊椎动物是具有头颅和脊椎骨的一类动物。有了头颅,人的大脑才能在严密的保护下不断增大,产生思想和智慧;有了脊椎,人在生存实践中,才能支撑直立行走,解放上肢,发展双手,进行有目的的生产劳动。脊椎,是人类发展的必要条件;但同时,由于脊椎负重及大量的多向活动而产生的疼痛损伤,又深深困扰着人类。人类从婴儿到成年,脊椎的运动及其发生的疾病和损伤一直是医疗关注的重点,以脊椎及相关组织结构为研究对象的脊柱医学也就应运而生。脊柱医学的基础研究和临床研究、治疗方法中的手术治疗和非手术治疗、脊柱病的运动及手法防治等,形成了脊柱医学丰富的门类和亚学科。顾名思义,脊柱手法医学即通过手法及运动的方法防治脊柱疾病。经循证医学的大数据统计,及经治患者的直接反映,其效果是正面且有价值的。因此,脊柱手法医学能跨越时间和空间,流传不息。当然,脊柱手法医学也与所有医学疗法一样,若诊断不明、操作不当,则会产生副反应,甚至发生意外。

詹红生、程英武两位主编及其编写团队成员,都是长期从事手法医学临床诊疗和研究的工作者。詹红生是上海市名中医、石氏伤科现代传承人,他精通中医骨伤疾病,尤擅长手法及功法对脊椎病的防治,在石氏伤科的基础上,形成了自己的诊疗特色。程英武生前是上海市中医药研究院推拿研究所所长,不仅是丁氏推拿脊柱手法的传承者,而且作为访问学者在澳大利亚交流东西方手法医疗期间,考察了西方的脊骨神经医学,对按脊疗法做了深入研究。回国后,他主译了《世界卫生组织脊骨神经医学基础培训和安全性指南》,作为国际按脊疗法在中国推行普及的教学标准。

中国传统手法防治脊柱病,依循于"筋骨失衡"的理论;西方手法防治脊柱病,是以脊椎"半脱位"的病理特点为依据,两者有异有同。詹、程两位教授根据循证医学的要求,从临床实际到建立动物实验模型,带领团队进行了一系列的深入研究。这本《脊柱手法医学》的编撰反映了他们的临床经验和部分研究成果。我感到,这部著作体现了传统与现代的结合、传承与创新的结合、临床与基础的结合、评估与治疗的结合、主动锻炼与被动操作的结合。在我与他们团队的接触与交流中,深深为他们的科学态度所感动。他们为了建立人体试验和动物实验的病理模型的金标准,坚持研究的伦理原则,不惜经历无数次的失败,最后取得了基本成功。

我的专业涉及传统手法与功法的临床应用,以生物力学的理论和方法,开展手法和功法动力学、运动学的解析,并结合神经生物学,进行生物效应的探索。但我从自己的工作中体会到,把一些退行性病变出现的脊柱疼痛、活动功能障碍归结为脊椎"半脱位""棘突偏歪"的说法,有失偏颇。针对此临床表现,与其用手法去矫正,不如用关节松动技术去操作治疗。詹红生、程英武主编的《脊柱手法医学》一书,对此不仅做了科学的探索,而且也提供了中西医结合的医疗技术,值得我学习和借鉴。

世上没有包治百病的医疗技术,随着人们对疾病发病原因和机制认识的不断深入,医疗技术才会不断改善、提高,脊柱手法医学也不例外。

本书是詹红生、程英武教授领衔的学术团队对脊柱手法医学所做的贡献。望百尺竿头,更进一步。惜英武教授不幸英年早逝,现《脊柱手法医学》一书付梓发行,也可告慰程英武教授。

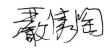

上海中医药大学终身教授
上海市康复医学会副会长
2018 年 4 月 26 日

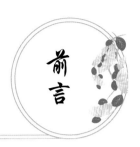

前言

脊柱手法医学是研究手法诊治脊柱疾病和脊柱源性疾病规律的一门手法医学分支学科。本书在现代医学知识背景下,力图重新构建较为系统完整的脊柱手法医学理论和技术体系,务求兼具实用性和科学性。

一、着力要回答的一些问题

手法,应该是各民族最为古老的诊治技术之一,最初可能源于人体的生物学本能,例如不小心磕碰跌伤以后,人们便会不由自主地去用手按摩伤处,以缓解疼痛。久而久之,经过无数次的失败和成功,将经验体会进行总结,上升为理论,便逐渐发展成为集理论和技术为一体的手法医学。根据文献记载,以《黄帝岐伯·按摩十卷》的成书为标志,中国手法医学体系在秦汉时期已臻完备。

近年来,随着人们生活、工作方式的变化,慢性筋骨病损引起的脊柱疾病和脊柱源性病症发病率逐渐增高,需要治疗的患者也越来越多,针对这一需求的手法诊疗活动也如火如荼地展开。然而,其手法式式纷繁,理论学说多元,疗效褒贬不一,安全事件时发。从学术研究和学科发展的角度,有许多躲不过、绕不开的问题摆在我们面前,例如:

- 手法作为一种治疗手段,其针对的关键病机是什么?
- 手法治疗的神奇效果如何才能得到比较好的重复和再现?
- 手法治疗的真正风险在哪里? 如何有效规避手法治疗的风险?
- 手法诊疗技术如何规范?
- 描述手法治疗的术语"正骨"或"整骨"是一回事儿吗?
- 手法的疗效如何客观评价?
- 脊柱手法医学如何与时俱进,重构当代手法医学体系,实现可持续发展?
- ……

带着这些问题,我们不断学习—实践—研究—总结—再学习—再实践—再研究—再总结,试图进行一些破解,或提出一些思考。

二、手法诊疗不可或缺的临床评估环节

当代临床"西医疾病+中医辨证"的诊断常规,无法适应手法治疗的需要,例如颈椎病,西医诊断一般分为脊髓型、神经根型、颈型、椎动脉型、交感神经型等类型,中医辨证常区分为风寒袭表、筋脉瘀滞、肝肾亏虚、气血两虚等证候,对于不同的类型和证候,在实施手法治疗时,操作术式并无明显差别,甚至所谓脊髓型、神经根型的影像学表现还在一定程度上限制了手法的应用;而手法治疗的最佳适应证,在这些"型"和"证"里面并未得到充分体现。如此一来,就需要有一个针对手法治疗需要的治疗前评估和诊断过程。

关于手法诊疗技术的规范化研究,一段时间里比较重视手法操作的运动学、手法施力的动力学研究,甚至对手法操作过程中的关节活动范围和角度、运动频率、施力大小皆做出严格规定或限定。然而,患者高矮胖瘦、肌肉松紧、男女老幼、病情变化各异,施术者自身条件也千差万别,临床上怎么可能如此机械地实施手法操作呢?《医宗金鉴·正骨心法要旨》云:"伤有重轻,而手法各有所宜……盖一身之骨体,既非一致,而十二经筋之罗列序属,又各不同,故必素知其体相,识其部位,一旦临证,机触于外,巧生于内,手随心转,法从手出……法之所施,使患者不知其苦,方称为手法也"。此之谓也!

因此,手法治疗前的评估与诊断十分重要和必要,更加需要进行规范!这就好比打靶射击,先要找准自己的靶心在哪儿,至于用手枪还是步枪,则看个人的擅长。

三、关于手法医学的核心理论

如此说来,手法治疗的"靶心"在哪里呢?

《医宗金鉴·正骨心法要旨》言:"夫手法者,谓以两手安置所伤之筋骨,使仍复于旧也。"很显然,手法治疗的作用部位在筋和骨,治疗目标是使受伤的筋骨"复于旧",也就是回到发病前的状态。复于旧的具体内容应包括筋骨的形态结构和功能状态两个方面。

筋骨系统损伤,主要涉及筋、骨、节三部分结构,包括筋伤之后的筋出槽,骨损之后程度和类型各异的骨折,以及关节损伤之后的脱位、错位和骨错缝。临床上,骨折、错位和脱位主要见于急性暴力性损伤,而筋出槽、骨错缝则常见于慢性积累性筋骨病损和一定的间接性外力损伤。

通常情况下,筋出槽时,未必有骨错缝;而骨错缝时,必有筋出槽。"筋出槽、骨错缝"可发生于任何关节部位,而脊柱则是好发的部位之一。对于慢性积累性脊柱筋骨损伤而言,往往是经历了较长的代偿期之后发生了失代偿才导致临床发病。研究表明,脊柱"筋出槽、骨错缝"恰恰是引起此类病症临床发病的关键病机,而"筋出槽、骨错缝"能否得到有效治疗,又是影响临床疗效和转归的关键病理环节。因此,手法治疗针对的靶点正是"筋出槽、骨错缝",围绕这一核心理论假说深入系统地开展临床评估与诊断、发生原因与机制、病理特征与转归、手法治疗与评价等方面的研究,将有助于脊柱手法医学理论和技术体系的持续进步和完善。

四、手法诊疗技术绝非简、便、廉

值得特别注意的是,手法诊疗的安全性评估是迄今为止尚未引起足够重视的另一个重要问题。

安全性评估的目的,是发现手法治疗可能的潜在风险。研究表明,手法治疗引起意外的原因主要来自两个方面:一是诊断与鉴别诊断时,未能及时检出合并神经或精神类疾病、心脑血管病、椎体破坏、椎管内占位等疾病和交感神经过敏者;二是治疗过程中,手法操作粗暴等。临床流行病学研究结果提示,椎管内肿瘤的年发生率为 1/10 000;脊柱转移瘤的尸检发现率为 90%,但临床有症状者仅 10% ~ 30%。由此可见,手法特别是脊柱整骨手法的不良反应发生率虽然不高,可一旦发生后果非常严重,应引起高度重视。

日常生活中,盲人过马路要比视力正常者困难得多,事实上,运用手法调整脊柱关节的位置关系,也是在盲态下进行的,可以说是差之毫厘,谬之千里。要做到安全、有效,就需要扎实过硬的手法和功法训练基本功、娴熟的手法运用技巧,排除禁忌证,找准适应证;就需要拥有系统、完整的医学理论知识和临床技能作为基础,而绝非一般认识上的捏捏、揉揉那么简单。

五、本书的设计思路和阅读建议

基于以上思考,本书用了大量篇幅详细介绍手法治疗前的评估,希望在手法治疗实施之前,能够有效发现并排除禁忌证,找准最佳适应证,使安全性和有效性能够得到保障,真正实现手法的精准治疗。如此一来,便可以执简驭繁,面对纷繁复杂的脊柱筋骨病损和脊柱源性病症时,能够把握共性规律,有的放矢地实施手法诊治。也是基于这种考虑,本书常见病症一章仅列举了以痛症为主的代表性病症,对于尚处于研究阶段且争议较多的脊柱源性病症未一一详细介绍。

本书适合手法爱好者、手法治疗师和骨伤科、康复科、推拿科、针灸科、理疗科等医护人员阅读。读者朋友可根据自身的知识背景和需求,参阅以下"学习路径示意图",有选择地进行阅读和学习。

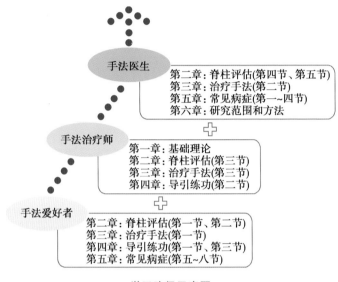

学习路径示意图

如果您是一位没有任何医学基础知识的手法爱好者,可以先从第二章开始,首先了解评估要点,学习触诊基本方法,特别是静态触诊的按、拨、揉、推四个手法既是诊断手法,也是治疗手法,组合起来反复操作,即可起到松解理筋的功效。在此基础上,进一步学习第三章第一节的内容(松解理筋手法)就容易多了。同时,还可学习第四章第一节导引练功的基本原则与要求,以及第三节患者练功部分,八个导引练功项目并非是一个完整系统的套路,可以根据需要选择其中一项或多项进行练习,会有一定的辅助治疗作用。随后,可以学习第五章第五节至第八节的内容,运用掌握的手法试着去治疗项背痛、胁肋痛、腰痛、腰腿痛,看看效果如何。

如果您是一位手法治疗师,无论是按摩师、物理治疗师、康复治疗师,还是推拿治疗师,只要您是以徒手操作为主要技术手段来进行疾病治疗的,都需要在手法医学理论和技术方面进一步提升,因此,第一章的基础理论部分应该认真学习并掌握。接着学习第二章第三节"分部触诊",准确找到筋骨损伤的位点,才能够实施精准治疗。在此基础上,学习第三章第三节的"点穴手法"就比较顺畅了。同时,学习第四章第二节,选择一项或多项"施术者练功"的项目进行学习和练习,有助于提高和增强自身的身体素质和手法技能。

对于一名手法医师或手法医学研究者而言,肩负的责任更加重大,要求自然也就更高一些。首先,在手法诊疗过程中,评估内容应该拓展到脊柱专科体格检查和影像学方面,这对于排除手法禁忌证和定位定向诊断筋出槽、骨错缝都是十分必要的。其次,要学习和掌握技巧性更高的整骨合缝类手法,治疗病症延伸到颈部,其解剖结构和病理变化都更为复杂,手法治疗的潜在风险也较背腰部显著增高。此外,还要能够在深刻认识、理解和掌握脊柱手法医学现有理论和技术的基础上,开展创新性的研究工作,提升技术水准,丰富理论内涵,促进学科发展。

编者

2018 年 1 月 31 日

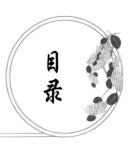

目录

脊柱手法医学

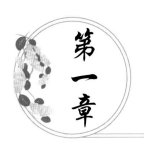

第一章 基础理论

第一节　脊柱躯干部局部解剖

一、脊柱的整体结构形态

脊柱是由椎骨及其连结构成的有机整体结构,它是身体的支柱,具有负荷重力、缓冲震荡的作用;脊柱还参与组成胸、腹、盆壁,对胸、腹、盆腔内的脏器起到重要的保护。

脊柱由 26 块脊柱骨组成,幼年时为 32~33 块,包括颈椎(C)7 块、胸椎(T)12 块、腰椎(L)5 块、骶椎(S)5 块和尾椎 3~4 块,成年后 5 块骶椎长合成骶骨,3~4 块尾椎长合成尾骨(图 1-1)。

二、椎骨

典型的椎骨包括椎体和椎弓两部分。椎体在前,呈圆柱状,主要由骨松质构成,表面有薄层密质骨,是椎骨的负重部分;椎体由上至下负重逐渐增加,椎体的体积也逐渐增大。

椎体后方呈弓状的部分叫椎弓,椎弓和椎体之间共同围成的孔叫椎孔,各个椎体的椎孔相连就形成椎管,其中容纳脊髓及其被膜。

椎弓与椎体相连的相对较窄的部分称为椎弓根,其上下方各有 1 个椎上切迹和椎下切迹;相邻椎弓根上下切迹共同围成椎间孔,孔内有脊神经及血管通过。

椎弓根向后的扁平部分称椎弓板,两侧的椎弓板在后部中线处融合构成了椎管后壁的主要部分(图 1-2)。

椎弓上有 7 个突起,即 4 个关节突、2 个横突及 1 个棘突。关节突位于椎弓根和椎弓板相连处,相邻上、下关节突构成关节突关节。横突自椎弓根和椎弓板会合处向两侧突出,位于上、下关节突之间,有肌肉附着其上。胸椎的横突通过肋横突关节与肋骨相连。棘突自左、右椎弓板会合处向后突出,彼

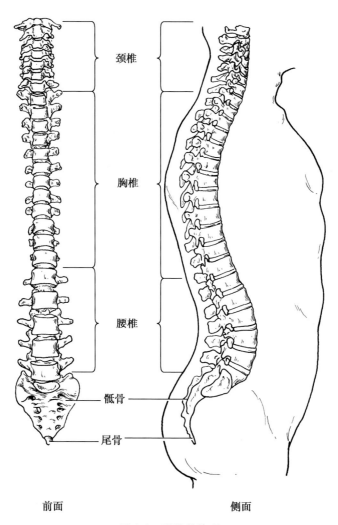

颈椎

胸椎

腰椎

骶骨

尾骨

前面　　　　　　　　　　　　　　　侧面

图 1-1　脊柱整体观

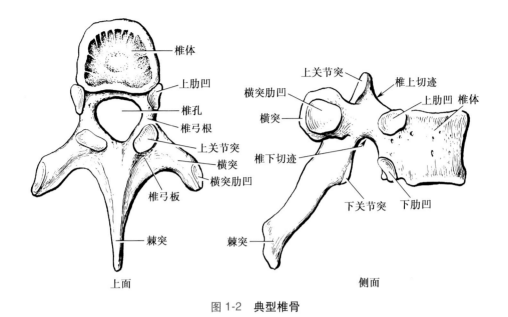

图 1-2 **典型椎骨**

此借棘间韧带和棘上韧带相连。棘突也是肌肉的附着点,肌肉过度收缩或脊柱极度后伸可导致棘突骨折。

三、椎管和椎间孔

(一) 椎管

各脊椎的椎孔相连形成椎管,椎管的弯曲与脊柱的弯曲一致,由枕骨大孔向下通至骶管裂孔,骶管裂孔后壁有浅背侧骶尾韧带封闭。椎管的前壁为椎体、椎间盘及后纵韧带,后壁为椎弓板及黄韧带,侧壁为椎弓根,后外侧为椎间关节。椎管可分为中央椎管及侧椎管,前者主要指硬膜囊占据的部位,后者为神经根通道,即神经根管,经椎间孔与外界相通(图 1-3)。椎管在颈部最宽阔,在脊髓颈膨大以下变窄,在腰椎区又扩大,然后逐渐变窄。椎管截面在第2胸椎以上为三角形,以下近似为圆形,到胸腰结合以下又变为三角形。

(二) 椎间孔

椎间孔由上、下缘的椎弓根、腹侧的椎间盘背侧和覆盖其上的后纵韧带及背侧的关节突、关节囊和黄韧带围成,其间的空隙由疏松的结缔组织和脂肪填充。椎间孔内不仅通过神经根,而且通过小动脉和静脉丛、淋巴管及窦椎神经,任何与椎间孔相关的其他韧带结构都对椎间孔有很大影响,椎间孔与其出入结构之间有少许的相对运动(图 1-4)。腰椎的椎间孔实际为一管道,即椎间管,下部腰椎由于椎弓根增宽更为明显。腰神经通过椎间管,由内

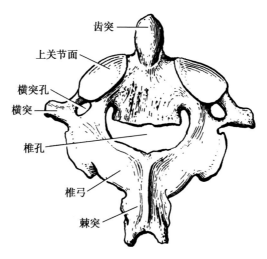

图 1-3 中央椎管与侧隐窝

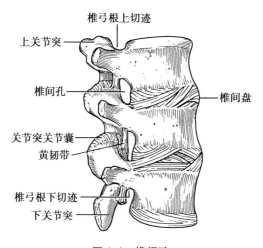

图 1-4 椎间孔

口斜向外口,越向下越倾斜,正因为腰神经根在椎间管内的长度较长,所以更易受到物理性刺激或卡压。

（三）侧隐窝

是指三角形或三叶形腰椎管向侧方延伸的狭窄间隙,又称为侧椎管。侧隐窝根据构成,可分为上下两部分。下部为骨性部分,其构成前为椎体后面,后为椎板峡部,外为椎弓根内面,内向硬膜囊开放。外下续椎间孔内口,略呈扁三角形间隙。上部为骨关节部,其前为椎间盘纤维环及椎体上后缘;后为上关节突冠状部、关节囊、黄韧带及下关节突内前缘;外为椎间孔狭窄部;上为向外敞开的椎间孔;内向硬膜囊开放。腰神经根管自神经根从硬膜囊发生,斜向外下,出椎间孔外口所经的管道,此管道在腰 4 神经以下经侧隐窝走行。

一般认为,侧隐窝前后径在 5mm 以上为正常,3mm 或以下为狭窄。测定侧隐窝的前后径在临床上是有意义的,其距离大约相当于小关节或其骨赘的最前点与椎体后缘的距离,通常在 X 线平片上测量的精度较低。当关节突较椎弓根内移和椎弓下切迹变小时,常提示为三叶形椎管和侧隐窝深而狭窄,易发生神经根的物理性刺激或压迫。

（四）脂肪组织

下腰椎椎间孔截面形态研究表明脂肪有相当固定的特性,对出入椎管的结构形成一个有力学支撑作用的袖套,并向外突出分布到每一对腰神经的腹侧面和下面,深入椎体、椎弓根外侧面与腰神经之间及椎间孔的下方,在脊柱和下肢运动时脂肪组织可以保护神经根,使之避免受到向腹侧和下方的过度牵拉应力。椎间脂肪体的恒定性、一致性表明脂肪体不仅是营养物质中间代谢的场所,而且是一个具有生物力学作用的解剖结构,因此越来越受到关注。

四、脊柱的韧带连结

脊柱通过韧带和椎间关节将单个的椎骨连接为功能的整体。脊柱的韧带可分为整体性的长韧带和节段性的短韧带。

（一）长韧带

1. 前纵韧带　是位于脊柱腹侧强壮的纤维束,起自颅骨,止于骶骨(图 1-5)。

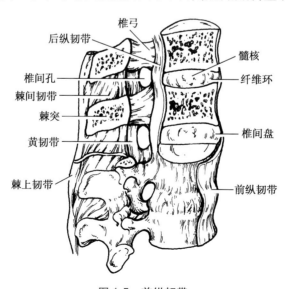

图 1-5　前纵韧带

前纵韧带分为 3 层,其深层纤维只跨越 1 个节段,中层纤维分布于 2~3 个节段,而外层纤维连结 4~5 个椎体。前纵韧带与椎体前唇的骨膜紧密相连,但与纤维环的连结较为松散。上颈段的前纵韧带最狭窄,呈条索状,附着于寰椎、枢椎和其间的关节囊;向下移行过程中逐渐变宽;至下腰段,前纵韧带覆盖了椎体前外侧大部和椎间盘,向下与骶前纤维混合。

值得特别关注的是,当颈椎或腰椎椎间盘退变或突出,相应运动单元的稳定性下降时,对应节段的前纵韧带会渐渐钙化直至椎体融合(图 1-6)。通常情况下,前纵韧带钙化不会造成继发性病理损害,而且具有稳定和减压的双重保护作用,较之手术植入的内固定装置其作用更为坚固和持久。

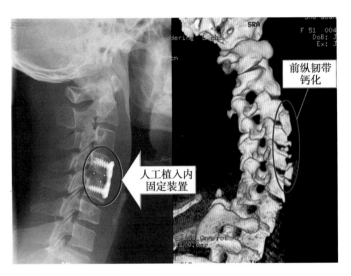

图 1-6　前纵韧带钙化
(颈椎 X 线平片与 CT 三维重建)

2. **后纵韧带**　位于椎体的后部,在椎管内走行,起于枢椎,止于骶骨,中部纤维从上至下逐渐变窄。后纵韧带最显著的特征是呈节段性的纺锤形,可分为两层,浅层纤维较长,跨越几个椎体;深层纤维连结两个椎体,其外侧扩展沿椎间盘背侧走行,并穿过椎间孔。后纵韧带在下胸椎和腰椎,为一个厚连接带,并不与椎体后部紧密粘连,而是与椎体背侧的凹形相适应,在后纵韧带的深面有出入椎体骨髓的大血管。研究发现深层纤维在外侧扩展处的附着牢固,而在椎间盘的背侧存在一个呈菱形的附着区,有潜在性的筋膜裂隙。当髓核欲从背侧正中突出时,后纵韧带的正中纤维可限制其突出。然而髓核向后外侧膨出时,突出物可向两侧的潜在性筋膜裂隙扩张,侵入椎管,挤压刺激神经纤维。后纵韧带外侧扩张处最薄弱,髓核易由此突出。

当颈椎或腰椎椎间盘退变或突出,相应运动单元的稳定性下降时,突出物与对应节段的后纵韧带会渐渐钙化。绝大多数情况下,后纵韧带钙化不会造成继发性病理损害,而且具有稳定和减压的双重保护作用,极少数情况下是造成椎管骨性狭窄的重要原因之一。

(二)短韧带

1. **黄韧带** 从第 2 颈椎至腰骶间有黄韧带桥接于相邻的椎板间,它起始于关节突的基底部,于棘突根部与对侧黄韧带相续。黄韧带的纤维与椎板垂直,向上附着于椎板的腹侧面,向下连于下位椎板的上缘。由于上位椎板的重叠,黄韧带也呈叠瓦状分布。黄韧带含有大量的弹性纤维,有很好的延伸能力,其弹性有助于人体的直立,保持韧带的紧张度。尤其是在后伸状态下,可减轻韧带的折叠,避免压迫神经。

2. **横突间韧带** 很难与附着的肌腱相区别,横突间韧带在颈段是较坚韧的细纤维,在胸段与肋间韧带混杂,而在腰段最为明显。

3. **棘间韧带** 连结于相邻棘突间隙,纤维斜行排布,起于上位棘突的基底部,止于下位棘突的骨嵴和尖部。两侧的棘间韧带之间有明显的可分离裂隙。

4. **棘上韧带** 是连于棘突尖部的连续纤维性脊索,从第 7 颈椎到骶正中嵴的下端。棘上韧带的浅层为长纤维,跨越数个节段;深层为短纤维,分布 2~3 个节段。腰椎的棘上韧带较发达,于中线相接而附着于棘突末端的后方及两侧,能控制脊柱过度前屈。

值得注意的是,当颈椎间盘退变或突出,相应运动单元的稳定性下降时,对应节段的项纵韧带会渐渐钙化。通常情况下,项韧带钙化不会造成继发性病理损害,而且具有稳定和减压的双重保护作用。

五、椎旁筋膜

颈部和躯干部深筋膜的位置有很多不同。颈部的封套筋膜附着于颅骨、下颌骨下缘、胸骨、锁骨、肩峰和肩胛冈,向后附着于项韧带和第 7 颈椎棘突。封套筋膜在中间分为两层,包绕胸锁乳突肌和斜方肌以提高这两块肌肉的收缩效率。椎前筋膜由颅底伸展至第 4 胸椎,包绕了椎前、椎旁、椎后的颈部内在肌,并向后附于项韧带上。

胸腰筋膜在骨盆和第 12 肋间分为前、中、后 3 层,后层由骶骨向上伸展至第 7 颈椎棘突连于项韧带,在胸部两侧向外附着于肋外角上,胸部以下则和另外两层相融合。中层和前层上起自第 12 肋下至髂嵴,包绕了腰方肌,向内附着于腰椎横突尖上。前层则附着于腰椎横突前方,向上增厚与来自膈的纤维形成侧方弓形韧带,向下增厚与来自腰方肌的纤维形成髂腰韧带。互相融合的筋膜层向前分为两层,是腹内斜肌和腹横肌的起点。这两块肌肉和腹外斜肌起于骨盆和肋骨,向前的腰筋膜形成腹直肌鞘并插入腹白线,形成一个纤维肌柱。

筋膜和肌肉共同保护腹内容物,从功能意义上可以看似一个"柱"。筋膜不仅可以有效地提高椎后肌和腰方肌的收缩效率,而且在受到脊外肌拉伸力作用时,筋膜内的胶原纤维也可以为脊柱承受一部分拉伸力。

六、脊柱运动肌群

脊柱周围的肌肉可发动和控制脊柱运动,增强脊柱的稳定性和承受作用于躯干的外力。脊柱周围的肌肉分为两大组,一组直接起止于脊柱骨骼并作用于其上,包括椎旁肌、腰大肌及腰方肌等。另一组起止于脊柱以外的骨骼,间接地作用于脊柱,包括胸肌和腹肌等。

(一)椎旁肌

1. **浅层肌** 这层肌肉可分为三层,第一层有斜方肌和背阔肌,第二层有肩胛提肌和菱形肌,第三层有上、下后锯肌(图 1-7)。

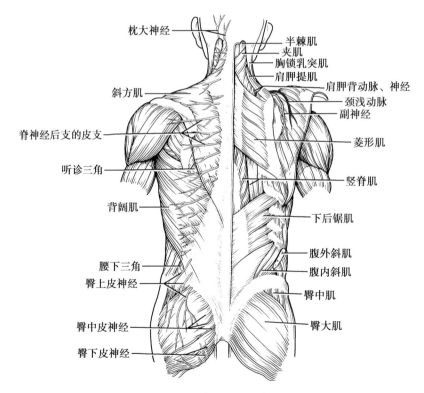

图 1-7 背部浅层肌肉

斜方肌为三角形阔肌,两侧相合呈斜方形。此肌起自上项线、枕外隆凸、项韧带、第7颈椎和第1~12胸椎的棘突。斜方肌上部纤维向下外,止于锁骨外侧端;中部纤维横行向外,止于肩峰和肩胛冈上缘;下部纤维斜向上外,止于肩胛冈下缘的内侧部。斜方肌收缩可使肩胛骨向脊柱靠拢,受副神经支配。

背阔肌呈扁平三角形,位于背部下半和侧胸部。背阔肌以腱膜起自髂嵴外缘后1/3、下6个胸椎和全部腰椎棘突、骶正中嵴以及腰背筋膜后层,纤维向上外聚合为一扁平腱,止于肱骨小结节嵴。背阔肌能内收、旋内和后伸肱骨,起止点易位时,可上提躯干如引体向上。背阔肌由胸背动脉供血,受胸背神经支配。

肩胛提肌和大、小菱形肌的生理作用是将肩胛骨固定于脊柱上。上、下后锯肌均由肋间神经支配,作用分别为上提或下降肋骨,但上、下锯肌无论是上提肋骨或下降肋骨,均能使胸腔纵径加大,在吸气时有一定的作用。

2. 深层肌 也可分为三层,第一层为夹肌和竖脊肌,第二层为横突棘肌,包括半棘肌、多裂肌和回旋肌;第三层为节段性小肌,有横突间肌和棘间肌。

夹肌分为头夹肌和项夹肌,起自项韧带的下半、第7颈椎棘突、上部胸椎棘突及棘上韧带,纤维向上向外。头夹肌止于颞骨乳突后缘及枕骨上项线,项夹肌止于上3个颈椎横突后结节(图1-8)。

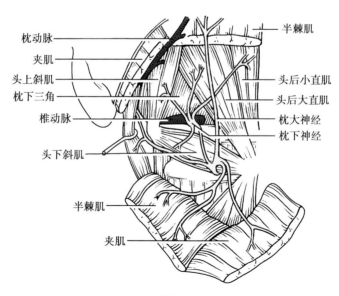

图 1-8 **颈部深层肌群**

竖脊肌(骶棘肌)是一纵行肌群,位于脊椎棘突和肋角之间的沟内。行程中成为三个肌柱,外侧柱为髂肋肌,中间柱为最长肌,内侧柱为棘肌。髂肋肌管理腰部的侧屈,最长肌是伸肌,腰部扭伤后,竖脊肌起保护作用而痉挛。

（二）椎骨侧方肌肉

1. **腰大肌**　位于腰椎椎体和横突之间,起自第 12 胸椎和第 1~4 腰椎椎体的侧面、椎间盘、横突根,肌纤维向下外与髂肌共同组成坚强的髂腰肌腱,经腹股沟韧带的肌腔隙止于股骨小转子。髂肌和腰大肌合成的髂腰肌,是一个强有力的屈髋肌,如果下肢固定,则可使脊柱前屈。一侧腰大肌瘫痪,可使腰段脊柱发生后凸。

2. **腰方肌**　位于腰大肌的外侧,呈方形,起于髂腰韧带及毗连的髂嵴与下 2~3 个腰椎横突尖,向上止于第 12 肋下缘。吸气时腰方肌能固定末节肋骨,使膈肌收缩下移,加大胸腔纵径。

（三）腹肌

包括腹内斜肌、腹外斜肌、腹横肌和腹直肌,两侧共同收缩时使腰椎前屈。此外,腹内斜肌、腹外斜肌、腹横肌附着于骨盆带和胸廓上,一侧协同收缩可使腰部侧屈;一侧腹外斜肌与对侧腹内斜肌同时收缩可使下腰椎产生旋转运动。

由于肌肉的功能不同,不同肌肉含有不同比例的快肌纤维和慢肌纤维。在脊柱侧弯患者中发现快肌纤维和慢肌纤维的比例不对称,在侧弯的凸侧面,肌肉主要由慢肌纤维组成。这一结论提示增加凸侧的快肌纤维可以矫正侧弯所形成的不正常的曲线。有研究发现,老年人肌肉中的快肌纤维减少。

七、躯干部的解剖

除脊柱区以外,人体的躯干部还包括颈部、胸部、腹部、盆腔与会阴部。这些部位涵盖重要的脏器、血管和神经,因此在施行脊柱手法治疗时,也要熟悉重要脏器的体表投影位置及毗邻关系,以及神经血管的走行分布。

1. **颈部**　位于头部、胸部和上肢之间,前方正中有呼吸道和食管的颈段;两侧有纵向走行的大血管和神经;后部正中是脊柱的颈段;颈根部除有斜行的血管神经束外,还有胸膜顶和肺尖的胸腔突入。颈部各结构之间有疏松结缔组织填充,形成诸多筋膜间隙。颈肌分为颈浅肌群、舌骨下肌群和颈深肌群,可使头、颈灵活运动,并参与呼吸、吞咽和发音等运动。颈部淋巴结丰富,多沿血管神经排列(图 1-9)。

2. **胸部**　位于颈部与腹部之间,其上部两侧与上肢相连。胸部由胸壁、胸腔和胸腔内器官组成。胸廓和软组织构成胸壁,胸壁和膈围成胸腔。胸腔正中被纵隔占据,纵隔的两侧有肺及其表面的胸膜和胸膜腔。胸壁参与呼吸运动,胸腔含有呼吸系统和循环系统的主要器官。胸腔向上经胸廓上口与颈部相通,向下借膈与腹腔分隔。胸部上界以颈静脉切迹、胸锁关节、锁骨上

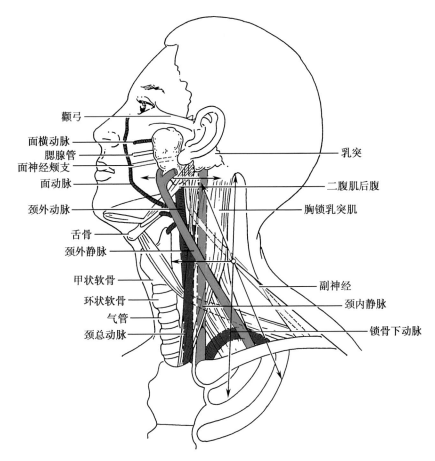

颧弓

面横动脉

腮腺管

面神经颊支

面动脉

颈外动脉

舌骨

颈外静脉

甲状软骨

环状软骨

气管

颈总动脉

乳突

二腹肌后腹

胸锁乳突肌

副神经

颈内静脉

锁骨下动脉

图 1-9　颈部结构的体表投影

缘、肩峰和第 7 颈椎棘突的连线与颈部分界,下界以剑突、肋弓、第 11 肋前端、第 12 肋下缘和第 12 胸椎棘突的连线与腹部分界,上部两侧以三角肌前后缘与上肢分界。由于纵隔呈穹窿状,故胸部表面的界线并不代表胸腔的真正范围。肝、脾和肾等腹腔器官位于胸壁下部的深面,故胸壁外伤时可累及这些器官。胸膜顶、肺尖和小儿胸腺向上突入颈根部,故在做手法治疗时应注意保护这些结构和器官。

肺位于胸腔内、纵隔两侧,借肺根和肺韧带与纵隔相连。肺的肋面、膈面和纵隔面分别对向胸壁、膈肌和纵隔。肺尖高出锁骨内侧 1/3 上方 2~3cm。肺的前界、后界和下界相当于肺的前缘、后缘和下缘。肺的前界几乎与胸膜前界一致,仅左侧前界在第 4 胸肋关节高度转向左,继而转向下,至第 6 肋软骨中点移行为下界。肺下界高于胸膜下界;平静呼吸时,在锁骨中线、腋中线和肩胛线分别与第 6、8、10 肋相交,在后正中线平对第 10 胸椎棘突;小儿肺下界比成年人约高 1 个肋。肺根前方平对第 2～4 肋间隙前端,后方平第 4～6 胸椎棘突高度(图 1-10)。

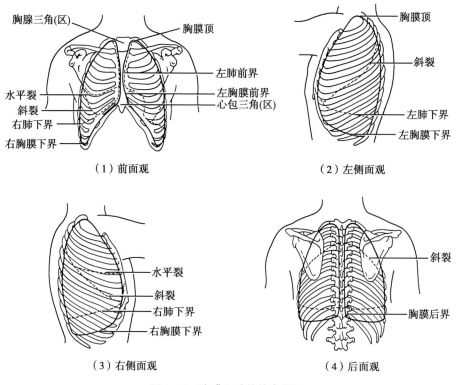

图 1-10　胸膜和肺的体表投影

（1）前面观

（2）左侧面观

（3）右侧面观

（4）后面观

心呈圆锥形,前后略扁。心底朝向右后上方,与上腔静脉、下腔静脉和左、右肺静脉相连。心尖朝向左前下方,圆钝游离,体表投影位于左侧第 5 肋间隙锁骨中线内侧 1～2cm。心的体表投影用四点的连线表示:左上点在左第 2 肋软骨下缘距胸骨侧缘约 1.2cm,右上点在右第 3 肋软骨下缘距胸骨侧缘 1cm,左下点在左侧第 5 肋间隙距前正中线 7～9cm,右下点在右第 6 胸肋关节处。左、右上点的连线为心上界,左、右下点的连线为心下界,左上、左下点间向左微凸的弧形线为心左界,右上、右下点间向右微凸的弧形线为心右界(图 1-11)。

3. **腹部**　是躯干部的一部分,居于胸部和盆部之间,由腹壁、腹腔及腹腔内容物等组成。腹壁除后方以脊柱为支架外,其余部分由肌肉和筋膜等软组织组成。腹壁所围成的内腔即腹腔,其上界是向上膨隆的膈,下界为骨盆上口,向下通盆腔。由于膈穹窿高达第 4、5 肋间隙水平,小肠等腹腔脏器也经常

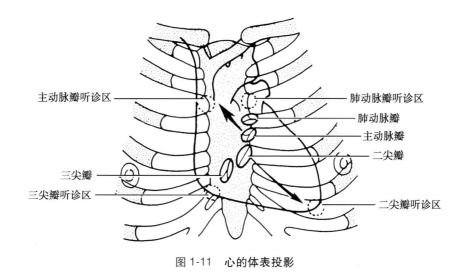

图 1-11　心的体表投影

抵达盆腔,所以腹腔的实际范围远超过腹部的体表境界。腹腔内有脏器、血管、神经、淋巴管、淋巴结及腹膜等结构。

腹腔内脏器的位置,因年龄、体形、体位、呼吸运动及内脏充盈程度而异。一般情况下,成人腹腔内主要器官在腹前壁的投影如图 1-12 和表 1-1。

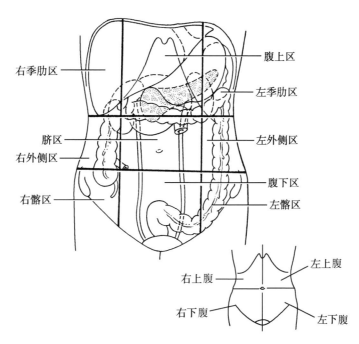

图 1-12　腹部的分区及腹腔主要脏器的体表投影

表 1-1　腹腔主要脏器在腹前壁的体表投影表

右季肋区	腹上区	左季肋区
1. 右半肝大部分 2. 部分胆囊 3. 结肠右曲 4. 右肾上部	1. 右半肝小部分及左半肝大部分 2. 胆囊 3. 胃幽门部及部分胃体 4. 胆总管、肝固有动脉及门静脉 5. 十二指肠大部分 6. 胰的大部分 7. 两肾一部分及肾上腺 8. 腹主动脉及下腔静脉	1. 左半肝小部分 2. 胃贲门、胃底及部分胃体 3. 脾 4. 胰尾 5. 结肠左曲 6. 左肾上部
右腰区	**脐区**	**左腰区**
1. 升结肠 2. 部分回肠 3. 右肾下部	1. 胃大弯(胃充盈时) 2. 横结肠 3. 大网膜 4. 左、右输尿管 5. 十二指肠小部分 6. 空、回肠各一部分 7. 腹主动脉及下腔静脉	1. 降结肠 2. 部分空肠 3. 左肾下部
右腹股沟区	**腹下区**	**左腹股沟区**
1. 盲肠 2. 阑尾 3. 回肠末端	1. 回肠袢 2. 膀胱(充盈时) 3. 子宫(妊娠后期) 4. 部分乙状结肠 5. 左、右输尿管	1. 大部分乙状结肠 2. 回肠袢

　　肝的体表投影可用三点作为标志:第一点为右锁骨中线与第 5 肋相交处;第二点位于右腋中线与第 10 肋下 1.5cm 的相交处;第三点为左第 6 肋软骨距前正中线左侧 5cm 处。第一点与第三点的连线为肝的上界。第一点与第二点的连线为肝的右缘。第二点与第三点的连线相当于肝下缘,该线的右份相当于右肋弓下缘,中份相当于右第 9 肋与左第 8 肋前端的连线,此线为临床触诊肝下缘的部位,约在剑突下 2~3cm 处。

　　脾位于左季肋区的肋弓深处。其体表投影是:脾上端平左第 9 肋的上缘,距后正中线 4~5cm;脾下端平左侧第 11 肋,达腋中线,其长轴与左第 10 肋平行。脾与膈相贴,故脾的位置可随呼吸和体位的不同而变化。

　　肾位于脊柱的两侧,贴附于腹后壁。由于肝的存在,右肾低于左肾 1~2cm(约半个肾体)。右肾上端平第 12 胸椎体上缘,下端平第 3 腰椎体上缘;

左肾上端平第 11 胸椎体下缘,下端平第 2 腰椎体下缘。左侧第 12 肋斜过左肾后面的中部,右侧第 12 肋斜过右肾后面的上部。肾的长轴斜向下外,两肾肾门相对,上极相距稍近。肾的体表投影在后正中线两侧 2.5cm 和 7.5～8.5cm 处各做两条垂线,通过第 11 胸椎和第 3 腰椎棘突各做一水平线,两肾即位于此纵、横标志线所组成的两个四边形内(图 1-13)。

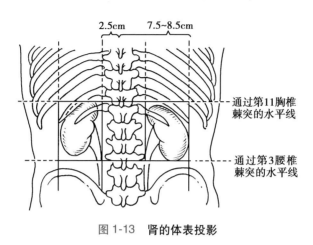

图 1-13　肾的体表投影

八、躯干部重要血管神经的体表定位

1. 颈部

(1) 枕大神经的体表定位:枕大神经起自枢椎横突内侧寰椎后弓,斜向上向外上升,穿行头半棘肌之间,在头半棘肌附着于枕骨处,穿过该肌,更穿过斜方肌腱及颈固有筋膜(以上是枕大神经在深部的走行,此点在上项线平面距正中线约 2cm 处),到达皮下,随即分成许多分支,分布于头后部大部分皮肤。

(2) 颈总动脉的体表定位:在右侧,从下颌角至乳突连线的中点划线至胸锁关节;在左侧,连线的下端稍偏外侧,此线平甲状软骨上缘以下为该动脉的体表定位。

(3) 锁骨下动脉的体表定位:从胸锁关节至锁骨中点的凸向上方的曲线,其最高点距锁骨上缘约 1cm。

(4) 颈外静脉的体表定位:下颌角至锁骨中点的连线。

(5) 副神经的体表定位:由胸锁乳突肌后缘上、中 1/3 交点至斜方肌前缘中、下 1/3 交点的连线。

2. 肩背部

(1) 肩胛上神经的体表定位:此神经起于臂丛的上干($C_5 \sim C_6$),位于臂丛的上侧,向上外方走行,经斜方肌及肩胛舌骨肌的深侧,至肩胛切迹处,与肩胛上动脉邻接。此动脉经肩胛横韧带上侧至冈上窝,然后转至冈下窝。而肩胛上神经则经肩胛横韧带下侧至冈上窝。在此该神经发出分支支配冈上肌、肩关节及肩锁关节。继而伴肩胛上动脉绕过肩胛颈切迹至冈下窝,支配冈下肌。

（2）肩胛下动脉的体表定位:在肩胛下肌下缘附近起自腋动脉,走向后下方,主要分为胸背动脉和旋肩胛动脉。前者伴随胸背神经行走,分布于前锯肌和背阔肌;后者迂曲后行穿三边孔,至冈下窝,分支营养附近诸肌。

3. 腰臀部

（1）臀上血管神经出骨盆点的体表定位:自髂后上棘至股骨大转子连线的上、中 1/3 交界点。臀下血管神经出骨盆点的体表定位:自髂后上棘至坐骨结节连线的中点。

（2）坐骨神经在臀部的体表定位:髂后上棘至坐骨结节连线的上 1/3 与中 1/3 的交界点、股骨大转子与坐骨结节连线的中点,此两点的连线为坐骨神经在臀部的投影。

（3）臀上动脉的体表定位:是髂内动脉后干的分支,经梨状肌上孔出骨盆(该动脉穿出梨状肌上孔的体表定位为:髂后上棘与股骨大转子尖端连线的上、中 1/3 交界点)至臀部分为浅、深两支,浅支行于臀大肌和臀中肌之间,深支行于臀中肌和臀小肌之间。

（4）臀上皮神经的体表定位:起自上 3 对腰神经后支的外侧支,穿过背阔肌的腱膜,在骶棘肌的外侧缘跨过髂嵴的后部,分布于臀中间上部的皮肤。

（5）臀内侧皮神经的体表定位:起自第一至第三骶神经,从髂后上棘至尾骶连线的中 1/3 穿出深筋膜,分布于臀内侧部皮肤。

（6）梨状肌的体表定位:起自骶骨前外侧面,骶前孔外侧的部分,穿坐骨大孔止于股骨大转子尖端的三角形区域。自髂后上棘与尾骨尖连线的中点至大转子尖的连线为该肌下缘的体表定位。

（7）股方肌的体表定位:起自坐骨结节外侧面,止于转子间嵴和大转子的扁长方形区域。

第二节　脊柱躯干部运动生理与病理

一、脊柱的整体观

脊柱是由一个个脊柱骨叠加相连而成,由于椎骨连接的解剖各异,因此在不同的部位椎骨之间可以形成移动,脊柱的主要功能是支撑机体和保护脊髓。脊柱支撑机体体现在"刚柔并济","刚"指当人体在直立对称的情况下,脊柱的所附着的韧带和肌肉将脊柱排列成支柱支撑,"柔"指随着姿势的变化,脊柱在神经系统指挥下通过肌肉张力的变化,出现适用性的调整。

脊柱从前后位观察呈一条直线,在侧位上,从头至尾存在 4 个生理弯曲:颈曲(颈椎前突)、胸曲(胸椎后突)、腰曲(腰椎前突)、骶曲。整体而言,脊柱的活动从骶骨至颅骨相当于一个具有三个自由度的关节,可做前后屈伸、左右侧屈、轴向旋转运动。脊柱的每个节段的运动幅度都很小,但如果把多个脊椎关节的运动范围全部计算在内(除去骶尾关节,将 25 个关节作为一个整体),那么整个脊柱的累积运动幅度是很大的,可以胜任日常的各种行为。脊柱总体运动范围的准确测量,需借助脊柱的 X 线平片才能测量其屈伸及侧屈的运动角度,借助 CT 扫描才能测量其旋转运动角度。当然这些运动幅度的测量,还可通过一些简单的临床测量方法来完成。

1. **胸腰椎屈曲运动的测量**　测量角度为脊柱最大屈曲状态下,垂直线与股骨大转子前上方和同侧肩峰外侧缘的连线所构成的夹角,此角度还包含了髋关节的屈曲运动。利用皮尺测量在屈伸状态下 C_7 和 S_1 棘突之间的距离。

2. **胸腰椎伸展运动的测量**　测量角度为脊柱最大伸展状态下,垂直线与大转子前上方和同侧肩峰外侧缘的连线所构成的夹角。此角度包含了髋关节一定程度的后伸运动。

3. **胸腰椎侧屈运动的测量**　测量角度为垂直线(V)与臀沟上缘和 C_7 棘突连线之间的夹角。

4. **胸腰椎轴向旋转运动的测量**　俯视角度检查患者,患者坐于低背椅子上,膝关节和骨盆均被固定,以通过头部的冠状面为参考平面,测量胸腰段脊柱的旋转角度,该角度为双肩峰连线与冠状面所形成的夹角。

5. **脊柱整体旋转运动幅度的测量**　测量旋转角度为头部的矢状位平面和躯干正中矢状面之间的夹角。

二、灵活的颈椎

颈椎是脊柱的最上方节段,与胸椎相延续。它为头部提供支撑,并构成颈部的骨架。颈椎是整个脊柱中最灵活的节段,但是由于它承受重量较轻的头部,骨结构薄弱,所以也是最易受伤的部位。

颈椎由两个在解剖和功能上不相同的节段区域组成,枕下段由寰椎和枢椎组成,两者复合体又通过一个具有三轴、三自由度的关节复合体与枕骨相连;下段由第三到第七颈椎组成。下段颈椎的关节运动方式只有两种,屈伸运动和侧屈-旋转联合运动,没有纯粹意义上的侧屈或旋转运动。颈椎整体联合运动最终能够保证头部完成日常生活和工作中的各向活动。

颈椎的活动范围:下段颈椎总的屈伸范围是 100°~110°,全颈椎总的屈伸范围是 130°,枕下段的屈伸范围是 20°~30°;总的侧屈是 45°;每一侧的旋转范围在 80°~90°变化,其中包括 12°的寰枕关节旋转和 12°的寰枢关节旋转。

三、稳固的胸椎

位于颈椎和腰椎之间,组成躯干的上部,支撑胸廓,胸廓是一个容积可变的空间,由 12 对肋骨连接胸骨和胸椎包裹而成。

胸椎的屈伸和侧向屈曲:在后伸过程中,两个椎体中的上位椎体相对于下位椎体斜向后移,椎间隙后方变窄,前方变宽,后伸的幅度受限于关节突和棘突,前纵韧带绷紧,后纵韧带、黄韧带和棘间韧带松弛。两个椎体的屈曲过程中,后方椎间隙增大,髓核向后移位,关节突向上滑动,上椎体的下关节突有越过下椎体的上关节突的趋势。屈曲幅度范围受限于棘间韧带、黄韧带、关节囊韧带和后纵韧带的拉伸,同时前纵韧带是松弛的。侧屈的过程中,对侧关节面滑动向上,同侧关节面滑动向下,侧屈角度受限于同侧关节突关节,对侧受限于黄韧带和横突间韧带。由于十二根肋骨和胸骨的约束,实际人体胸椎的活动度要小于胸椎本身的活动度。

胸椎的轴向旋转:当一个胸椎椎体相对于另一个椎体发生旋转时,关节突关节之间产生相对的滑动,跟随椎间盘的扭曲旋转运动,单独的旋转幅度很大,可以是腰椎的三倍,但是由于胸骨和肋骨的约束,实际旋转幅度较小。椎体的旋转将引起肋骨的扭曲,与旋转运动方向同侧的肋骨凹度增大,肋软骨凹度减小;对侧的肋骨凹度减小,肋软骨凹度增大。整个胸廓有一定力学抵抗性能,年轻人胸廓活动幅度较大,随着呼吸而运动;随着年纪的增大,肋软骨钙化、失去弹性,胸廓的活动度从而大大降低。

在胸椎的每一个节段,一对肋骨通过两个肋椎关节与椎体相连,并具有一定的旋转运动,因此当肋骨抬高时能同时增加下位胸廓的横径和上位胸廓的前后径。十二根肋骨的协同叠加效应,使胸腔容积改变,完成呼吸功能。

四、稳定的腰椎

腰椎位于骨盆之上,与骶骨组成关节。腰椎是除颈椎外活动度最大的节段,承受来自躯干重量的压力,既需要灵活又需要承重,因此腰椎是大部分常见脊柱疾病最好发的部位。

(一) 腰椎全局观

前后位,棘突间的连线显示,腰椎成一根直线排列而且左右对称,侧位显示腰椎的前凸曲度。在侧位上通过 X 线可以对以下解剖结构进行测量。

1. 骶骨角 水平线和 S_1 椎体上缘线之间的夹角,平均 30°。

2. **腰骶角** L_5 轴线和骶骨轴线之间的夹角,平均 140°。

3. **骨盆倾斜角度** 水平线与连接骶骨岬和耻骨联合上缘线之间的夹角,平均 60°;腰椎前凸的弧:L_1 到 L_5 后缘连线的弧线,该线与弦(L_1 椎体上终板后缘到 L_5 椎体下终板后缘的连线)的垂线,L_3 垂线最长。

(二) 腰椎的前屈后伸和侧弯

前屈时上位椎体往前(腹侧)倾斜和轻度滑移,使椎间隙前方高度降低,后方高度增加。因而椎间盘变形成楔形,底部向后,髓核往后移动,纤维环后部纤维被拉伸。同时上位椎体的下关节突往上移动,试图同下位椎体的上关节突分离。结果是关节突关节的关节囊和韧带被极度拉伸,椎体后部结构的其他韧带如黄韧带、椎间韧带、棘上韧带和后纵韧带也被拉伸。这些韧带的张力最后制约了腰椎的前屈。

后伸时上位椎体向后倾斜并向后移动。同时,椎间隙后缘变平,前缘变厚,形成一个底部向前的楔形。髓核往前移动,纤维环前部纤维和前纵韧带被拉伸。另一方面,后纵韧带松弛,上下关节突更加紧锁,棘突互相接触。因此后方骨性结构的阻挡和前纵韧带的拉伸制约了后伸活动。

侧弯时上位椎体朝一侧倾斜,椎间隙成楔形,在另一侧变厚,髓核向对侧移位。对侧横突间韧带被拉伸,同侧韧带被松弛。从后面观察显示关节突彼此相对滑移:上位椎体的关节突在凸侧上升,在凹侧下降。同时,这也导致同侧黄韧带和关节囊韧带被松弛,而对侧同样结构被拉伸。

(三) 腰椎的旋转

上面观显示腰椎的上关节突关节面朝后和朝内。关节面不平,横断面上呈凹面,垂直方向是直的。从几何学角度,它们对应的是中心在棘突附近的圆柱体的一部分。对于上位腰椎,这个圆柱的中心位于连接关节突后缘连线的后方,然而对于下位腰椎,圆柱的直径更长,因此中心位置更靠后。当上椎体在下椎体上转动时,发生在椎体盘面中心的转动引起上椎体相对下椎体的滑动。因而椎间盘不仅向轴向旋转(这会带来更大范围的活动),并且还有滑动和剪切运动。结果是腰椎的轴向转动范围无论是在节段上还是在总体上都是很有限的。

(四) 腰骶联合和脊椎滑移

在脊柱中腰骶联合部是一个薄弱环节。侧位显示由于 S_1 上终板的倾斜,L_5 椎体有向下向前滑移的趋势。重量被分解成两个基本的力,一个垂直作用于 S_1,另一个与 S_1 上表面平行,将椎体拉向前。这种滑动趋势被 L_5 椎体后部强有力的弓形结构所阻挡。从上面观察,L_5 的下关节突同 S_1 的上关节突紧密结合。滑动力将 L_5 的关节突紧紧地压在骶骨的上关节上,在两边都产生反作用力。这些力都需通过椎体峡部来传递。当峡部被破坏后,就会出现椎体滑脱。当弓形结构不再与骶骨的上关节突保持紧密连接后,L_5椎体就会向前下方滑动,产生滑脱。唯一能将L_5椎体保持在骶骨上并限制滑移的结构是腰骶椎间盘和椎旁肌肉。

双斜位片可以显示典型的"狗戴项圈"征,即"口部"对应横突,"眼睛"对应椎弓根,"耳朵"对应上关节突,"前爪"对应下关节突,"尾巴"对应椎板和对侧的上关节突,"后爪"对应对侧的下关节突,"身体"对应同侧的椎板。重要的是脖子对应椎体峡部。当椎体峡部被破坏,即狗的脖子被横断,可确诊为椎体滑脱。当腰椎侧位 X 线片上发现L_5向前滑脱时就要增加拍摄双斜位 X 线片。

（五）髂腰韧带和腰骶结合部的活动

从冠状位观察腰骶结合部,显示从腰椎到髂骨的髂腰韧带,由以下部分组成:上束,从L_4横突尖往下、往外和往后延伸,止于髂嵴。下束,从L_5横突尖下缘往下、往外延伸,止于髂嵴,但在上束支点的前内侧。下束有时还能细分出髂骨束、骶骨束。这两条髂腰韧带在腰骶结合部活动时呈拉紧或松弛状,有助于限制以下的活动:侧弯时,对侧髂腰韧带被拉紧,允许L_4相对于骶骨做约8°的活动,同侧的韧带则被松弛;从中立位置前屈后伸时:上束髂腰韧带的方向是斜向下、外和后。因此前屈时,它被拉紧。相反,后伸时被松弛。另一方面,髂腰韧带的下束在前屈时被松弛,后伸时被拉紧。总的说来,腰骶关节的活动被髂腰韧带所限制。

（六）第 3 腰椎和第 12 胸椎的作用

L_3的作用已经被认识,它具有一个坚强后部弓形结构,同时又是下面两组肌肉的中继站,胸最长肌的腰部纤维从髂骨到L_3横突;起于胸椎的胸棘突间肌纤维向下止于L_3椎体以下的棘突。因此L_3被附着在骶骨和髂骨的肌肉向后拉,为胸椎肌肉的活动提供支点。在休息位时L_3由此成为一个关键椎体和中继站,尤其当其成为腰椎前凸曲度的顶点,并且椎体上下终板接近水平面时。L_3是一个真正意义上活动的腰椎,因为L_4、L_5和骶骨、髂骨牢固相连,L_3就成为连接脊柱和骨盆的静态桥梁。

第 12 胸椎是胸部和腰部弯曲弧度的拐点。它作为一个枢纽椎体,其椎体比位于椎旁肌肉前方的后部弓形结构大,这些椎旁肌通过而不是止于T_{12}。有学者认为T_{12}是椎体轴线的真正旋轴。因此在受到垂直应力时,容易导致T_{12}及其邻近椎体的压缩性骨折。

（七）胸腰椎的旋转范围

研究旋转运动,应将胸腰椎作为一个整体考虑,对于腰椎而言,双侧旋转范围是10°,每侧是5°,胸椎的旋转更大,双侧旋转范围是75°,每侧是37°左右。

（八）髓核突出的不同类型

当脊柱轴向受压时,髓核可以向不同方向移动,如果纤维环足够坚强,增加的压力只能将髓核组织压向上下椎体,称为椎体内突出。研究表明纤维环在 25 岁后开始退化,导致纤维环撕裂。在轴向压力下,髓核通过撕裂的纤维环突出。髓核物质向前突出最少见,而向后方尤其是后外侧突出最常见。所以,当椎间盘轴向受力,纤维环撕裂,部分髓核向前漏出,但更多的是向后突出,到达椎间盘后缘,在后纵韧带下。位于后纵韧带下的髓核碎片,仍同髓核的主体相连,当牵拉脊柱时,突出的部分髓核组织可能回缩;当突破后纵韧带进入椎管后,就形成脱垂或者游离的髓核;有部分的髓核并没有突破后纵韧带,由于受纤维环的阻挡,不能回到原来的位置,最后可以到达后纵韧带的深处,向上或向下移动,形成后纵韧带下脱垂。当突出的髓核刺激或压迫后纵韧带的深处神经末梢,会产生腰痛;刺激或压迫神经根,引起神经根性疼痛。

腰椎间盘突出分 3 个阶段,椎间盘突出常发生在躯体前屈时抬举重物后。

第 1 阶段,躯干前屈,椎间盘前缘减小,后缘增宽。髓核组织通过已经存在的纤维环裂隙向后移动。

第 2 阶段,当重物被抬起时,轴向增加的压缩挤压整个椎间盘,使髓核组织移向后方,直到后纵韧带的深面。

第 3 阶段,当躯干直立时,突出的椎间盘根部受到上下椎体面的压迫,突出的椎间盘组织滞留在后纵韧带深面。这引起腰部剧烈地疼痛,是腰痛或坐骨神经痛的初始阶段。

最初的急性腰痛能自动复原或经治疗后康复,但如果类似的创伤机制重复发生将导致突出的组织逐渐增大并深入到椎管内,会压迫椎管内的神经根。突出通常发生在椎间盘后外侧,因为这里的后纵韧带最薄。神经根受到压迫,则产生相应神经根的支配区域症状。

患者的临床症状与椎间盘突出部位和神经根受到异常的化学、物理刺激的程度有关。如果突出发生在 $L_4 \sim L_5$,L_5 神经根受累,疼痛发生在大腿和膝关节后外侧小腿外侧、足背背外侧和足背侧直到大脚趾。如突出发生在 $L_5 \sim S_1$,S_1 神经根受累,疼痛发生在大腿后方、膝关节和小腿的后侧、脚后跟和足外侧直到小脚趾。上述的特征有时会有变化,因为 $L_4 \sim L_5$ 突出可以邻近中线,同时压迫 L_5 和 S_1,甚至有时只压迫 S_1。

五、骨盆

骨盆由三块骨性结构组成,包括 2 块髂骨和 1 块骶骨,并有 3 个关节,即 2 个骶髂关节和耻骨联合,关节活动范围很小。骨盆形如漏斗,宽阔的底部向上,形成骨盆入口,连接腹腔和盆腔,骨盆的形态在男女有差别,女性的骨盆底宽并且较短,因此骨盆不仅是休息时躯干直立的力学因素,同时对女性分娩意义重大。

骨盆环在脊柱和下肢间传递力量。由第 5 腰椎支撑的重力,均匀地沿着骶骨翼和坐骨结节传向髋臼。对应重力的地面反作用力则由股骨颈和股骨头传递至髋臼。部分反作用力被传递至耻骨的水平分支,在耻骨联合处与来源于相反一侧的力量相平衡。这些作用于骨盆入口处的力线形成一个完整的环。在骨性骨盆中有一个复杂的骨小梁系统来传递这些力。由于骶骨的上部比下部宽,因此它可被理解成一个垂直嵌入于髂骨的楔形块。骶骨由韧带支持,悬浮于周围骨块中,其承受的重量越大,结合得越牢固,犹如一个自锁系统。从横断面看,骶骨紧贴于髂骨间。每侧髂骨形似一个杠杆臂,杠杆支点位于骶髂关节,阻力和作用力分别作用于骶髂关节的最前端和最后端。向后的阻力位于强大的骶髂关节韧带处,向前的作用力则作用于耻骨联合处,且左右相等。当耻骨联合处发生移位,两块耻骨的分离将引起位于骶髂关节处髂骨的移位分离,并使骶骨游离而向前移动。当下肢负重时,已脱位的骨盆在耻骨联合处即受到剪切力作用。因此,发生于骨盆环任何部位的断裂,都将对其整体造成影响,并降低其抗阻力性能。

髂骨关节面位于髂骨内侧的后上方,恰好在髂耻线的后面,形成骨盆入口的一部分。其呈新月形,向后上侧凹陷,关节面上附有软骨。总体上,关节面形态不规则。骶骨结节正是骶髂韧带附着点。

体位对骨盆关节也会产生影响。对称直立时,骨盆各关节承担躯体重量。可以从侧位来分析这些力的作用方式,椎体、骶骨、髋关节和下肢所形成的下肢系统附带 2 个关节:髋关节和骶髂关节。躯体重量作用于骶骨,以迫使骶骨岬下降。随后骶骨产生转动,而该运动又很快地被骶髂前韧带所限制。骶棘韧带和骶结节韧带防止了骶骨尖端从坐骨结节处分离。同时,由股骨、髋关节所传递的地面反作用力与作用于骶骨的人体重量形成了转动力偶,导致髋骨向后倾斜。骨盆的这种后倾,增加了骶髂关节的转动移位。虽然此类分析的侧重点在运动,但由于韧带相当有力,能立即阻止所有的运动,因此,我们在分析时应更关注力的因素。

人体直立状态下,身体重心位于 S_3 和耻骨的连线上,靠近髋关节水平,即骨盆处于平衡状态的位置上。步行途中每一步单足着地时地面作用力由该侧下肢传递,并使该侧髋关节抬高,对侧髋关节则因下肢重量而降低,耻骨联合由此受到剪切力作用,使得一侧耻骨位置上升,另一侧耻骨位置下降。耻骨联合可以阻止任何运动,但当它有脱位时,步行时耻骨上缘将不重合。我们同样可以想象步行中骶髂关节的状况:它们周围坚实的韧带可以阻止其运动,但是若一侧韧带有移位发生,则每走一步将是费力的。因此,站立和行走都依赖骨盆环的力学坚固性。

人体仰卧时,骶髂关节的作用随髋关节屈曲或伸直位置的变化而变化。当髋关节伸直时,由于屈肌的牵拉(如腰大肌),骨盆向前倾斜,同时骶尖也向前推,由此缩短了骶骨尖端到坐骨结节之间的距离,并使骶髂关节逆旋转。当髋关节屈曲时,由于腘绳肌的牵拉,使骨盆相对骶骨向后倾斜,也就是发生转动运动,由此减小了骨盆入口直径,增加了骨盆出口直径。当髋关节从伸直位变化至屈曲位时,骶骨岬的平均移位有 5.6mm。因此发生于大腿处的上述变化可以改变骨盆腔的大小,以利分娩时胎儿头部的顺利通过。

第三节　脊髓神经生理与病理

一、脊髓的解剖

脊髓始于颈髓延髓交界处,止于圆锥。脊髓的前后径稍扁平。其外表面有裂、沟等标记。较深的前正中裂和后正中沟将脊髓分成对称的两半。前根和后根组成脊神经,31 对脊神经呈节段性排列。其中有 8 对颈神经、12 对胸神经、5 对腰神经、5 对骶神经和 1 个尾终丝,每个背根上均有背根神经节。

新生儿的脊髓可能向尾端延展至 L_3 椎体。但在成长过程中,由于脊柱生长的速度比脊髓快,使成人脊髓比脊柱短约 25cm。在影像学上,成人的圆锥通常位于 $L_1 \sim L_2$ 之间,因此腰穿检查应在此水平下完成,如果圆锥尖端在 L_2 椎体中部以下,则提示是低位圆锥。由于脊柱和脊髓长度的差异,使脊髓节段和脊柱水平不一致。在上颈段,脊髓约比相应的脊椎棘突高 1 个节段(如 C_5 脊髓节段对应于 C_4 脊椎棘突)。在下颈髓和胸髓,脊髓约比相应的脊椎棘突高 2 个节段,从头至尾逐渐增加。这种长度的差异,使颈髓以下的脊神经在穿出椎间孔前要向下方走行一段距离。神经根与椎体的关系:$C_1 \sim C_7$ 的神经根在同名椎体上方穿出,C_8 神经根在 C_7 椎体下方穿出,从此以下的神经根均从同名椎体下方离开脊髓。腰和骶尾神经根在到达穿出椎管的椎间孔前几乎垂直下行,因此在圆锥下,上述神经根组成马尾。

颈髓和腰骶髓的宽度和半径比较大,构成颈膨大和腰膨大,是支配四肢的核团所在的位置。$C_3 \sim T_2$ 脊髓节段增大形成颈膨大,发出神经支配上肢肌。$L_1 \sim S_3$ 脊髓节段增大形成腰膨大,发出神经支配下肢肌。颈膨大大致与相应椎体节段相匹配。腰膨大位于 $T_9 \sim T_{12}$ 椎体相对应的椎管水平。T_{12} 以下脊髓逐渐形成圆锥。

各个脊髓节段发出的混合脊神经包含运动、感觉和自主神经纤维。运动轴索从脊髓前角细胞发出,形成脊髓前根。后根神经节位于椎间孔近端的后根上,由单极神经元组成,后者的中枢突组成后根。前根的神经递质只有乙酰胆碱,后根则包含 P 物质、谷氨酸、降钙素基因相关肽、血管活性肠肽、胆囊收缩素、生长抑素和强啡肽等多种神经递质。前根发出的运动神经和自主神经纤维加入到后根形成混合脊神经根,在胸腰段,白、灰交通支将脊神经和椎旁交感链连接起来。

前期的神经生物学认为脊髓前根主管运动,脊髓后根主管感觉。然而,目前看来脊髓前根可能有一些传入感觉神经纤维,脊髓后根也有部分传出运动纤维,但数量不多,因此前根主要是运动根,后根主要是感觉根。前、后根分别从硬脊膜穿出,然后在后根神经节远端的椎间孔集合,形成混合脊神经根。混合脊神经根离开椎间孔后分成前、后初级支。稍小些的脊神经后支分布于背部皮肤和椎旁肌。脊神经前支是混合脊神经根的延续,支配躯体其他部分的感觉和运动。颈膨大和腰膨大的脊神经前支分别形成臂丛和腰骶丛,支配四肢。胸髓的脊神经前支延续为肋间神经。

脊髓由软膜、蛛网膜紧紧地包裹,而硬脊膜则在发出的神经根周围形成牢固的管状鞘。脊髓通过硬膜与椎管之间形成硬膜外间隙,硬膜外间隙包含蜂窝组织和静脉丛。硬膜下间隙是由少量液体组成的潜在间隙。蛛网膜下腔是一个定义明确的腔,大约延伸至 L_2 椎体水平,形成腰鞘囊。

脊髓节段是指相邻脊神经根间的一节脊髓,尽管并无明确区分两个节段的分界标志,但每个脊髓节段都可以独立完成一些基本功能。每个脊髓节段均控制其支配肌肉静息时的肌张力,并通过支配相应运动单位的肌节执行随意运动。脊髓节段的运动功能同样受此节段以上多个下行运动纤维调节和影响。脊髓实质由一个蝴蝶形状的灰质及其周围的白质组成。灰质由神经细胞组成,白质由纵向排列的上、下行神经纤维组成。灰/白质的相对比例随脊髓水平的变化而变化。在灰质的中央,微小的中央管贯穿脊髓全长和终丝的一小段距离,中央管由单层的室管膜细胞构成。脊髓的两侧由中央的灰质联合及其周围的前、后白质联合连接在一起。白质内部可分为前索、侧索和后索。前索位于前根与前正中裂之间;侧索位于脊髓前、后根附着处之间;后索位于后正中沟至后外侧沟发出后根的附着处之间。在上胸髓的尾端,后中间沟将后索分为内侧的薄束和外侧的楔束。脊髓灰质由前、后角组成,侧方为凹面。在胸髓和上腰髓,交感神经元组成的中央外侧柱在前后角间形成小的突起,即侧角。交感神经轴索从前角和前根发出,经灰交通支进入交感神经链神经节。灰质包含神经元、神经纤维、起支撑作用的神经胶质和血管等。神经元并非均等分布,而是由柱状分布的细胞聚集成功能群,并延伸若干个节段;大致分为含感觉神经元的后角和含运动神经元的前角。后角相对较窄,由薄层的新月形 Rolando 胶状质封顶。后角的尖端由薄层白质背外侧束

（Lissauer束）与脊髓表面分开。前角内存在 α 运动（骨骼肌运动）神经元、γ 运动（梭形细胞运动）神经元、β 运动神经元和中间运动神经元,α 运动神经元发出神经支配梭外肌;γ 运动神经元支配梭内肌纤维;β 运动神经元支配梭内、外肌纤维。上述所有神经纤维都属于一般躯体传出纤维。运动神经元均按躯体顺序排列。贯穿脊髓全长的中间细胞群发出的神经支配躯干和近端肌肉;存在于颈、腰膨大的外侧细胞群发出神经支配肢体肌肉。脊髓前角在颈、腰膨大的扩大反映了该外侧细胞柱的存在。在颈、腰膨大,支配近端肌肉的神经元的位置更靠近头侧,而支配远端肌肉的神经元的位置更靠近尾侧;支配伸肌的神经元较支配屈肌的神经元更靠近腹侧。一些运动神经元聚集成定义明确的核团,膈核就是支配膈肌的 $C_3 \sim C_7$ 的神经核团的聚集。脊髓Onuf核是位于 S_1、S_2 的腹外侧细胞核团,支配会阴部的横纹肌,它在运动神经元病相对不受累,但在 Shy-Drager 综合征中会受影响,其原因不明。

运动神经元在脊髓灰质的聚集不如神经系统其他部位定义明确。在实验动物的研究中,Rexed 在脊髓灰质发现 10 个区域（板层）。在脊髓神经元研究方面,Rexed 板层较神经元命名系统更为常用。Ⅰ 层囊括了后角的最后部,Ⅸ 层存在于前角的最前部,Ⅹ 层包绕在中央管周围。有证据表明人的脊髓也存在上述板层模式。Ⅸ 层包含支配横纹肌的运动神经元。体积小的神经元发出的神经趋于支配 S 型运动单位（慢肌,抗疲劳性）;体积大的神经元发出的神经趋于支配 FF 型（快肌,易疲劳）和 FR（介于中间,快肌但较 FF 型抗疲劳）运动单位。Ⅰ ~ Ⅳ 层组成后角大部分,接受皮肤初级传入纤维。位于后角基底部的 Ⅴ、Ⅵ 层主要接受梭肌传入和该节段以上运动传导束的纤维。Ⅶ 层包括灰质中间外侧柱和背核。Ⅷ 层与结合层和脊髓对侧密切相连。

脊髓白质由上行和下行的长纤维传导束和节段间、节段内部的短传导束组成。上行通路将来自四肢、躯干或颈部的各种感觉冲动传至更高级中枢,主要包括后索、脊髓包括丘脑前/外侧系统和脊髓小脑束。下行通路传导高级中枢的神经冲动,下行通路终止于具有调节或抑制功能的脊髓核团。最主要的下行传导束是锥体束,包括皮质脊髓侧束（交叉的锥体束）和皮质脊髓前束（不交叉的锥体束）。皮质脊髓侧束位于脊髓小脑后束内侧的皮质脊髓束,包括由少量发自大脑前回运动皮质巨大锥体 Betz 细胞的下行锥体束和大部分发自皮质其他区域的传导束纤维构成。皮质脊髓束在沿脊髓下行中,其外侧的轴索不断中止于其支配节段的运动神经元,因此皮质脊髓侧束随着不断下行而逐渐减小。

人类的皮质脊髓侧束纤维源于中央前回（4 区）,中央前回之前（6 区）,不仅与中间神经元形成突触,直接与 Ⅸ 层内的大多极脊髓运动神经元形成突触。这种与前角运动神经元的直接突触联系是皮质脊髓系统的典型特征之一。中央前回到脊髓运动神经元的直接投射与不连续的、分解的肢体运动和精细运动的控制有关,它们主要支配肢体远端肌肉的运动。其他影响脊髓节段运动功能的下行传导束包括红核脊髓束、前庭脊髓束、网状脊髓内束和外束、橄榄脊髓束和顶盖脊髓束。肢体的随意运动和姿势调节主要由皮质脊髓束和红核脊髓束控制;肢体近端的运动和姿势的维持主要由锥体外系通路支配,尤其是网状脊髓束和前庭脊髓束。脊髓白质内还有一些缺乏明确定义的传导束和节段内、节段间以及相关传导束等。

脊髓的血液供应有一定的个体差异。脊髓前动脉由椎动脉的分支在枕骨大孔中线附近汇聚而成。在前正中裂内或其附近下行,贯穿于整个脊髓全长。在 C_4 或 C_5 脊髓节段以下,脊髓前动脉有来自脊髓外侧动脉的不对称的前髓动脉加入。脊髓外侧动脉由椎间孔进入椎管,在颈段是颈动脉的上行分支,在胸段是肋间动脉分支;在腹部是腰动脉、腰骶动脉和骶骨动脉的分支。脊髓外侧动脉穿过脊神经根的硬膜鞘,分成前、后根动脉。根动脉是非对称性的,有时还可缺如。Adamkiewicz 动脉是最大的髓状动脉,一般来自 $T_9 \sim L_2$ 的脊髓外侧动脉,通常位于左侧,供应圆锥和腰骶段。任一个脊髓节段的血液供应与该节段横断面上的灰质面积成比例,因此在颈、腰膨大水平的前动脉管径最粗。脊髓后动脉由血管丛组成,位于后外侧沟和脊髓后根的入髓处。脊髓后动脉也起源于椎动脉,后髓动脉以不规则的间隔加入脊髓后动脉。中央动脉是脊髓前动脉的分支,供应各自节段脊髓的前部和中部。动脉冠是脊髓前、后动脉的分支在其周围吻合形成的,提供脊髓外周(包括侧索和前索)的血供。该吻合支的灌注效率在外侧柱区是最低的。在脊髓内部,脊髓后动脉供应后角和大部分后索,脊髓前动脉供应其余大部分脊髓的血供。某些上行和下行血供来源的分界带是脊髓血循环最不充足的部位。颈髓和腰骶髓的血管较胸髓丰富,上、中段胸髓($T_1 \sim T_4$)对缺血最敏感,脊髓静脉毛细丛引流至外周椎静脉丛。脊髓静脉主要从椎间孔引流至胸髓、腹部和盆腔静脉,但由于椎静脉丛没有静脉瓣,脊髓静脉也可向上进入颅腔和静脉窦,这可能是肿瘤细胞播散的方式之一。

二、脊髓的生理和病理

脊髓反射是指由脊髓介导的对刺激的反应,可以是单突触或多突触的。单突触反射仅由相应的传入和传出两个神经元及其间的突触构成,而多突触反射涉及一至多个中间神经元。脊髓反射可以是单节段的(仅由一个脊髓节段介导),也可以多节段的(有很多节段参与),长的反射环甚至可远达大脑皮质。

运动单位由一个 α 运动神经元及其支配的肌纤维构成。支配肌梭的 γ

运动神经元是与其平行的神经支配系统。肌梭(也叫神经肌肉肌梭)是由特殊肌纤维构成的较小结构。肌梭在肌肉内广泛散布,与大的梭外肌纤维平行地由结缔组织固定。那些需要控制精细活动的肌肉,如手部小肌肉,其肌梭分布的密度更高。梭外肌纤维提供肌肉的收缩力,肌梭调整和控制这种收缩力。肌梭也有助于调控肌肉本身的内在张力。肌肉收缩总是在对抗某些背景肌张力的情况下产生的。当肌肉肌张力水平过高或过低时,随意动作不能以正常的效率产生;γ传出系统是控制肌张力的关键。下行的锥体外系运动通路,如网状脊髓束和前庭脊髓束,对于γ传出系统有重要的影响。从运动皮质和小脑传来的通路同时影响α和γ运动神经元,即α-γ共激活效应。

肌梭由一小群被结缔组织囊包绕的梭内肌纤维构成。γ运动神经元的基础放电使梭内肌产生轻微的收缩,保持其紧张度。肌梭可向脊髓传递张力水平的信息。梭内肌纤维主要有两种:核袋纤维和核链纤维。每3~4个核链纤维对应于1个核袋纤维。核袋纤维的细胞核聚集在纤维中心形成一个凸起,核链纤维的细胞核呈线性分布。核袋纤维有两种,即核袋纤维1和核袋纤维2。核袋纤维2较核袋纤维1小一些,大小介于核袋纤维1和核链纤维之间。肌梭提供给神经系统关于肌肉长度是否变化和长度变化速率的信号。核袋纤维1传递长度改变的动态信息;核袋纤维2传递肌肉静态长度的数据。核链纤维仅对静态的肌肉长度有反应。γ或δ运动神经元产生的传出神经支配肌梭。传出神经末端有两种构型:盘状末端和蔓状末端。前者主要见于核袋纤维,后者在核袋纤维和核链纤维均很常见。肌梭的传入神经纤维是Ⅰa类(初级肌梭传出纤维)和Ⅱ类(次级肌梭传出纤维)纤维。Ⅰa类传入纤维源于环绕在核袋纤维的中纬线部周围的环形螺旋末端;Ⅱ类传入纤维主要源于核链纤维的螺旋和花散形末端。初级肌梭传出纤维是快速传导的有髓纤维。在脊髓中枢,初级肌梭传出纤维与支配主动肌和协同肌的α运动神经元形成单突触接触。它还发出侧支至支配同一肌肉的γ运动神经元,以及抑制性侧支至支配拮抗肌的α运动神经元(交互抑制)。次级肌梭传入纤维只与主动肌运动神经元形成单突触接触。肌梭传入纤维属于躯体传入纤维。Renshaw描述了运动神经元对邻近运动神经元的放电作用,α运动神经元发出侧支与邻近的抑制性中间神经元形成突触联系,后者反过来控制该α运动神经元的放电(回返性抑制)。Renshaw细胞存在于Ⅶ和Ⅷ层,紧邻Ⅸ层运动神经元的内侧。Renshaw细胞与α运动神经元的突触是胆碱能突触。抑制性氨基酸甘氨酸和γ-氨基丁酸(GABA)可能都在Renshaw细胞对运动神经元的回返抑制性机制中起作用。GABA合成过程中的一种关键酶——谷氨酸脱羧酶(GAD)的自身抗体可导致僵人综合征,即由于抑制机制受损而引起的全身僵直和肌张力增高的状态。回返性抑制中另一个重要的成分是高尔基腱器官(GTO)。

高尔基腱器官位于肌腹与肌腱连接处,调节肌张力。与肌梭的并行排列相反,高尔基腱器官与肌肉串行连接,使其成为一种对肌肉收缩力量的负反馈机制,还可通过肌肉的主动收缩或被动牵张而为对抗肌腱的过度牵张提供一种保护性机制。当肌张力的增加超过一定水平时,神经腱的信息经Ⅰb类纤维向心性传入,反馈抑制主动肌收缩,并引起拮抗肌收缩。对主动肌的抑制(自发性抑制)是由氨基丁酸能中间神经元介导的。对于肌肉主动收缩时产生的肌力,自发性抑制通过使肌肉放松来帮助解除肌腱的张力。高尔基腱器官/Ⅰb纤维系统的效应(抑制主动肌)与肌梭/Ⅰa纤维系统的效应(促进主动肌)相反。来自皮肤和关节的传入纤维传递肢体空间位置的附加信息,有助于对局部节段运动系统的进一步调控。

脊髓节段调节运动单位的典型实例就是单突触牵张反射。肌肉被突然牵拉(如用反射锤叩击肌腱使其被动伸长)时,肌腹被拉长,进而使肌梭被动牵张。此时梭内肌纤维的拉长触发了一系列初级肌梭传入纤维的冲动。该冲动与支配该肌肉的α运动神经元形成突触联系。α运动神经元放电,产生肌肉收缩,由于梭内肌和梭外肌纤维的平行构型,继而解除肌梭的拉伸,肌肉继而恢复到放松状态。从叩诊、肌肉收缩到放松的过程是一次肌肉牵张反射或肌伸张反射。由于肌肉牵张由叩击肌腱引出,因此也普遍应用肌腱反射或深部腱反射这一术语。主动肌的收缩可能伴随由抑制性中间神经元介导的拮抗肌的放松。如果静止时肌梭的张力增高,且梭内肌张力高于正常水平,则由于叩击肌腱而引发的被动牵张反应会变得明显而夸大,这就是反射活跃,见于上运动神经元病变。

除单突触反射弧外,还有涉及激动或抑制主动肌、协同肌和拮抗肌,甚至对侧肌肉的多突触脊髓反射。退避反射由逃避皮肤刺激的运动组成,这种刺激通常为有害性刺激(如下肢对痛性足底刺激的屈曲反应)。皮肤感受伤害性刺激的传入纤维与兴奋和抑制性中间神经元形成突触联系,适度地抑制拮抗肌,导致臀部和大腿的收缩以及足背屈。反射冲动是多个节段的,在数个脊髓节段内传播。更加复杂的是交叉伸性反射,当受刺激侧肢体逃避痛性刺激时,对侧肢体伴发的伸展有助于支撑躯干。交叉伸性反射不仅仅是多突触和多节段反射,对侧脊髓也有参与。交叉屈性反射时对侧腿屈曲而非伸直。

三、脊髓节段抑制解除的临床表现

脊髓运动神经元的活性是由节上的下行运动通路来调节和控制的。当下行运动通路的影响被解除(如脊髓损伤)时,对病变水平以下的运动神经元的抑制被解除,静息状态下的γ传入水平增高,从而加强了肌梭的作用,使其静息时的张力增高,导致痉挛和反射亢进。

脊髓的节段性反射只调节运动现象。狗被抓伤时用力踢的动作就是复杂、多突触、多节段的脊髓反射。下行运动通路(尤其锥体束)通常抑制节段反射和多余的活动。当节段以上的控制出现缺陷时脊髓反射才会处于优势地位。新生儿的神经系统不成熟,节段以上的通路尚未充分发育,正常情况下可有很多脊髓反射,如迈步和放置反射、交叉伸性反射和紧张性颈反射。正常的新生儿在1~2个月龄内,其交叉伸性反射和迈步/放置反射自然消失;紧张性颈反射在3个月龄内消失;跖反射伸性表现在12月龄内消失。严重脊髓病的患者,其下行的节上通路受损,包括回避和交叉伸性反射等在内的脊髓反射可能变得显著。巴宾斯基征和相关的伸性跖反射是下行运动通路损伤时出现的撤回反射的一部分。三屈反射是其表现完整的变异:大踇趾背屈、足背屈和屈膝、髋,其本质是撤回反射。

第四节　脊柱躯干部经穴

经络是人体运行气血、联络脏腑、沟通内外、贯穿上下的径路。其纵横交错,循行于全身,使人体五脏六腑、四肢百骸、五官九窍、皮肉筋骨保持相对的协调和统一,全身各组织器官得到气血的濡养,营卫之气输布全身以抵御外邪、保卫机体。腧穴是脏腑经络气血输注于体表之处,接受适度的刺激,可通其经脉、调其气血,使阴阳平衡,脏腑和顺,筋骨柔正,达到扶正祛邪的目的。

经络腧穴学说是中医手法治疗的理论基础,手法治疗疾病基于八纲辨证,并通过四诊合参,明确疾病病位之所在、传变之所至,以循经取穴,运用"按""压""点""揉""推""拿"等手法,有效地发挥调和气血的治疗作用。《素问·举痛论》曰:"寒气客于背俞之脉则脉泣,脉泣则血虚,血虚则痛,其俞注于心,故相引而痛,按之则热气至,热气至则痛止矣。"经文中指出手法按揉背俞穴,可以治疗寒邪侵袭所致痛症。《素问·调经论》:"神不足者,视其虚络,按而致之,刺而利之,无出其血,无泄其气,以通其经,神气乃平。"指出手法可以调节经络气血之充盈。

一、经穴定位标准

(一)定位依据

根据中医典籍和历代针灸学专著,如《黄帝内经》《脉经》《针灸甲乙经》《铜人腧穴针灸图经》等文献,结合近年我国出版的高等医药院校教材和专著,对脊柱躯干部的经穴进行标准化定位。

(二)定位方法

1. **体表定位**　是以人体解剖学的各种体表标志为依据来确定腧穴位置

的方法,又称自然标志定位法。体表解剖标志定位法可分为:①固定的标志:指各部位由骨节、肌肉所形成的突起、凹陷及五官轮廓、发际、指(趾)甲、乳头、肚脐等,是在自然姿势下可见的标志,可以借助这些标志确定腧穴的位置。②活动的标志:指各部的关节、肌肉、肌腱、皮肤随着活动而出现的空隙、凹陷、皱纹、尖端等,是在活动姿势下才会出现的标志。

2. **骨度折量定位**　以体表骨节为主标志折量全身各部的长度和宽度,定出分寸用于腧穴定位的方法,又称骨度分寸定位。是以《灵枢·骨度》所阐述的人体各部的分寸为基础,结合历代学者创用的折量分寸作为定位的依据。

3. **同身指寸定位**　依据患者本人手指折量标准来量取腧穴的定位方法,又称手指同身寸取穴法。常用有中指同身寸、拇指同身寸、横指同身寸三种。

二、经络与经筋

(一) 十二经脉

十二经脉即手三阴经(肺、心包、心)、手三阳经(大肠、三焦、小肠)、足三阳经(胃、胆、膀胱)、足三阴经(脾、肝、肾)的总称,它们是经络系统的主体,故又称之为"正经"。

1. **十二经脉的命名**　十二经脉的名称是古人根据阴阳消长所衍化的三阴三阳,结合经脉循行于上肢和下肢的特点,以及与脏腑相络属的关系而确定。循行于上肢内侧的经脉属阴,根据阴气的盛衰特征,分为手太阴、手少阴、手厥阴。其中手少阴与肺相属,称为手太阴肺经;手少阴与心相属,称为手少阴心经;手厥阴与心包相属,称为手厥阴心包经。手阳明大肠经、手太阳小肠经、手少阳三焦经、足阳明胃经、足太阳膀胱经、足少阳胆经、足太阴脾经、足少阴肾经、足厥阴肝经也依此原则命名。

2. **十二经脉在体表分布规律**　十二经脉在体表左右对称地分布于头面、躯干和四肢,纵贯全身。凡属于六脏的经脉称为阴经,阴经分布于四肢内侧和胸腹部。隶属于六腑的经脉称为阳经,阳经分布于四肢外侧和头面、躯干部。

十二经脉在躯干部的分布是,足少阴肾经在胸中线旁开2寸,腹中线旁开0.5寸处;足太阴脾经行于胸中线旁开6寸,腹中线旁开4寸处;足厥阴肝经无特别循行规律。足阳明胃经分布于胸中线旁开4寸,腹中线旁开2寸;足太阳经行于背部,分别于背正中线旁开1.5寸和3寸;足少胆经分布于身之侧面。

十二经脉在四肢的分布规律:三阴经上肢分别为手太阴肺经在前、手厥阴心包经在中、手少阴心经在后,下肢分别为足太阴脾经在前、足厥阴肝经在中、足少阴肾经在后,其中足三阴经在足内踝以下为厥阴在前、太阴在中、少阴在后,至内踝以上 8 寸,太阴交出于厥阴之前。三阳经上肢分别为手阳明大肠经在前、手少阳三焦经在中、手太阳小肠经在后,下肢分别为足阳明胃经在前、足少阳胆经在中、足太阳膀胱经在后(图 1-14)。

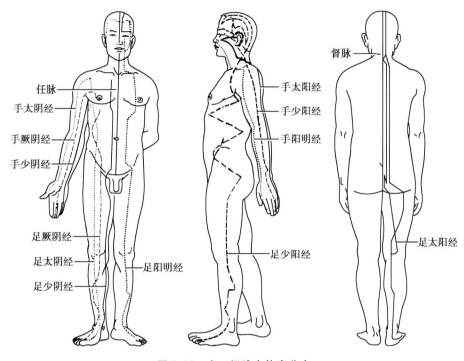

图 1-14 十二经脉在体表分布

3. **十二经脉的循行走向与交接规律** 手三阴经从胸走手,手三阳经从手走头,足三阳经从头走足,足三阴经从足走腹至胸。其交接的规律为相表里的阴经与阳经在手足末端交接,同名的阳经在头面部交接,相互衔接的阴经与阴经在胸中交接(图 1-15)。

图 1-15 十二经脉的交接规律

（二）奇经八脉

奇经八脉是别道奇行的经脉,有督脉、任脉、冲脉、带脉、阴维脉、阳维脉、阴跷脉、阳跷脉共8条,故称奇经八脉。其与十二经脉不同,不直接隶属于十二脏腑,也无阴阳表里配合(属络)关系。奇经八脉纵横交错地循行于十二经脉之间,起到了沟通十二经脉的作用,将部位相近、功能相似的经脉联系起来,起到统摄经脉气血、协调阴阳的作用。奇经八脉中的任脉和督脉,各有其所属的腧穴,故与十二经脉合称"十四经"。

（三）十二经筋

十二经筋隶属于十二经脉,是位于人体表浅筋肉间互相联系的循行系统,也是手法诊疗的主要部位,对于临床实施手法精准的定位诊断与治疗具有十分重要的指导价值。

关于经脉与经筋的区别,明代张介宾指出:"经脉营行表里,故出入脏腑,以次相传;经筋联缀百骸,故维络周身,各有定位"。经脉的作用是运行气血到身体各处,所以其出入于脏腑,按照一定次序首尾相连;经筋的作用是将四肢百骸连接成一个整体,所以其维系联络全身各处,每条经筋都有其相对固定的联结部位。十二经筋皆起始于四肢末端的爪甲之间,盛于辅骨,结于腕肘踝膝关节,联于肌肉,上于颈项,终于头面,而不与内脏直接相连。

现录《灵枢·经筋》篇原文如下,并据《灵枢经校释》(第2版)加以语译,以供读者了解十二经筋全貌。

1. 足太阳经之筋

【原文】足太阳之筋,起于足小指上,结于踝,邪上结于膝,其下循足外踝,结于踵,上循跟,结于腘;其别者,结于踹外,上腘中内廉,与腘中并上结于臀,上挟脊上项;其支者,别入结于舌本;其直者,结于枕骨,上头下颜,结于鼻;其支者,为目上网,下结于頄;其支者,从腋后外廉,结于肩髃;其支者,入腋下,上出缺盆,上结于完骨;其支者,出缺盆,邪上出于頄。其病小指支,跟肿痛,腘挛,脊反折,项筋急,肩不举,腋支,缺盆中纽痛,不可左右摇。治在燔针劫刺,以知为数,以痛为输。名曰仲春痹也。

【语译】足太阳经之筋,起于足小指爪甲的外侧,向上结聚于外踝,再斜行向上结聚于膝部,在足背下循行的那一支沿着足外踝结聚于足跟,沿着足跟上行结聚于腘窝内;从外踝别出的一支,结聚于腿肚的外侧,上行至腘窝内缘,与从足跟上行结于腘窝的筋并行,结聚于臀部,上挟脊柱到项部;由此分出的一条筋,别行入内结于舌根;从项部直行的一支,向上结聚于枕骨,上行头顶,由头的前方下行到颜面,结聚于鼻;由此分出的一条支筋,像网络一样围绕上眼胞,然后向下结聚于颧骨处;其下行的支筋,从腋后外侧,结聚于肩髃;另一条支筋入腋窝下方,然后绕行到缺盆,向上结聚于耳后完骨部;再有一条支筋,从缺盆分出,斜行向上入于颧骨部,与前行结于颧骨的支筋相合。足太阳经之筋发病,可见足小趾和足跟部掣引疼痛,腘窝部挛急,脊背反张,项筋拘急,肩不能抬举,腋部牵扯缺盆部似扭折一样作痛,不能左右动摇。治疗本病当用火针,以速刺疾出法,针刺的次数以病愈为度,以痛处为针刺的穴位。这种病叫仲春痹。

2. 足少阳经之筋

【原文】足少阳之筋,起于小指次指,上结外踝,上循胫外廉,结于膝外廉;其支者,别起外辅骨,上走髀,前者结于伏兔之上,后者结于尻;其直者,上乘䏚季胁,上走腋前廉,系于膺乳,结于缺盆;直者,上出腋,贯缺盆,出太阳之前,循耳后,上额角,交巅上,下走颔,上结于頄;支者,结于目眦为外维。其病小指次指支转筋,引膝外转筋,膝不可屈伸,腘筋急,前引髀,后引尻,即上乘䏚季胁痛,上引缺盆膺乳颈,维筋急,从左之右,右目不开,上过右角,并跷脉而行,左络于右,故伤左角,右足不用,名曰维筋相交。治在燔针劫刺,以知为数,以痛为输,名曰孟春痹也。

【语译】足少阳经之筋,起于足第四趾端,向上行结聚于外踝,沿着胫骨外侧,向上结于膝部外缘;其支者,别起于外辅骨,上走髀部,分为两支,行于前面的,结聚于伏兔之上,行于后面的,结聚于尻部;其直行者的,上行至胁下空软处与软胁部,再向上走腋部的前缘,横过胸旁,结聚于缺盆;其直行的上出于腋部,穿过缺盆,出行于足太阳经筋的前面,沿耳后绕上额角,交于巅顶上,从头顶侧面向下走至颔部,又向上结聚于頄部,分出的支筋,结聚于眼外角为眼的外维。足少阳经之筋发病,可见足第四趾掣引转筋,并牵扯膝外侧也转筋,膝部不能随意屈伸,腘窝部的筋脉拘急,前面牵扯髀部,后面牵引尻部,向上牵及胁下空软处及软肋部作痛,向上牵引缺盆、胸侧、颈部所维系的筋发生拘急,如果从左侧向右侧维络的筋拘急时,则右眼不能张开,因此经筋上过右额角与跷脉并行,阴阳跷脉在此互相交叉,左右之经筋也是交叉的,左侧的筋维络右侧,所以左侧的额角筋伤,会引起右足不能活动,这叫"维筋相交"。治疗本病当用火针,速刺疾出法,针刺的次数以病愈为度,以痛处为针刺的穴位。这种病症叫孟春痹。

3. 足阳明经之筋

【原文】足阳明之筋,起于中三指,结于跗上,邪外上加于辅骨,上结于膝外廉,直上结于髀枢,上循胁,属脊;其直者,上循骭,结于膝;其支者,结于外辅骨,合少阳;其直者,上循伏兔,上结于髀,聚于阴器,上腹而布,至缺盆而结,上颈,上挟口,合于頄,下结于鼻,上合于太阳,太阳为目上网,阳明为目下网;其支者,从颊结于耳前。其病足中指支,胫转筋,脚跳坚,伏兔转筋,髀前肿,㿉疝,腹筋急,引缺盆及颊,卒口僻,急者目不合,热则筋纵,目不开。颊筋有寒,则急引颊移口;有热则筋弛纵缓,不胜收故僻。治之以马膏,膏其急者,以白酒和桂,以涂其缓者,以桑钩钩之,即以生桑灰置之坎中,高下以坐等,以膏熨急颊,且饮美酒,啖美炙肉,不饮酒者,自强也,为之三拊而已。治在燔针劫刺,以知为数,以痛为输,名曰季春痹也。

【语译】足阳明经之筋,起于足次趾连及中趾间,结聚于足背上,斜行的,从足背的外侧上行至辅骨,结聚于膝的外侧,再直行向上结聚于髀枢,又向上沿胁部联属于脊;其直行的,从足背向上沿胫骨,结聚于膝部。由此所分出的支筋,结聚于外辅骨,与足少阳经的经筋相合;其直行的,沿伏兔上行,结于髀部而聚于阴器,再向上散布于腹部,上行至缺盆部结聚,再上颈挟口合于颧部,继而下结于鼻,从鼻旁上行与太阳经筋相合,太阳经的细筋网维于上眼胞,阳明经的细筋网维于下眼胞;另一从颧部发出的支筋,通过颊部结聚于耳前。足阳明经之筋发病,可见足中趾、胫部转筋,足部有跳动及强硬不舒感,伏兔部转筋,髀前肿,㿉疝,腹筋拘急,向上牵扯到缺盆部及颊部,突然发生口角歪斜,筋拘急之侧眼胞不能闭合,如有热则筋弛纵眼不能开。颊筋有寒,则发生拘急,牵引颊部致口角移动;有热时则筋弛缓收缩无力,故见口歪。治疗口角歪的方法,是用马脂油涂在拘急一侧的面颊,以润养其筋;用白酒调和桂末,涂在弛缓一侧的面颊,以温通脉络,再用桑钩钩其口角,以调整其歪斜;另用桑木炭火放在地坑中,坑的高低以患者坐位时,能烤到颊部为宜,并以马脂温熨拘急的面颊,同时让患者喝些酒,多吃些烤肉之类的美味,不能喝酒的也勉强喝一些,并再三地用手抚摩患处,以活血舒筋。其他病的治疗,可应用火针,速刺疾出法,针刺的次数以病愈为度,以痛处为针刺的穴位。这种病症叫季春痹。

4. 足太阴经之筋

【原文】足太阴之筋,起于大指之端内侧,上结于内踝;其直者,结于膝内辅骨,上循阴股,结于髀,聚于阴器,上腹,结于脐,循腹里,结于肋,散于胸中;其内者,著于脊。其病足大指支,内踝痛,转筋痛,膝内辅骨痛,阴股引髀而痛,阴器纽痛,下引脐两胁痛,引膺中脊内痛。治在燔针劫刺,以知为数,以痛为输。命曰孟秋痹也。

【语译】足太阴经之筋,起于足大趾尖端的内侧,上行结聚于内踝;其直行的筋,向上结聚于膝内辅骨,沿股内侧上行,结于髀部,聚于前阴,再上行至腹部,结聚于脐,沿腹内上行,结于两胁,然后向上散布于胸中;其行于内里的附着于脊旁。足太阴经之筋发病,可见足大趾牵引内踝作痛,转筋,膝内辅骨疼痛,股内侧牵引髀部作痛,阴器有扭转作痛感,同时向上引脐及两胁作痛,并牵引胸膺和脊内也痛。治疗本病应采取火针,速刺疾出法,针刺的次数以病愈为度,以痛处为针刺的穴位。这种病症叫孟秋痹。

5. 足少阴经之筋

【原文】足少阴之筋,起于小指之下,并足太阴之筋邪走内踝之下,结于踵,与太阳之筋合而上结于内辅之下,并太阴之筋而上循阴股,结于阴器,循脊内挟膂,上至项,结于枕骨,与足太阳之筋合。其病足下转筋,及所过而结者皆痛及转筋。病在此者主痫瘛及痉,在外者不能俯,在内者不能仰。故阳病者腰反折不能俯,阴病者不能仰。治在燔针劫刺,以知为数,以痛为输,在内者熨引饮药。此筋折纽,纽发数甚者,死不治,名曰仲秋痹。

【语译】足少阴经之筋,起于足小趾的下方,入足心,行内侧,与足太阴经筋并行,再斜行向上,至内踝之下,结聚于足跟,下与足太阳经筋相合,而向上结于内辅骨之下,在此与足太阴经筋并行,向上沿着股的内侧结于阴器,又沿着脊的深部挟脊旁肌肉上行至项,结于头后部的枕骨,与足太阳经筋相合。足少阴经之筋发病,可见足下转筋,所经过和所结聚的部位,都有疼痛和转筋的证候。病在足少阴经筋主要有痫证、抽搐和项背反张等证。病在背侧的不能前俯,在胸腹侧的不能后仰,背为阳,腹为阴,阳病项背部筋急,而腰向后反折,身体不能前俯,阴病腹部筋急而身体不能后仰。治疗本病应用火针,速刺疾出法,针刺的次数以病愈为度,以痛处为针刺的穴位。病在胸腹内不宜针刺的,可熨贴患处,按摩导引以舒筋,并引用汤药以养血。若本经的筋反折纠纽,且发作次数频繁,症状很重的,往往是不治之证。这种病症叫仲秋痹。

6. 足厥阴经之筋

【原文】足厥阴之筋,起于大指之上,上结于内踝之前,上循胫,上结内辅之下,上循阴股,结于阴器,络诸筋。其病足大指支,内踝之前痛,内辅痛,阴股痛转筋,阴器不用,伤于内则不起,伤于寒则阴缩入,伤于热则纵挺不收。治在行水清阴气。其病转筋者,治在燔针劫刺,以知为数,以痛为输。命曰季秋痹也。

【语译】足厥阴经之筋,起于足大趾之上,上行结聚于内踝之前,再上沿着胫骨而结于内辅骨之下,又沿着股内侧上行结于前阴,并联络足三阴及足阳明诸经之筋。足厥阴经筋发病,可见足大趾牵引内踝前部疼痛,内辅骨处亦痛,股内侧疼痛转筋,前阴不能运用,若房劳过度耗伤阴精则阳痿不举,伤于寒邪则阴器缩入,伤于热则阴器挺长不收。治疗本病应行水以治厥阴之气。若是转筋疼痛之类的病症,应用火针,速刺疾出法,针刺的次数以病愈为度,以痛处为针刺的穴位。这种病症叫季秋痹。

7. 手太阳经之筋

【原文】手太阳之筋,起于小指之上,结于腕,上循臂内廉,结于肘内锐骨之后,弹之应小指之上,入结于腋下;其支者,后走腋后廉,上绕肩胛,循颈出走太阳之前,结于耳后完骨;其支者,入耳中;直者,出耳上,下结于颔,上属目外眦。其病小指支，肘内锐骨后廉痛，循臂阴入腋下，腋下痛，腋后廉痛，绕肩胛引颈而痛，应耳中鸣痛，引颔目瞑，良久乃得视，颈筋急则为筋瘘颈肿。寒热在颈者，治在燔针劫刺之，以知为数，以痛为输，其为肿者，复而锐之。本支者，上曲牙，循耳前，属目外眦，上颔，结于角。其痛当所过者支转筋。治在燔针劫刺，以知为数，以痛为输。名曰仲夏痹也。

【语译】手太阳经之筋，起于手小指上，结聚于手腕，沿前臂内侧上行，结聚于肘内高骨之后，如用手指弹拨此处的筋，则酸麻之感能反映到小指上，再上行入结于腋下；其支筋，向后走腋窝后缘，上绕肩胛，沿颈部出走足太阳经筋之前，结聚于耳后完骨；由此分出的支筋，入于耳中；其直行的筋，出耳上，下行结于颔部，又上行联属外眼角。手太阳经筋发病，可见手小指掣引肘内高骨后缘疼痛，沿臂的内侧至腋下及腋下后侧等处皆痛，绕肩胛牵引颈部作痛，并感到耳中鸣响且痛，而其疼痛牵引颔部且使眼睛闭合，须过较长时间才能看清东西，颈筋拘急，可发生筋瘘、颈肿等证。寒热发生在颈部的，其治疗应以火针速刺疾出，针刺的次数以病愈为度，以痛处为针刺的穴位，刺后其肿不消者，再用锐利的针刺治。这种病症叫仲夏痹。

8. **手少阳经之筋**

【原文】手少阳之筋，起于小指次指之端，结于腕，中循臂结于肘，上绕臑外廉，上肩走颈，合手太阳；其支者，当曲颊入系舌本；其支者，上曲牙，循耳前，属目外眦，上乘颔，结于角。其病当所过者即支转筋，舌卷。治在燔针劫刺，以知为数，以痛为输。名曰季夏痹也。

【语译】手少阳经之筋，起于无名指靠近小指的侧端，上行结聚于腕部，再沿臂上行结于肘部，向上绕臑的外侧，过肩走至颈，与手太阳经的筋相合；从颈分出的支筋，当曲颊部深入，系于舌根；又有一条支筋，上走曲牙，沿耳前联属外眼角，向上过额部结于额角。手少阳经筋发病，可见本经之筋循行部位掣引、转筋和舌卷。治疗时应用火针速刺疾出，针刺的次数以病愈为度，以痛处为针刺的穴位，这种病症叫季夏痹。

9. **手阳明经之筋**

【原文】手阳明之筋，起于大指次指之端，结于腕，上循臂，上结于肘外，上臑，结于髃；其支者，绕肩胛，挟脊；直者，从肩髃上颈；其支者，上颊，结于頄；直者，上出手太阳之前，上左角，络头，下右颔。其病当所过者支痛及转筋，肩不举，颈不可左右视。治在燔针劫刺，以知为数，以痛为输。名曰孟夏痹也。

【语译】手阳明经之筋，起于食指靠近大指的侧端，结聚于腕，沿臂上行结于肘的外侧，上行臑部而结于肩髃；从此分出的支筋，绕过肩胛，挟脊两侧；直行的筋，从肩髃上行至颈，从此分出的支筋，上行至颊，结聚于颧部；直行的筋向上出于手太阳经筋的前方，上至左额角，络于头部而下行入右颔。手阳

己伤,病情加剧的死证……这种病症叫季冬痹。

常用腧穴

了适合临床上手法治疗的需要,直观地了解手法治疗部位的经络走
相邻经络腧穴之间的方位关系,将躯干部的经络腧穴分部划分更细化,
令临床实际需要。躯干部按照手法治疗区分为躯干上部——颈背部、躯
——腰背臀部两部分,并大致以腋中线区分前后(图 1-16、图 1-17)。

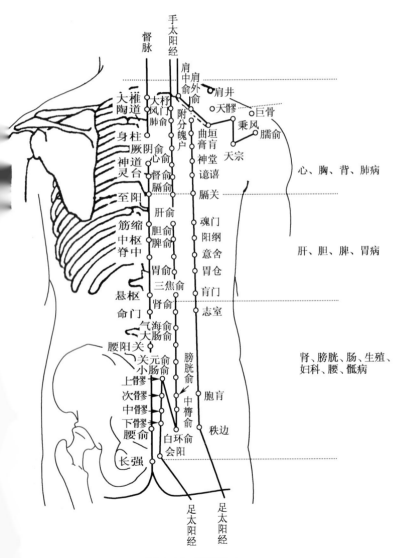

图 1-16　背部腧穴

明经筋发病,可见本经所循行、结聚的部位掣引转
部不能左右转动顾视。治疗时应用火针速刺疾出
以痛处为针刺的穴位。这种病症叫孟夏痹。

10. 手太阴经之筋

【原文】手太阴之筋,起于大指之上,循指上
上循臂,结肘中,上臑内廉,入腋下,出缺盆,结肩
散贯贲,合贲下,抵季胁。其病当所过者支转筋
在燔针劫刺,以知为数,以痛为输。名曰仲冬痹也。

【语译】手太阴经之筋,起于手大指之端,沿
后,行于寸口的外侧,沿臂上行于肘中,上行臑内
髃前,再向上结于缺盆,自腋下行的筋则入胸,结
经之筋合于膈部,下行抵季胁部。手太阴经筋发
聚的部位掣引、转筋、疼痛、重者可成息贲病,或
火针速刺疾出,针刺的次数以病愈为度,以痛处
仲冬痹。

11. 手厥阴经之筋

【原文】手心主之筋,起于中指,与太阴之
结腋下,下散前后挟胁;其支者,入腋,散胸中,
筋,前及胸痛息贲。治在燔针劫刺,以知为数,以

【语译】手厥阴经之筋,起于手中指之端,
经筋相并行,结聚肘的内侧,上行臂的内侧而结
两胁;其支筋,入于腋下,散布胸中,结于膈部。
所循行、结聚的部位掣引、转筋,以及胸痛或成
疾出,针刺的次数以病愈为度,以痛处为针刺的

12. 手少阴经之筋

【原文】手少阴之筋,起于小指之内侧,结
交太阴,挟乳里,结于胸中,循臂,下系于脐。其
其病当所过者支转筋,筋痛。治在燔针劫刺,以
唾血脓者,死不治……名曰季冬痹也。

【语译】手少阴经之筋,起于手小指的内
骨,再上行结于肘的内侧,上行入腋内,与手太
内,结于胸中,沿膈下行联系脐部。手少阴经
积块坚伏名曰伏梁;上肢的筋有病,肘部牵急
见本经筋所循行或结聚的部位,掣引转筋和
出,针刺的次数以病愈为度,以痛处为针刺的

38

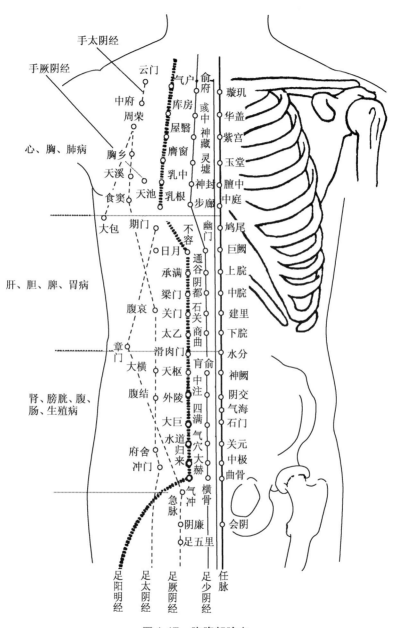

图 1-17　胸腹部腧穴

（一）颈背部（枕部至第七胸椎水平）经穴

1. **后部经络腧穴**　此部位有 5 条经络走行，上半部由躯干正中线向外依次腧穴所属归经为督脉经、足太阳膀胱经、足少阳胆经、手少阳三焦经、手太阳小肠经、手阳明大肠经。下半部约在第五颈椎水平最外侧的手太阳小肠经和中间足少阳胆经走行交叉，由此正中线向外走行为督脉经、足太阳膀胱经、手太阳小肠经、手少阳三焦经、足少阳胆经。

（1）督脉

至阳

【定位】在背部，当后正中线上，第七胸椎棘突下凹陷中。

【主治】①急性胃痛。②黄疸。③胸胁胀痛，咳嗽，背痛。

灵台

【定位】在背部，当后正中线上，第六胸椎棘突下凹陷中。

【主治】①急性胃痛。②疔疮。③咳嗽，脊背强痛。

神道

【定位】在背部，当后正中线上，第五胸椎棘突下凹陷中。

【主治】①心悸，心痛，失眠，健忘。②咳嗽，噎膈。③脊背强痛。

身柱

【定位】在背部，当后正中线上，第三胸椎棘突下凹陷中。

【主治】①咳嗽，气喘。②癫痫。③脊背强痛。

陶道

【定位】在背部，当后正中线上，第一胸椎棘突下凹陷中。

【主治】①热病，疟疾。②头痛，脊强。

大椎

【定位】在后正中线上，第七颈椎棘突下凹陷中。

【主治】①热病，疟疾，骨蒸盗汗。②周身畏寒，感冒，目赤肿痛，头项强痛。③癫痫。④咳喘。

哑门

【定位】在项部，当后发际正中直上 0.5 寸，第二颈椎棘突下缘。

【主治】①情志变化引起的精神障碍、乏力。②聋哑。③中风，舌强不语，暴喑。④癫狂痫。⑤后头痛，项强。⑥鼻衄。

风府

【定位】在项部，当后发际正中直上 1 寸，枕外隆凸直下，两侧斜方肌之间凹陷中。

【主治】①中风不语，半身不遂，癫狂。②颈痛项强，眩晕，咽痛。

（2）足太阳膀胱经

天柱

【定位】在项部,大筋(斜方肌)之外缘后发际正中直上 0.5 寸,旁开 1.3 寸。

【主治】①头晕,目眩。②头痛,项强,肩背痛。③鼻塞,咽喉痛。

大杼

【定位】在背部,当第一胸椎棘突下,旁开 1.5 寸。

【主治】①各种骨病(骨痛,肩、腰、骶、膝关节痛)。②发热,咳嗽,头痛鼻塞。

风门

【定位】在背部,当第二胸椎棘突下,旁开 1.5 寸。

【主治】①伤风,咳嗽。②发热,头痛,项强,胸背痛。

肺俞

【定位】在背部,当第三胸椎棘突下,旁开 1.5 寸。

【主治】①发热,咳嗽,咳血,盗汗,鼻塞。②毛发脱落,痘,疹,疮,癣。

厥阴俞

【定位】在背部,当第四胸椎棘突下,旁开 1.5 寸。

【主治】①心痛,心悸。②咳嗽,胸闷。③牙痛。

心俞

【定位】在背部,当第五胸椎棘突下,旁开 1.5 寸。

【主治】①心痛,心悸,胸闷,气短。②咳嗽,吐血。③失眠,健忘,癫痫。④梦遗,盗汗。

督俞

【定位】在背部,当第六胸椎棘突下,旁开 1.5 寸。

【主治】①心痛,胸闷。②胃痛,腹痛。③咳嗽,气喘。

膈俞

【定位】在背部,第七胸椎棘突下,旁开 1.5 寸。

【主治】①急性胃脘痛,呃逆,噎膈,便血。②咳嗽,气喘,吐血,骨蒸盗汗。

附分

【定位】在背部,当第二胸椎棘突下,旁开 3 寸。

【主治】颈项强痛,肩背拘急,肘臂麻木。

魄户

【定位】在背部,当第三胸椎棘突下,旁开 3 寸。

【主治】①咳嗽,气喘,肺痨。②项强,肩背痛。

膏肓

【定位】 在背部,当第四胸椎棘突下,旁开3寸。

【主治】 ①肺痨咳嗽气喘,纳差,便溏,消瘦乏力。②遗精,盗汗,健忘。③肩背酸痛。

神堂

【定位】 在背部,当第五胸椎棘突下,旁开3寸。

【主治】 ①心痛,心悸,失眠。②胸闷,咳嗽,气喘。③肩背痛。

譩譆

【定位】 在第六胸椎棘突下,旁开3寸。

【主治】 ①胸痛引背,肩背痛。②咳嗽,气喘。③目眩,目痛。④鼻衄,热病无汗,疟疾。

膈关

【定位】 在背部,当第七胸椎棘突下,旁开3寸。

【主治】 ①饮食不下,呃逆,呕吐。②脊背强痛。

(3) 足少阳胆经

风池

【定位】 在项部,当枕骨之下,与风府相平,胸锁乳突肌与斜方肌上端之间的凹陷处。

【主治】 ①头痛,眩晕。②颈项强痛。③目赤痛,目泪出,鼻渊,鼻衄。④耳聋,气闭。⑤中风,口眼歪斜。⑥疟疾,热病,感冒,瘿气。

肩井

【定位】 在肩上,前直乳中,当大椎与肩峰端连线的中点上。

【主治】 ①肩背痹痛,手臂不举,颈项强痛。②乳痈。③中风。④瘰疬。⑤难产,诸虚百损。

渊腋

【定位】 在侧胸部,举臂,当腋中线上,腋下3寸,第4肋间隙中。

【主治】 ①胸满,胁痛。②腋下肿,臂痛不举。

辄筋

【定位】 在侧胸部,渊腋前1寸,平乳头,第4肋间隙中。

【主治】 ①胸胁痛,喘息,呕吐,吞酸。②腋肿,肩臂痛。

(4) 手少阳三焦经

臑会

【定位】 在臂外侧,当肘尖与肩髎的连线上,肩髎下3寸,三角肌的后下缘。

【主治】 ①瘿气,瘰疬。②上肢痿痹。

肩髎

【定位】在肩部,肩髃后方,当臂外展时,于肩峰后下方呈现凹陷处。

【主治】肩臂挛痛不遂。

天髎

【定位】在肩胛部,肩井与曲垣的中间,当肩胛骨上角处。

【主治】肩臂痛,颈项强痛。

天牖

【定位】在颈侧部,当乳突的后方直下,平下颌角,胸锁乳突肌的后缘。

【主治】①头痛,项强。②目痛,耳聋,瘰疬,面肿。

(5) 手太阳小肠经

肩贞

【定位】在肩关节后下方,臂内收时,腋后纹头上 1 寸(指寸)。

【主治】①肩背疼痛,手臂麻痛,瘰疬。②耳鸣。

臑俞

【定位】在肩部,当腋后纹头直上,肩胛冈下缘凹陷中。

【主治】肩臂疼痛,瘰疬。

天宗

【定位】在肩胛部,当冈下窝中央凹陷处,与第四胸椎相平。

【主治】①肩胛疼痛。②乳痈。③气喘。

秉风

【定位】在肩胛部,冈上窝中央,天宗直上,举臂有凹陷处。

【主治】肩胛疼痛,手臂酸麻。

曲垣

【定位】在肩胛部,冈上窝内侧端,当臑俞与第二胸椎棘突连线的中点处。

【主治】肩胛背项疼痛。

肩外俞

【定位】在背部,当第一胸椎棘突下,旁开 3 寸。

【主治】肩背疼痛,颈项强急。

肩中俞

【定位】在背部,当第七颈椎棘突下,旁开 2 寸。

【主治】①咳嗽,气喘,唾血。②肩背疼痛。③目视不明。

(6) 手阳明大肠经

巨骨

【定位】在肩上部,当锁骨肩峰端与肩胛冈之间凹陷处。

【主治】①肩臂挛痛不遂。②瘰疬,瘿气。

2. 前部经络腧穴　此部位有 7 条经络走行,任脉、足阳明胃经、足少阴肾经、手阳明大肠经、手太阴肺经、手厥阴心包经、足太阴脾经。此处经络走行,在乳头内侧由正中线依次向外是任脉、足少阴肾经、足阳明胃经。手阳明大肠经在此部位循行于肩部。躯干上部乳头以外肩部以下,手太阴肺经、手厥阴心包经、足太阴脾经类似于等高线状,自上而下排列。

(1) 任脉

膻中

【定位】在胸部,当前正中线上,平第 4 肋间,两乳头连线的中点。

【主治】①咳嗽,气喘,咯唾脓血,胸痹心痛,心悸,心烦。②噎膈。③产妇少乳。

玉堂

【定位】胸正中线,平第 3 肋间。

【主治】①膺胸疼痛,咳嗽,气短,喘息,喉痹咽肿,呕吐寒痰。②两乳肿痛。

紫宫

【定位】胸正中线,平第 2 肋间。

【主治】①咳嗽,气喘,胸胁支满,胸痛,喉痹。②吐血,呕吐,饮食不下。

华盖

【定位】胸正中线,平第 1 肋间。

【主治】咳嗽,气喘,胸痛,胁肋痛,喉痹,咽肿。

璇玑

【定位】胸正中线,天突下 1 寸,胸骨柄中央处。

【主治】咳嗽,气喘,胸满痛,喉痹咽肿。

天突

【定位】在颈部,当前正中线上,胸骨上窝中央。

【主治】咳嗽,气喘,胸痛,咽喉肿痛,暴喑,瘿气,梅核气,噎膈。

廉泉

【定位】在颈部,当前正中线上,结喉上方,舌骨上缘正中凹陷处。

【主治】舌下肿痛,舌纵流涎,舌强不语,暴喑,喉痹,吞咽困难。

(2) 足阳明胃经

人迎

【定位】在颈部,喉结旁,当胸锁乳突肌的前缘,颈总动脉搏动处。

【主治】咽喉肿痛,气喘,瘰疬,瘿气,高血压。

水突

【定位】在颈部,胸锁乳突肌的前缘,当人迎与气舍连线的中点。

【主治】咽喉肿痛,咳嗽,气喘。

气舍

【定位】在颈部,当锁骨内侧端的上缘,胸锁乳突肌的胸骨头与锁骨头之间。

【主治】①咽喉肿病,气喘,呃逆,瘿瘤,瘰疬。②颈项强。

缺盆

【定位】在锁骨上窝中央,距前正中线4寸。

【主治】咳嗽,气喘,咽喉肿痛,缺盆中痛,瘰疬。

气户

【定位】在胸部,当锁骨中点下缘,距前正中线4寸。

【主治】咳嗽,气喘,呃逆,胸胁支满,胸痛。

库房

【定位】在胸部,当第1肋间隙,距前正中线4寸。

【主治】咳嗽,气喘,咳唾脓血,胸胁胀痛。

屋翳

【定位】在胸部,当第2肋间隙,距前正中线4寸。

【主治】①咳嗽,气喘,咳唾脓血。②胸胁胀痛,乳痈。

膺窗

【定位】在胸部,当第3肋间隙,距前正中线4寸。

【主治】①咳嗽,气喘。②胸胁胀痛,乳痈。

(3)足少阴肾经

步廊

【定位】在胸部,当第5肋间隙,前正中线旁开2寸。

【主治】①胸痛,咳嗽,气喘。②呕吐,不嗜食。③乳痈。

神封

【定位】在胸部,当第4肋间隙,前正中线旁开2寸。

【主治】①咳嗽,气喘,胸胁支满。②呕吐,不嗜食。③乳痈。

灵墟

【定位】在胸部,当第3肋间隙,前正中线旁开2寸。

【主治】①咳嗽,气喘,痰多,胸胁胀痛。②呕吐。③乳痈。

神藏

【定位】在胸部,当第2肋间隙,前正中线旁开2寸。

【主治】咳嗽,气喘,胸痛,烦满,呕吐,不嗜食。

彧中

【定位】在胸部,当第1肋间隙,前正中线旁开2寸。

【主治】咳嗽,气喘,痰壅,胸胁胀满,不嗜食。

俞府

【定位】在胸部,当锁骨下缘,前正中线旁开2寸。

【主治】咳嗽,气喘,胸痛,呕吐,不嗜食。

(4) 手阳明大肠经

肩髃

【定位】在肩部,三角肌上,臂外展,或向前平伸时,当肩峰前下方凹陷处。

【主治】①上肢不遂,肩痛不举,瘰疬。②瘾疹。

天鼎

【定位】在颈外侧部,横平环状软骨,胸锁乳突肌后缘。

【主治】①咽喉肿痛,暴喑。②瘰疬,瘿气。

扶突

【定位】在颈外侧部,结喉旁,当胸锁乳突肌的前、后缘之间。

【主治】①瘿气,暴喑,咽喉肿痛。②咳嗽,气喘。

(5) 手太阴肺经

中府

【定位】在胸前壁的外上方,云门下1寸,平第一肋间隙,距前正中线6寸。

【主治】①咳嗽,气喘。②胸痛,肩背痛。

云门

【定位】在胸前壁的外上方,肩胛骨喙突上方,锁骨下窝凹陷处,距前正中线6寸。

【主治】①咳嗽,气喘。②胸痛,肩痛。

(6) 手厥阴心包经

天池

【定位】在胸部,当第四肋间隙,乳头外1寸,前正中线旁开5寸。

【主治】①咳嗽,气喘。②乳痈,乳汁少。③胸闷,胁肋胀痛,瘰疬。

天泉

【定位】在臂内侧,当腋前纹头下2寸,肱二头肌的长、短头之间。

【主治】①心痛,咳嗽,胸胁胀痛。②臂痛。

(7) 足太阴脾经

食窦

【定位】在第5肋间隙,前正中线旁开6寸;任脉(中庭)旁6寸,当第五肋间隙中。

【主治】①胸胁胀痛。②噫气,反胃,食已即吐,腹胀肠鸣,水肿。

天溪

【定位】在第4肋间隙,前正中线旁开6寸;在食窦上一肋,任脉旁开6寸,当第四肋间隙中取穴。

【主治】①胸胁疼痛,咳嗽。②乳痈,乳痛,乳汁少。

胸乡

【定位】在第3肋间隙,前正中线旁开6寸。

【主治】胸胁胀痛,胸引背痛不得卧。

周荣

【定位】在第2肋间隙,前正中线旁开6寸。

【主治】①咳嗽,咳唾秽脓、胁肋痛、气喘、气逆,食不下。②胸胁胀满。

大包(脾之大络)

【定位】在侧胸部腋中线上,当第6肋间隙处;侧卧举臂,在腋下6寸,腋中线上取穴。

【主治】①气喘;胸胁痛。②全身疼痛,急性扭伤,四肢无力。

(二)腰背部(第7胸椎水平至臀横纹水平)经穴

1. 后部经络腧穴　此部位有3条经络走行,躯干正中线向外依次腧穴所属归经为督脉经、足太阳膀胱经、足少阳胆经。

(1)督脉

长强

【主治】在尾骨端下,当尾骨端与肛门连线的中点处。

【主治】①泄泻,痢疾,便秘,便血,痔疾。②癫狂,脊强反折。③阴部湿痒。④腰脊、尾骶部疼痛。

腰俞

【定位】在骶部,当后正中线上,适对骶管裂孔。

【主治】①腰脊强痛。②腹泻,便秘,痔疾,脱肛,便血。②癫痫。③淋浊,月经不调。④下肢痿痹。

腰阳关

【定位】在腰部,当后正中线上,第4腰椎棘突下凹陷中。

【主治】①腰骶疼痛,下肢痿痹。②月经不调,赤白带下,遗精,阳痿。③便血。

命门

【定位】在腰部,当后正中线上,第2腰椎棘突下凹陷中。

【主治】①虚损腰痛,脊强反折,遗尿,尿频,泄泻,遗精,白浊,阳痿,早泄,赤白带下,胎屡堕。②五劳七伤,头晕耳鸣,癫痫,惊恐,手足逆冷。

悬枢

【定位】在腰部,当后正中线上,第1腰椎棘突下凹陷中。

【主治】①腰脊强痛。②腹胀,腹痛,完谷不化,泄泻,痢疾。

脊中

【定位】在背部,当后正中线上,第11胸椎棘突下凹陷中。

【主治】①腰脊强痛。②黄疸,腹泻,痢疾,小儿疳积,痔疾,脱肛,便血,癫痫。

中枢

【定位】在背部,当后正中线上,第10胸椎棘突下凹陷中。

【主治】①黄疸,呕吐,腹满,胃痛,食欲不振。②腰背痛。

筋缩

【定位】在背部,当后正中线上,第9胸椎棘突下凹陷中。

【主治】①癫狂,惊痫,抽搐。②脊强,背痛。③胃痛,黄疸。④四肢不收,筋挛拘急。

（2）足太阳膀胱经

肝俞

【定位】在背部,当第九胸椎棘突下,旁开1.5寸。

【主治】①胁痛,黄疸。②目疾,吐,衄。③癫狂,脊背痛。

胆俞

【定位】在背部,当第十胸椎棘突下,旁开1.5寸。

【主治】①黄疸,口苦,胁痛。②肺痨,潮热。

脾俞

【定位】在背部,当第十一胸椎棘突下,旁开1.5寸。

【主治】①腹胀,黄疸,呕吐,泄泻,痢疾,便血。②水肿。

胃俞

【定位】在背部,当第十二胸椎棘突下,旁开1.5寸。

【主治】①胃脘痛,呕吐。②腹胀,肠鸣。

三焦俞

【定位】在腰部,当第一腰椎棘突下,旁开1.5寸。

【主治】①水肿,小便不利。②腹胀,肠鸣,泄泻,痢疾。③膝关节无力。

肾俞

【定位】在腰部,当第二腰椎棘突下,旁开1.5寸。

【主治】①遗尿,小便不利,水肿。②遗精,阳痿,月经不调,白带。③耳聋,耳鸣,咳嗽,气喘。④中风偏瘫,腰痛,骨病。

气海俞

【定位】在腰部,当第三腰椎棘突下,旁开1.5寸。

【主治】①腹胀,肠鸣,痔漏。②痛经,腰痛。

大肠俞

【定位】在腰部,当第四腰椎棘突下,旁开 1.5 寸。

【主治】①腹胀,泄泻,便秘,痔疮出血。②腰痛。③荨麻疹。

关元俞

【定位】在腰部,当第五腰椎棘突下,旁开 1.5 寸。

【主治】①腰骶痛。②腹胀,泄泻。③小便频数或不利,遗尿。

小肠俞

【定位】在骶部,当骶正中嵴旁开 1.5 寸,平第一骶后孔。

【主治】①腰骶痛,膝关节痛。②小腹胀痛,小便不利。③遗精,白带。

膀胱俞

【定位】在骶部,当骶正中嵴旁 1.5 寸,平第二骶后孔。

【主治】①小便不利,遗尿。②腰脊强痛,腿痛。③泄泻,便秘。

中膂俞

【定位】在骶部,当骶正中嵴旁 1.5 寸,平第三骶后孔。

【主治】①泄泻。②疝气,腰脊强痛。

白环俞

【定位】在骶部,当骶正中嵴旁 1.5 寸,平第四骶后孔。

【主治】①遗精,白带,月经不调,遗尿。②腰骶疼痛,疝气。

上髎

【定位】在骶部,当髂后上棘与后正中线之间,适对第一骶后孔处。

【主治】①月经不调,赤白带下,阴挺。②遗精,阳痿。③大、小便不利,腰骶痛。

次髎

【定位】在骶部,当髂后上棘内下方,适第二骶后孔处。

【主治】①遗精,阳痿。②月经不调,赤白带下。③腰骶痛,下肢痿痹。

中髎

【定位】当次髎内下方,适对第三骶后孔处。

【主治】①月经不调,白带,小便不利,便秘,泄泻。②腰骶疼痛。

下髎

【定位】在骶部,当中髎内下方,适对第四骶后孔处。

【主治】①腰骶痛,小腹痛。②小便不利,带下。

会阳

【定位】在骶部,尾骨端旁开 0.5 寸。

【主治】①大便失禁,泄泻,便血,痔疾。②阳痿。③带下。

承扶

【定位】在大腿后面,臀下横纹的中点。

【主治】①腰骶臀股部疼痛。②痔疾。

魂门

【定位】在背部,当第九胸椎棘突下,旁开3寸。

【主治】①胸胁胀满,呕吐,泄泻。②背痛。

阳纲

【定位】在背部,当第十胸椎棘突下,旁开3寸。

【主治】①黄疸,腹痛,肠鸣,泄泻。②消渴。

意舍

【定位】在背部,当第十一胸椎棘突下,旁开3寸。

【主治】腹胀,肠鸣,呕吐,泄泻。

胃仓

【定位】在背部,当第十二胸椎棘突下,旁开3寸。

【主治】①胃脘痛,腹胀。②小儿食积。③水肿。

肓门

【定位】在腰部,当第一腰椎棘突下,旁开3寸。

【主治】①腹痛,便秘。②痞块,乳疾。

志室

【定位】在腰部,当第二腰椎棘突下,旁开3寸。

【主治】①遗精,阳痿。②小便不利,水肿,③腰脊强痛。

胞肓

【定位】在臀部,平第二骶后孔,骶正中嵴旁开3寸。

【主治】①尿闭,阴肿。②腰脊痛。③肠鸣腹胀。

秩边

【定位】在臀部,平第四骶后孔,骶正中嵴旁开3寸。

【主治】①腰骶痛,下肢痿痹。②小便不利,便秘,痔疾。

（3）足少阳胆经

环跳

【定位】在股外侧部,侧卧屈股,当股骨大转子最凸点与骶管裂孔连线的外三分之一与中三分之一交点处。

【主治】腰胯疼痛,半身不遂,下肢痿痹,遍身风疹,挫闪腰疼,膝踝肿痛不能转侧。

2. 前部经络腧穴 此部位有5条经络走行,由躯干正中线向外走行为任脉、足少阴肾经、足阳明胃经、足太阴脾经、足厥阴肝经。

（1）任脉

会阴

【定位】在会阴部,男性当阴囊根部与肛门连线的中点,女性当大阴唇后联合与肛门连线的中点。

【主治】①溺水窒息,昏迷,癫狂,惊痫。②小便难,遗尿,阴痛,阴痒,阴部汗湿,脱肛,阴挺,疝气,痔疾。③遗精,月经不调。

曲骨

【定位】在下腹部,前正中线耻骨联合上缘中点处。

【主治】少腹胀满,小便淋沥,遗尿,疝气,遗精阳痿,阴囊湿痒,月经不调,赤白带下,痛经。

中极(膀胱募穴)

【定位】在下腹部,前正中线上,脐下4寸。

【主治】小便不利,遗尿,疝气,遗精,阳痿,月经不调,崩漏,带下,不孕。

关元(小肠募穴)

【定位】在下腹部,前正中线上,脐下3寸。

【主治】①遗尿,小便频数,尿闭,泄泻,腹痛。②遗精,阳痿,月经不调,带下,不孕。③中风脱证,虚劳赢瘦(此穴有强壮作用,为保健要穴),过度疲劳。

石门(三焦募穴)

【定位】在下腹部,前正中线上,脐下2寸。

【主治】①腹胀,泄泻,绕脐疼痛,奔豚疝气,水肿,小便不利。②遗精,阳痿,经闭,带下,崩漏。

气海

【定位】在下腹部,前正中线上,脐下1.5寸。

【主治】①腹痛,泄泻,便秘,遗尿,疝气,遗精,阳痿,月经不调,经闭,崩漏,虚脱。②形体赢瘦(此穴有强壮作用,为保健要穴),过度疲劳。

阴交

【定位】在下腹部,前正中线上,脐下1寸。

【主治】①腹痛,水肿,疝气,阴痒。②月经不调,带下。

神阙

【定位】在腹中部,脐中央。

【主治】腹痛,泄泻,脱肛,水肿,虚脱。

水分

【定位】在上腹部,前正中线上,当脐上1寸。

【主治】①腹痛,腹胀,肠鸣,泄泻,反胃,水肿。②小儿囟陷。③腰脊强急。

下脘

【定位】在上腹部,前正中线上,当脐上 2 寸。

【主治】腹痛,腹胀,呕吐,泄泻,痞块,食谷不化,脾胃虚弱。

建里

【定位】在上腹部,前正中线上,脐上 3 寸。

【主治】胃脘疼痛,腹胀,呕吐,食欲不振,肠中切痛,水肿。

中脘(胃之募穴,八会穴之腑会)

【定位】在上腹部,前正中线上,脐上 4 寸。

【主治】①胃痛,呕吐,吞酸,呃逆,腹胀。②泄泻。③黄疸。④癫狂。

上脘

【定位】在上腹部,前正中线上,脐上 5 寸。

【主治】①胃脘疼痛,腹胀,呕吐,呃逆,纳呆,食谷不化,黄疸,泄泻。②虚劳吐血,咳嗽痰多。③癫痫。

巨阙(心之募穴)

【定位】在上腹部,前正中线上,脐上 6 寸。

【主治】胸痛,心痛,心烦,惊悸,尸厥,癫狂,痫证,健忘,胸满气短,咳逆上气,腹胀暴痛,呕吐,呃逆,噎膈,吞酸,黄疸,泄泻。

鸠尾(络穴,膏之原穴)

【定位】在上腹部,前正中线上,胸剑结合部下 1 寸。

【主治】心痛,心悸,心烦,癫痫,惊狂,胸中满痛,咳嗽气喘,呕吐,呃逆,反胃,胃痛。

中庭

【定位】在胸部,当前正中线上,平第 5 肋间,即胸剑结合部中点。

【主治】胸腹胀满,噎膈,呕吐,心痛,梅核气。

(2) 足少阴肾经

横骨

【定位】在下腹部,当脐中下 5 寸,前正中线旁开 0.5 寸。

【主治】阴部痛,少腹痛,遗精,阳痿,遗尿,小便不通,疝气。

大赫

【定位】在下腹部,当脐中下 4 寸,前正中线旁开 0.5 寸。

【主治】阴部痛,子宫脱垂,遗精,带下,月经不调,痛经,不孕,泄泻,痢疾。

气穴

【定位】在下腹部,当脐中下 3 寸,前正中线旁开 0.5 寸。

【主治】①月经不调,白带,小便不通,泄泻,痢疾。②腰脊痛。③阳痿。

四满

【定位】在下腹部,当脐中下 2 寸,前正中线旁开 0.5 寸。

【主治】月经不调,崩漏,带下,不孕,产后恶露不净,小腹痛,遗精,遗尿,疝气,便秘,水肿。

中注

【定位】在下腹部,当脐中下 1 寸,前正中线旁开 0.5 寸。

【主治】①月经不调,腰腹疼痛。②大便燥结,泄泻,痢疾。

肓俞

【定位】在腹中部,当脐中旁开 0.5 寸。

【主治】①腹痛绕脐,呕吐,腹胀,痢疾,泄泻,便秘,疝气,②月经不调,腰脊痛。

商曲

【定位】在上腹部,当脐中上 2 寸,前正中线旁开 0.5 寸。

【主治】腹痛,泄泻,便秘,腹中积聚。

石关

【定位】在上腹部,当脐中上 3 寸,前正中线旁开 0.5 寸。

【主治】①呕吐,腹痛,便秘。②产后腹痛,妇人不孕。

阴都

【定位】在上腹部,当脐中上 4 寸,前正中线旁开 0.5 寸。

【主治】①腹胀,肠鸣,腹痛,便秘。②妇人不孕。③胸胁满,疟疾。

腹通谷

【定位】在上腹部,当脐中上 5 寸,前正中线旁开 0.5 寸。

【主治】腹痛,腹胀,呕吐,心痛,心悸,胸痛,暴喑。

幽门

【定位】在上腹部,当脐中上 6 寸,前正中线旁开 0.5 寸。

【主治】腹痛,呕吐,善哕,消化不良,泄泻,痢疾。

（3）足阳明胃经

乳根

【定位】在胸部,当乳头直下,乳房根部,当第 5 肋间隙,距前正中线 4 寸。

【主治】①咳嗽,气喘,呃逆。②胸痛,乳痈,乳汁少。

不容

【定位】在上腹部,当脐中上 6 寸,距前正中线 2 寸。

【主治】呕吐,胃病,食欲不振,腹胀。

承满

【定位】在上腹部,当脐中上 5 寸,距前正中线 2 寸。

【主治】胃痛,吐血,食欲不振,腹胀。

梁门

【定位】在上腹部,当脐中上 4 寸,距前正中线 2 寸。

【主治】胃痛,呕吐,食欲不振,腹胀,泄泻。

关门

【定位】在上腹部,当脐中上 3 寸,距前正中线 2 寸。

【主治】腹胀,腹痛,肠鸣泄泻,水肿。

太乙

【定位】在上腹部,当脐中上 2 寸,距前正中线 2 寸。

【主治】胃病,心烦,癫狂。

滑肉门

【定位】在上腹部,当脐中上 1 寸,距前正中线 2 寸。

【主治】胃痛,呕吐,癫狂。

天枢

【定位】在腹中部,平脐中,距脐中旁开 2 寸。

【主治】①腹胀肠鸣,绕脐痛,便秘,泄泻,痢疾。②月经不调。

外陵

【定位】在下腹部,当脐中下 1 寸,距前正中线 2 寸。

【主治】①腹痛,疝气。②痛经。

大巨

【定位】在下腹部,当脐中下 2 寸,距前正中线 2 寸。

【主治】①小腹胀满,小便不利,疝气。②遗精,早泄。

水道

【定位】在下腹部,当脐中下 3 寸,距前正中线 2 寸。

【主治】①小腹胀满,小便不利。②痛经,不孕,疝气。

归来

【定位】在下腹部,当脐中下 4 寸,距前正中线 2 寸。

【主治】腹痛,疝气,月经不调,白带,阴挺。

气冲

【定位】在腹股沟稍上方,当脐中下 5 寸,距前正中线 2 寸。

【主治】①肠鸣腹痛,疝气。②月经不调,不孕,阳痿,阴肿。

髀关

【定位】在大腿前面,当髂前上棘与髌底外侧端的连线上,屈髋时,平会阴,居缝匠肌外侧凹陷处。

【主治】①腰痛膝冷,痿痹。②腹痛。

（4）足太阴脾经

冲门

【定位】在腹股沟外侧,耻骨联合上缘中点旁3.5寸,当髂外动脉搏动处的外侧。

【主治】腹痛,疝气,痔痛,小便不利,胎气上冲,崩漏,带下。

府舍

【定位】下腹部,脐中下4.3寸,前正中线旁开4寸。

【主治】腹痛,腹满积聚,疝气,霍乱吐泻。

腹结

【定位】下腹部,脐中下1.3寸,前正中线旁开4寸。

【主治】绕脐腹痛,腹泻,腹寒泄泻,咳逆,疝气。

大横

【定位】脐中旁开4寸。

【主治】腹痛,腹泻,虚寒泻痢,大便秘结。

腹哀

【定位】脐中上3寸,前正中线旁开4寸。

【主治】消化不良,绕脐腹痛,便秘,痢疾。

（5）足厥阴肝经

章门

【定位】在侧腹部,当第十一肋游离端的下方。

【主治】①腹胀,泄泻。②胁痛,痞块。

期门

【定位】在胸部,当乳头直下,第六肋间隙,前正中线旁开4寸。

【主治】①郁证。②胸胁胀痛。③腹胀,呃逆,吞酸。

（三）脊柱躯干常用奇穴

翳明

【定位】正坐位或仰卧、侧卧位。在项部,当翳风后1寸。

【主治】目疾,头痛,眩晕,耳鸣,失眠。

颈百劳

【定位】俯伏坐位或俯卧位。在颈部,当大椎直上2寸,后正中线旁开1寸。

【主治】①颈项强痛,落枕。②咳嗽,气喘。

定喘

【定位】俯伏位或卧位。在背部,在第七颈椎棘突下,旁开0.5寸。

【主治】①落枕,肩背痛,上肢疼痛不举。②哮喘,咳嗽。③荨麻疹。

夹脊

【定位】俯卧位。在背腰部,当第一胸椎至第五腰椎棘突下两侧,后正中线旁开0.5寸,一侧17个穴位。

【主治】主治范围较广,其中上胸部穴位治疗心肺、上肢疾病,下胸部的穴位治疗胃肠疾病,腰部的穴位治疗腰、腹及下肢疾病。

胃脘下俞

【定位】俯卧位。在背部,当第八胸椎棘突下,旁开1.5寸。

【主治】胃痛,腹痛,胸胁痛,消渴,咽干。

痞根

【定位】俯卧位。在腰部,当第一腰椎棘突下,旁开3.5寸。

【主治】①腰痛。②腹中痞块,疝痛,反胃。

下极俞

【定位】俯卧位。在腰部,当后正中线上,第三腰椎棘突下。

【主治】①腰痛,腹痛,腹泻,小便不利,遗尿。②下肢酸痛。

腰眼

【定位】俯卧位。在腰部,当第四腰椎棘突下,旁开约3.5寸凹陷中。

【主治】①腰痛。②月经不调,带下。③虚劳羸瘦。

十七椎

【定位】俯卧位。在腰部,当后正中线上,第五腰椎棘突下。

【主治】①腰骶痛。②痛经,崩漏。③下肢痿痹。

腰奇

【定位】俯卧位。在骶部,当尾骨端直上2寸,骶角之间凹陷中。

【主治】①癫痫。②便秘,痔疮。③头痛,失眠。

第五节 筋 骨 理 论

一、筋和骨的基本概念

中医学关于骨的概念和现代解剖学基本一致,而筋则无十分吻合的对应组织结构,以往常常把筋理解为软组织,涉及肌腱、韧带、筋膜、滑膜、关节囊、血管、神经，甚至椎间盘、软骨等组织，但还是无法准确表达筋的本义，甚至引起误解和歧义。

首先，让我们看看造字的时候筋的含义是怎样的。《说文解字》曰："筋，肉之力也。从力、从肉、从竹。竹，物之多筋者。凡筋之属皆从筋"。这里表达了三层含义，从肉，是说属性方面，筋当归属于肌肉这一大类组织；从竹，是言结构特点，筋是指肌肉组织中纤细而又极具韧性的那部分纤维组织；从力，则指功能方面，筋表现出柔韧而又有弹性的一种力学特征。

运用现代超微结构研究技术，在电子显微镜下，可以将一块肌肉组织逐渐细分为肌束、肌纤维、肌原纤维、肌丝和肌小节等，而每个细小的单元结构外面皆包裹着一层膜，这些膜结构又汇集连接在一起，最终包裹着整块肌肉，并延伸至肌肉末端成为肌腱组织，附着于骨骼之中。换言之，在大体解剖结构中看到的肌腱、韧带等组织，事实上是与其内部的膜结构紧密相连的一个整体，共同参与完成了整块肌肉的每一次伸缩活动。

因此，结合《素问·五脏生成》"诸筋者皆属于节"的论述，可以将筋定义为：筋，是指包裹于肌小节、肌丝、肌原纤维、肌纤维、肌束和肌肉之外，并延伸附着于骨骼或关节部位的组织。在功能上则表现为一种力的作用，即一方面固定关节和骨架结构，另一方面通过纤维的伸缩而带动关节进行活动。诚如《素问·痿论》所言："宗筋主束骨而利机关也。"明代张介宾《类经》则指出："筋有刚柔，刚者所以束骨，柔者所以相维，亦犹经之有络，纲之有纪，故手足项背直行附骨之筋皆坚大，而胸腹头面支别横络之筋皆柔细也"。

二、筋骨系统的生理

《素问·生气通天论》曰："阴平阳秘，精神乃治。"《素问·阴阳应象大论》言："阴在内，阳之守也；阳在外，阴之使也。"这是正常的生理状态。《素问·生气通天论》又云："阳气者，若天与日，失其所则折寿而不彰。"说明这种"阴阳和合"状态的维系是靠阴和阳两方面共同完成的，但存在着主与次的关系，即阳为主，阴为从，阴与阳的关系就好像自然界中太阳与月亮之间的关系一样。因此，人体健康状态的本质可以高度概括为阳主阴从，阴阳和合。

从阴阳属性来分析，筋主动、在外，属阳；骨主静、在内，属阴。生理状态下，筋骨之间应该也是维系着筋主骨从、筋骨和合的关系。诚然，筋和骨有着各自不同的生理功能，如《灵枢·经脉》篇曰："骨为干，脉为营，筋为刚，肉为墙。"而《素问·生气通天论》所说的"骨正筋柔"则是对筋骨系统生理状态的高度概括。骨架结构既要保持中正，各个关节甚至某一运动单元又要能够灵便地活动，则主要依赖筋的主导作用来完成。因此，筋主骨从是筋骨和合之本。

正常情况下,筋保持着一种"柔"的状态,是柔韧而有弹性的意思,不是柔软、柔弱的无力状态。筋的这种柔而有力的特性是其在筋骨关系中发挥主导作用的基础和前提。因此,如果把筋等同于软组织,则极易淡化甚至错误地理解筋的本义。

从五行属性来分析,肝主筋、属木;肾主骨、属水。肝肾同源,筋骨同根,筋病从肝论治,骨病从肾论治,通过补益肝肾,则能够达到强健筋骨的效果。

三、筋骨系统的病理

筋骨系统之伤,主要涉及筋伤、骨伤和节伤,筋伤之后的病理状态中医学的俗语叫作"筋出槽";骨伤则表现为骨裂、骨断等不同程度和类型的骨折;而节伤则根据其程度轻重可分之为骨错缝、错位和脱位。骨折、错位和脱位主要见于急性暴力性损伤,而筋出槽、骨错缝则常见于慢性筋骨病损,它可以发生在身体任何部位,而脊柱则是发生率较高且不易自行缓解的部位。

因此,发生于脊柱慢性筋骨病损部位的筋出槽、骨错缝,就成为脊柱手法医学的核心概念和理论基石。

1. **筋出槽**　是与正常情况下筋"柔"的状态相对应的病理状态。因间接暴力或慢性积累性外力作用下引起筋的形态结构、功能状态和位置关系发生异常所致。临床是指以局部疼痛、活动不利,触诊筋的张力增高,有结节、条索等并伴有压痛为特征的一类筋伤病症。可表现为筋强、筋歪、筋断、筋走、筋粗、筋翻、筋寒、筋热等多种形式。唐代蔺道人《仙授理伤续断秘方》对"筋出槽"的描述有筋"差爻""缝纵""乖纵""乖张""偏纵"等;清代吴谦《医宗金鉴·正骨心法要旨》则将筋伤概括为"弛""纵""卷""挛""翻""转""离""合"八大类。

根据上海石氏伤科既往经验,将筋伤分为轻重不同的三种类型。①不显著的伤筋:因劳倦过度而形成,外象无青紫肿胀,但觉酸痛麻木。②不甚显著的伤筋:往往在腕、肘、膝、踝等关节部位,因整扭或支撑所致,外象无显著的青肿,但患处旋转失常。③有显著外形的伤筋:由外来某种因素如强度支撑等造成的伤筋,外象有青紫肿痛。突出而又离位的伤筋,部位多见于膝前或肘后。膝前伤筋,膝盖骨上有粗筋隆起,屈伸不利;肘后亦然。对于包括颈椎病在内的脊柱退行性疾病,也存在着上述不同类型的筋伤,临床上常常参考这些论述进行诊治。

2. **骨错缝** 因间接外力或慢性积累性外力作用下引起骨关节细微移位所致。临床是指以局部疼痛、活动不利,触诊可见关节运动单元终末感增强、松动度下降并伴压痛的一类筋伤病症。清代吴谦《医宗金鉴·正骨心法要旨》对"骨错缝"有比较详细的描述,如"若脊筋陇起,骨缝必错,则成伛偻之形","或因跌仆闪失,以至骨缝开错"及"又或有骨节间微有错落不合缝者,是伤虽平,而气血之流行未畅";《伤科补要》"脊背骨伤"章节中记有"若骨缝叠出,俯仰不能,疼痛难忍,腰筋僵硬";《伤科汇纂》载有"大抵脊筋离出位,至于骨缝裂开骈将筋按捺归原处,筋若宽舒病体轻"。

古代医籍记载的"骨错缝"术语虽不尽同,然其义大体相似,都是指关节位置发生异常,只是骨错缝的程度不同而已,依其错缝病理程度由轻至重依次为"骨节间微有错落不合缝""骨缝参差""骨缝开错""骨缝叠出""骨缝裂开"等。现代临床尽管有不断进步的影像学检查手段,却仍只是关注比较严重的关节错位和脱位,而对于错缝的认识几乎是空白。

四、脊柱筋出槽、骨错缝的临床特征

临床上,筋出槽者,未必骨错缝;而骨错缝时,必有筋出槽。"筋出槽、骨错缝"可发生于任何关节部位,而脊柱则是好发的部位之一。诚如《医宗金鉴·正骨心法要旨》所云:"背骨,自后身大椎骨以下,腰以上之通称也。先受风寒,后被跌打损伤者,瘀聚凝结,若脊筋陇起,骨缝必错,则成伛偻之","或因跌仆闪失,以至骨缝开错,气血瘀滞,为肿为痛"。并指出脊柱部位"筋出槽、骨错缝",临床还可表现为"面仰头不能垂,或筋长骨错,或筋聚,或筋强骨随头低"。清代钱秀昌《伤科补要》在论述背脊骨伤中指出"若骨缝叠出,俯仰不能,疼痛难忍,腰筋僵硬"。

具体来说,可以从局部疼痛、活动不利、触诊压痛或终末感增强和松动度下降、外观望诊或影像学显示结构异常等方面来归纳脊柱筋出槽、骨错缝的临床特征。

第六节 气血与精气神理论

一、气、血、精、神的生理与病理

1. **气** 是信息和能量的混合物或统称,也是维持生命活动的物质基础。气的运动变化及其伴随发生的能量转化过程称之为"气化"。气化运动是生命的基本特征,没有气化就没有生命。气化运动的本质就是有机体内部阴阳

消长转化的运动；"升降出入，无器不有"，没有气的升降出入就没有生命活动，故《素问·六微旨大论》曰："非出入，则无以生长壮老已；非升降，则无以生长化收藏"，"出入废则神机化灭，升降息则气立孤危。"

人体气的来源有三，即禀受于先天父母的元气、化生于水谷精微的谷气、吸纳于天地自然的清气。根据气的分布和功能特点，又可分之为元气（原气、真气）、宗气、营气、卫气、脏腑之气、经络之气等不同的名称。

生理方面，气具有推动、温煦、防御、固摄、气化等五个方面的功能。病理状态，可以出现气滞、气逆、气陷、气脱、气结、气郁、气闭等多种气机失调的表现。

2. **血**　是红色的液态样物质，是构成人体和维持人体生命活动的基本物质之一，主要由营气和津液所组成，具有营养和滋润作用。血在脉中循行，内至脏腑，外达皮肉筋骨，如环无端，运行不息，不断地对全身各脏腑组织器官起着充分的营养和滋润作用，以维持正常的生理活动。面色的红润，肌肉的丰满和壮实，皮肤和毛发的润泽有华，人的精力充沛、神志清楚、感觉灵敏和活动自如等，皆有赖于血所提供的营养和滋润作用才能维持正常的功能活动。

病理情况下，发生血虚、血热或运行失常，可表现为头昏目花、面色不华或萎黄、毛发干枯、肌肤干燥、肢体或肢端麻木、精神衰退、健忘、多梦、失眠、烦躁，甚则可见神志恍惚、惊悸不安，以及谵狂、昏迷等多种临床症状。

3. **精**　是生命的本原物质，有时也称精气。禀受于父母，故称之为"先天之精"，储藏于肾，先天之精又要靠后天之精的充养，才能使生命活动生生不息。

生理状态下，精是人体生命活动的原动力，故又称之为元精、元气，主宰着人体的生殖、生长、发育、衰老过程，随着增龄过程中所表现出来的人体功能减退和各种衰老现象，从本质上来说即肾精的减少和功能减退。

病理情况下，精损、精亏，可表现为腰膝酸软、不能持重等骨痿筋弱的症状。

4. **神**　含义有三。一是指自然界物质变化功能，天地的变化而生成万物，这种现象是神的表现，有天地之形，然后有神的变化。二是指人体生命的一切活动，人体本身是一个阴阳对立统一体，阴阳之气的运动变化，推动了生命的运动和变化，而生命活动的本身也称之为"神"，神去则气化停止，生命也就完结。三是指人的精神意识，精神活动的高级形式是思维，"心者，君主之官，神明出焉。"（《素问·灵兰秘典论》），即言心通过感官接触外界事物而产生感觉的作用，并由此产生意、志、思、虑、智等认识和思维活动。

神的物质基础是精与气血,气血又是构成形体的基本物质,而人体脏腑组织的功能活动,以及气血的营行,又必须受神的主宰。这种形与神相互依附而不可分割的关系,称之为形与神俱。形神统一是生命活动得以维系的主要保障。

二、气血与筋骨病损

气血运行于经络之中,经络穿行于筋骨之内,气血的正常灌注为筋骨系统保持"骨正筋柔"的生理状态,维系正常的功能活动和新陈代谢提供了保障;同时,筋骨系统病损的自我修复,也需要气血提供营养。

筋骨一旦伤损,必然累及经络,经络破损,气血溢于脉外,离经之血变为瘀血,又成为新的致病因素,阻滞经络,导致气血运行不畅,筋骨关系失和,甚至脏腑功能受损。诚如明代薛己《正体类要·序》所云:"肢体损于外,则气血伤于内,营卫有所不贯,脏腑由之不和"。这一认识也奠定了伤科杂病学的理论基础。

由此可见,气血病机是诊治损伤的核心环节。根据气血关系和损伤病症的特点,又当遵循以气为主、以血为先的诊治原则。

损伤之初或急性发作期,肿痛明显,突出表现为瘀血阻滞、经络不通的病机特点,因此,治宜化瘀散瘀为先,通络止痛为要。因为气依附于血而存在,伤损之时血溢脉外,必然伴有气损;加之气主动、属阳,血主静、属阴,气血之间应为气主血从的关系,即气能生血、行血、摄血、统血,因此,在损伤病症诊治的全过程中皆应十分重视对气的调治,损伤早期或急性发作期宜理气、行气,中晚期或慢性期,宜益气、补气。对于慢性筋骨病损,气血耗损,阴血明显不足者,则应养阴行血,补血活血。

三、精气神与导引练功

精、气、神被誉为人体三宝,三者之间关系密切。精可化气,精能生神,是化生气和神的物质基础,精足则气充,气充而神旺;气能生精,气可化神,是化生精和神的能量动力,气足而精盛,精盛则神清;神可驭气,神能统精,是气和精运行的主宰,神清而气畅,气畅则精固。三者在功能方面协调和合,才能维持人体正常的生命活动。

传统导引练功的训练通常分为四个步骤,即百日筑基、炼精化气、炼气化神、炼神还虚,充分体现了精气神理论的指导作用。

首先,用一百天左右的时间打基础,包括调整饮食起居习惯、基本的动功和静功姿势练习、练功宜忌和基础知识学习等。

接着,通过以调息为主的训练,感知气的吸入和呼出过程,称之为炼精化气。

炼气化神,是指有了得气感以后,注意力常常会被它所吸引,由此便进入到心神的调摄和锻炼上来。炼神还虚是指通过前面的练习,心神的作用渐渐增强,从而可以专心如一,凝神定志。

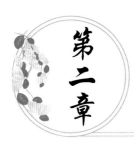

第二章 脊柱评估

第一节 评估要点

一、评估目的

脊柱评估的目的为了提高手法治疗的安全性和有效性。目前,从事脊柱手法治疗者有医师,也有治疗师,有具备中医学知识背景者,也有具备现代康复医学知识背景者,其所具备的基础理论知识水平和专科技术操作能力有高有低,参差不齐。因此,手法治疗不良反应的文献报道并不少见,通过文献分析发现,引起手法不良反应的原因主要有两个方面,一是诊断和鉴别诊断疏漏,未能及时准确地发现手法治疗的禁忌证;二是手法操作技术不够熟练。由此可见,手法治疗前的评估是必要且重要的。

脊柱评估首先应明确手法治疗的绝对禁忌证和相对禁忌证。

对于整骨合缝类手法,其绝对禁忌证包括:骨折、脱位、齿突发育不全、不稳定齿状突、脊髓肿瘤、急性感染如骨髓炎、化脓性椎间盘炎和脊柱结核、硬脊膜肿瘤、脊髓或椎管内血肿、脊柱恶性肿瘤、严重椎间盘突出伴有进行性神经缺损体征、颅底凹陷症、上颈椎阿-基二氏畸形、侵袭性良性瘤如动脉瘤样骨囊肿、巨细胞瘤、成骨细胞瘤或骨样骨瘤、脊柱植有内固定或稳定装置的部位、肌肉或其他软组织的赘瘤性疾病、克尼格征或莱尔米特征阳性、脊柱先天性或广泛性活动过度、脊柱严重失稳体征、脊髓空洞症、不明原因性脑积水、脊髓纵裂、马尾综合征等。

相对禁忌证是指在充分理解禁忌证的基础上,通过调整治疗方案可以消除的过度风险,如脊柱有内固定植入,则在该区域实施轻柔的松解理筋类手法是安全的,但不可使用整骨合缝类手法;椎体滑脱并非手法的禁忌,但随着滑脱进行性发展,可能会成为相对禁忌证,应谨慎使用整骨合缝类手法。

脊柱评估的另一个目的,就是区分出手法治疗的非最佳适应证和最佳适应证,前者可以做手法治疗,但所起的作用是辅助性的,而后者才是能够真正体现手法治疗特点和优势的地方,其病机特点是"筋出槽、骨错缝",这是指导手法诊疗的核心概念和理论,在临床上对其进行定性、定位和定向的精细而又准确地评估,可以有效提高手法治疗的准确性和可靠性。有了这样的评估方法,还能够对各治疗手法的作用特点和疗效差异在相同的评价指标体系中进行比较研究,从而不断优化手法的诊疗方案。

二、评估体系构建

脊柱评估应从症状、专科触诊、专科体格检查、影像学测量与评估四方面进行。症状是指患者刻下最主要的痛苦。专科触诊包括静态触诊和动态触诊。专科体格检查包括脊柱外形、脊柱活动度、神经系统查体等。影像学测量与评估主要是应用 X 线平片、CT、MRI、血管成像、步态评估和动作捕捉评估等技术手段对脊柱功能和相关疾病辅助诊断和鉴别诊断提供必要的客观信息,能够结合临床评估对脊柱筋出槽、骨错缝的发病节段进行定位和定向诊断。

运动是脊柱功能单位的本质特征,脊柱手法治疗主要是针对脊柱筋出槽、骨错缝进行,这一认识与西方手法医学亚脱位(subluxation)的概念十分接近,亚脱位是用于描述结构病理和功能病理变化的统一,指构成脊椎关节的骨性结构相对解剖位置发生了微细的位移改变,关节或活动节段的损伤或功能障碍,其关节面接触虽然完整,但损伤或功能障碍可以导致关节排列、运动的完整性和/或生理功能的改变。亚脱位本质上是一个功能实体,可影响人体的生物力学和神经的完整性。筋出槽、骨错缝主要从关节和软组织触诊、运动范围测量、姿态对称性、影像学分析、步态分析的方面进行定性诊断。

三、评估的核心内容

1. **疼痛**　可表现为僵滞、困重、酸楚、疼痛的任何一种;部位可涉及颈枕、耳后、颞部、头顶、前额、面部、缺盆、肩臂、颈肩、肩背、腰背、腰骶、臀部、腿部等一处或多处。近 1 个月反复发作,休息后不能彻底缓解。

2. **活动**　可表现为颈部或腰部屈伸、侧屈、旋转等一个或多个方向的主动活动受限。

3. **静态触诊**　采用按、拨、揉、推的静态触诊检查,可发现一个或多个压痛点,部位可涉及上述疼痛部位。包括项背腰骶部正中线、棘突旁侧线、关节突关节侧线、枕骨下缘横线、胸锁乳突肌斜线、冈上区(从颈百劳穴部位开始,向外横向移动触诊至肩峰)、肩胛区(沿着肩胛骨内缘与脊柱之间的竖脊肌,从肩胛骨内上角开始,沿着肩胛骨内缘向下至肩胛骨下角,再沿着肩胛骨外缘向上至小圆肌出口处)、第三腰椎横突、腰眼区、髂后上棘区、髂嵴区(臀大肌、臀中肌、臀小肌附着点和臀上皮神经区域)、环跳区、腘窝等部位。

4. **动态触诊**　在颈椎、腰椎关节突关节和腰骶关节部位进行动态触诊检查,可发现一个或多个关节触诊终末感增强、松动度下降。

5. **望诊**　从脊柱躯干部整体上观察是否有左右侧屈、侧凸畸形或旋转畸形,颈椎、腰椎生理弧度是否有异常改变,两侧胸锁乳突肌和颈椎、胸椎、腰椎、臀部两侧肌肉组织紧张度是否一致,骨盆是否有旋转、倾斜等位置异常,双下肢是否等长等。

6. **影像学**　X 线平片和 CT 三维重建,可见以下一种或多种表现:①寰枢关节位置关系异常(齿状突不居中、寰椎侧块与枢椎椎体间隙左右不对称、枢椎旋转或/和侧向位移、枢椎前倾或/和后仰)。②棘突投影左右偏移(椎体旋转或侧凸)。③颈椎、胸椎、腰椎曲度异常(包括弧顶上移或下移、曲度变直、反弓、S 型改变、某节段曲折或中断、阶梯状改变)。④关节突关节位置关系异常(下关节突突入椎间孔)。

第二节　触诊基本方法

一、静态触诊

脊柱静态触诊,是指患者保持体位静止的状态,施术者运用"手摸心会"的方法进行压痛点检查的技术。摸法可具体细分为按、拨、揉、推四个操作手法。

1. **按法**　分为指按法和掌按法,分别指用手指螺纹面、指端或者掌根按压体表的手法。当单手指力不足时,可用另一手手指或手掌重叠辅以按压。按法亦可与其他手法结合,如果与拨法结合则为按拨法,与揉法结合,则为按揉法。手法要领为按压力的方向垂直于受力面向下,用力由轻到重,稳而持续,使刺激感觉充分达到机体较深部位组织,切忌用迅猛的暴力,按法结束时,不宜突然放松,应逐渐递减按压的力量。

2. **拨法**　指施术者用手指按于穴位或一定部位上,适当用力做与肌纤维垂直方向来回拨动。手法要领为用拇指的桡侧面或拇、食、中指的指端,深触于肌腹之中,使病人有酸胀感并以能忍受为度。拨动的方向与肌纤维的走行成垂直,即纵行纤维做横向拨动,横行纤维做纵向拨动。拨动频率可快可慢,速度要均匀,用力要由轻到重,再由重到轻,刚中有柔。

3. **揉法**　指施术者以指、掌、掌根、小鱼际、四指近侧指间关节背侧突起、前臂尺侧肌群肌腹或肘尖为着力点,在治疗部位带动受术皮肤一起做轻柔缓和的回旋动作,使皮下组织层之间产生内摩擦的手法,在触诊操作中主要应用指、掌、掌根操作,根据着力部位的不同,分为中指揉法,拇指揉法、掌揉法、掌根揉法,手法要领为动作柔和,揉转的幅度要由小而大,用力应先轻渐重,术手要吸定在操作部位上带动着力处皮肤一起回旋运动,不能在皮肤表面摩擦或滑动。

4. 推法 指施术者用指、掌等部位紧贴治疗部位,运用适当的压力,进行单方向的直线移动的触诊手法,手法要领为施术者肩及上肢放松,着力部位要紧贴患者体表的治疗部位。操作向下的压力要适中、均匀。压力过重,易引起皮肤折叠而破损。用力深沉平稳,呈直线移动,不可歪斜。

以腰部为例,腰部触诊部位包括正中线、棘突上和棘突间、椎旁、竖脊肌、第三腰椎的横突和腰眼的区域。施术者先用掌根部按在棘突上,结合揉法,然后以大拇指的指腹着力(图 2-1-A),在第五腰椎和骶椎交界处,在按的基础上进行拨、揉、推法操作(图 2-1-B)。沿着椎旁自下往上,按的基础上结合拨和揉,也可以用推的方法触诊;向外侧竖脊肌部位,按、拨、揉进行触诊操作;向外腰眼部位;再向上至第三腰椎的横突,按、拨结合揉进行触诊操作(视频 2-1)。

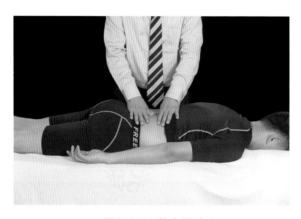

图 2-1-A 静态触诊 1

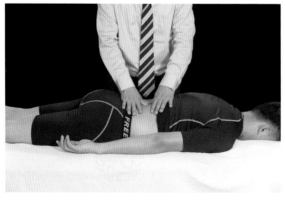

图 2-1-B 静态触诊 2

视频2-1

视频 2-1 静态
触诊(腰部为例)

二、动态触诊

动态触诊是针对某一运动单元的松动度进行检查的一种诊断评估技术。脊柱的运动单元是脊柱的最小功能单元,包括两个相邻的椎体、椎间盘、纵韧带和肌肉形成节段的前部,相应的椎弓、椎间关节、横突、棘突及韧带和肌肉组成节段的后部,椎弓和椎体形成椎管作为中部以保护脊髓,完成脊柱的前屈、后伸和旋转运动。

松动度检查包括脊椎某一运动单元节段旋转、前后或侧方活动时的松紧程度。终末感是指关节活动到极限位时检查者指下的感觉,运动终末出现抵触感或伴疼痛。实施动态触诊时,松动度变大则终末感减弱,松动度变小则终末感增强。

脊柱动态触诊是诊断和评估脊柱筋出槽、骨错缝的关键技术,以颈椎为例加以说明。

1. 前后松动度检查 患者仰卧位,检查者坐于患者头顶侧,双手置于被检查者头颈两侧,手掌轻掩被检查者耳部,双手食指重叠,置于颈椎棘突下,向上轻推棘突,感知棘突向前松动度(图 2-2-A);手掌轻向上托起头部,令颈椎微前屈,感触颈椎棘突向后松动度(图 2-2-B)。食指下移或上移至另一棘突,重复操作。

2. 侧向松动度检查 患者仰卧位,检查者坐于患者头顶侧,双手置于被检查者头颈两侧,手掌轻掩被检查者耳部,双手食指、中指、无名指指端着力,置于颈椎两侧关节突关节部位,交替侧向推动颈椎,检查颈椎侧向松动度(图 2-3-A、图 2-3-B)。食指、中指、无名指下移或上移至另一关节突关节突起处,重复操作(视频 2-2)。

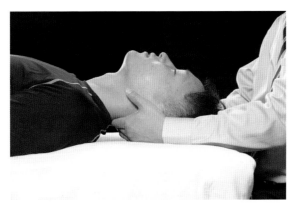

图 2-2-A　前后松动度检查 1

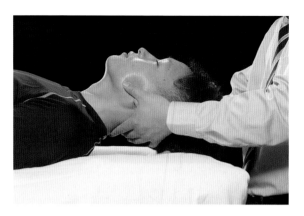

图 2-2-B 前后松动度检查 2

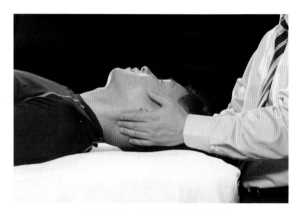

图 2-3-A 侧向松动度检查 1

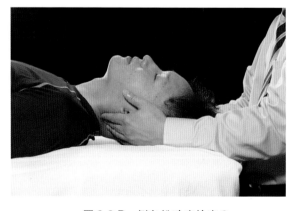

图 2-3-B 侧向松动度检查 2

视频2-2

视频 2-2 仰卧位-动态触诊（颈部为例）

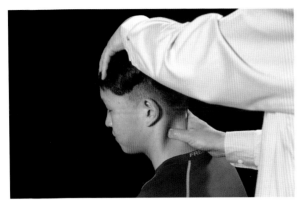

视频2-3 坐位-
动态触诊（颈部
为例）

图 2-5 旋转松动度坐位检查

第三节 分部触诊

一、臀部

【操作方法】

患者俯卧位，触诊范围包括臀大肌、臀中肌、臀上皮神经、臀小肌和梨状肌区域。

施术者立于需要检查的臀部一侧，以右手拇指指腹着力，左手拇指叠于右手拇指之上，从髂后上棘外下方臀大肌附着点开始，在按的基础上结合拨、揉的动作，沿着髂嵴后下方弧线依次向外触诊臀中肌、臀小肌附着点和臀上皮神经区域，再向内下方触诊梨状肌（图 2-6，视频 2-4）。

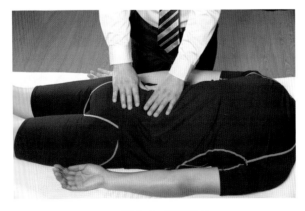

视频2-4 臀部触诊

图 2-6 臀部触诊

3. **旋转松动度检查** 患者仰卧位,检查者坐于患者头顶侧,双手
检查者头颈两侧,手掌轻掩被检查者耳部,双手食指、中指、无名指
力,触摸关节突关节,向一侧旋转被检查者头颈,感觉食、中指、无名
关节松动度情况,然后转向对侧,检查另一侧,注意两侧对比(图 2
2-4-B)。食指、中指、无名指下移或上移至另一关节突关节突起
操作。

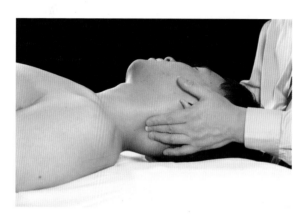

图 2-4-A 旋转松动度仰卧位检查 1

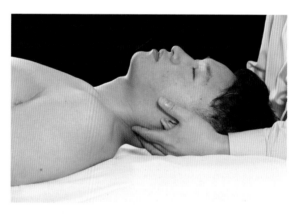

图 2-4-B 旋转松动度仰卧位检查 2

患者也可坐位,检查者立其侧后方,以拇指指腹着力,按于颈椎
节部位,保持一定压力,余手指自然放于颈椎对侧,左右活动颈椎,
下关节松动度情况,检查关节突关节旋转松动度(图 2-5),依次向下
查各关节突关节松动度情况(视频 2-3)。

【技术要领】

（1）触诊臀大肌、臀中肌、臀上皮神经区域和梨状肌时，按压力是向内上方的方向用力，来回拨动的方向与肌纤维呈垂直方向。

（2）触诊臀小肌时，先向内用力、接着向下按压。

（3）梨状肌位置较深，也可以肘部为着力点进行触诊。

【临床意义】

（1）臀大肌部位肌张力增高，有结节、条索状物，并伴有压痛，提示臀大肌损伤，也可能有足太阳膀胱经的经筋损伤和经络阻滞。

（2）臀中肌、臀小肌部位肌张力增高，有结节、条索状物，并伴有压痛，提示此处有肌损伤。

（3）臀上皮神经区域触及结节或条索状物，并伴有压痛，提示此处肌筋膜损伤并伴有臀上皮神经卡压。

（4）梨状肌部位肌张力增高，触及结节或条索状物，提示梨状肌损伤，可引起干性坐骨神经痛，也可能有足少阳胆经的经筋损伤和经络阻滞。

二、骶部

【操作方法】

患者俯卧位，触诊范围包括骶部的筋膜，骶骨的边缘和尾骨位置。

施术者立于需要检查的骶部一侧，以右手拇指指腹着力，左手拇指叠于右手拇指之上，从髂后上棘内侧开始，沿着髂嵴向下，在按的基础上结合拨、揉的动作，沿着骶骨的边缘向下依次拨、揉，一直移动到尾骨的部位（图2-7，视频2-5）。

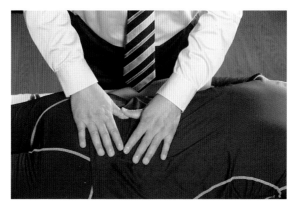

图 2-7　骶部触诊

视频2-5

视频 2-5　骶部触诊

【技术要领】

（1）触诊骶部韧带时，因为是一个平面，比较表浅，触诊的时候着力部位用大拇指的桡侧缘，双手重叠，轻轻拨揉，向下用力。因为髂后上棘内侧有多层筋膜，需仔细体会紧张感和方向。

（2）触诊骶骨边缘是向下用力，沿骶骨弧度方向来回拨动，也就是八髎穴位置。

（3）尾骨部位触诊为斜向内用力，按照尾骨弧度轻轻按压。

【临床意义】

（1）骶部韧带部位肌张力增高，有结节、条索状物，并伴有压痛，浅层提示胸腰筋膜损伤，深层提示腰方肌筋膜或是髂腰韧带损伤，也可能有足太阳膀胱经的经筋损伤和经络阻滞。

（2）骶骨边缘张力增高，有结节、条索状物，并伴有压痛，提示臀部深筋膜损伤，或是骶脊肌损伤，也可能有足太阳膀胱经的经筋损伤和经络阻滞。

（3）尾骨有结节、条索状物，并伴有压痛，提示骶结节韧带损伤。也可能有督脉的经络阻滞。

三、腰部

【操作方法】

患者俯卧位，触诊范围包括脊柱正中线（棘突上和棘突间）、椎旁、竖脊肌、第三腰椎的横突和腰眼区域。

施术者立于需要检查的腰部一侧，先以掌根用力，从上往下按压脊柱正中线，然后用叠拇指按法，从 $L_5 \sim S_1$ 处开始从下往上一节接着一节按压椎旁，并结合拨揉；也可以用推法。然后沿着 $L_1 \sim L_2$ 节平面向外侧移动到竖脊肌位置，叠拇指按并结合拨揉。沿着 L_4 棘突下平面，向外移动，找到腰眼区域进行按、拨、揉。向上找到第三腰椎横突位置，按法结合拨揉（图2-8，视频2-6）。

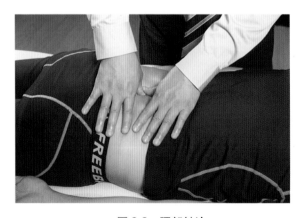

视频 2-6 腰部触诊

图 2-8 腰部触诊

【技术要领】

（1）触诊脊柱正中线均匀缓慢垂直向下用力，不可用力过大，按压时如果患者自觉疼痛，需仔细探查是否有肿胀、结节、条索状物，并感受条索状物的长短、两端的位置。

（2）触诊 $L_5 \sim S_1$ 时，找到髂后上棘后，向下、向内移动，先向下用力按压到一定深度，然后向内向后 45° 方向用力按压，也可以肘部为着力点进行触诊。触诊其余脊旁时，需沿着棘突间隙，向下按压到一定深度后，贴住棘突间隙向内按压，感受紧张度、关节位置、结节和条索状物。

（3）触诊竖脊肌时，也可以肘部为着力点进行触诊。

（4）触诊腰眼区域时，向下按压，并可稍做前后上下移动进行比较。

（5）触诊第三腰椎横突区域时，应在横突平面向下、向内进行触诊，不可用力过大。

【临床意义】

（1）触诊棘突部位有结节、条索状物，并伴有压痛，提示棘上韧带损伤。触诊棘突间有结节、条索状物，并伴有压痛，提示棘间韧带损伤。如果按压时有疼痛，但未触及结节、条索状物，提示脊旁肌肉损伤或是小关节错位。如果触及跨越几个棘突的条索状物，常提示棘上韧带损伤，也可能有督脉的经络阻滞。

（2）触诊脊旁肌张力增高，有结节、条索状物，并伴有压痛，提示浅层多为竖脊肌损伤，深层多为多裂肌和回旋肌损伤。滑动触诊时触及骨性凸起，并伴有压痛，提示小关节错位。触诊时患者自觉疼痛严重，并有向腿部放射感，提示腰椎间盘突出并伴有神经损伤。此处为华佗夹脊穴，也可能有相应内脏或下肢功能异常。

（3）竖脊肌部位肌张力增高，有结节、条索状物，并伴有压痛，提示竖脊肌损伤，也可能有足太阳膀胱经的经筋损伤和经络阻滞。

（4）腰眼部位肌张力增高，有结节、条索状物，并伴有压痛，提示腰背筋膜损伤。

（5）第三腰椎横突部位肌张力增高，有结节、条索状物，并伴有压痛，提示第三腰椎横突综合征，腰背筋膜损伤、腰大肌筋膜损伤、臀上皮神经卡压等。

四、背部

【操作方法】

患者俯卧位，触诊范围包括整个胸椎的后正中线（棘突上和棘突间）、椎旁、竖脊肌、肩胛骨的内缘、肩胛骨外缘、小圆肌出口、肩胛骨冈下窝。

施术者立于需要检查的背部一侧，先以掌根用力，从下往上按压脊柱后正中线,然后用叠拇指按法,以大拇指的指腹着力按在棘突的旁边从上往下进行拨揉,一直到 $T_{12} \sim L_1$。接着以拇指的桡侧面用力,在竖脊肌上从下往上进行拨揉。向外找到肩胛骨内上角,沿着肩胛骨内缘,从上往下按压揉拨,直到肩胛骨下角。沿着肩胛骨的外缘,找到小圆肌出口。接着向内移动,按揉肩胛冈下窝(图2-9,视频2-7)。

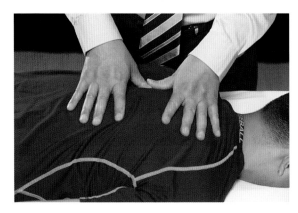

图 2-9 背部触诊

视频 2-7 背部触诊

【技术要领】

(1)触诊脊柱正中线均匀缓慢垂直向下用力,不可用力过大,按压时如果患者自觉疼痛,需仔细探查是否有肿胀、结节、条索状物,并感受条索状物的长短、两端的位置。

(2)触诊脊旁时,需沿着棘突间隙,向下按压到一定深度后,贴住棘突间隙向内按压,感受紧张度、关节位置、结节和条索状物。也可以肘部为着力点进行触诊。

(3)触诊竖脊肌时,以45°倾斜角度向下按压,也可以肘部为着力点进行触诊。

(4)触诊肩胛骨内侧缘时,需向下、向肩胛骨内侧用力,仔细体会损伤肌纤维的方向、位置及深浅。

(5)触诊肩胛骨外侧缘,应呈弧线斜向肩胛骨用力。

(6)触诊小圆肌出口,应横向贴住肩胛骨向内按压,此处有腋神经通过,不应反复或暴力按揉。

(7)触诊肩胛冈下窝,应向内、向下用力。

【临床意义】

(1)触诊棘突部位有结节、条索状物,并伴有压痛,提示棘上韧带损伤。触诊棘突间有结节、条索状物,并伴有压痛,提示棘间韧带损伤。如果按压时

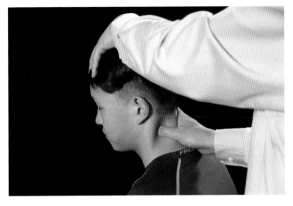

视频2-3　坐位-动态触诊(颈部为例)

图 2-5　旋转松动度坐位检查

第三节　分部触诊

一、臀部

【操作方法】

患者俯卧位,触诊范围包括臀大肌、臀中肌、臀上皮神经、臀小肌和梨状肌区域。

施术者立于需要检查的臀部一侧,以右手拇指指腹着力,左手拇指叠于右手拇指之上,从髂后上棘外下方臀大肌附着点开始,在按的基础上结合拨、揉的动作,沿着髂嵴后下方弧线依次向外触诊臀中肌、臀小肌附着点和臀上皮神经区域,再向内下方触诊梨状肌(图 2-6,视频 2-4)。

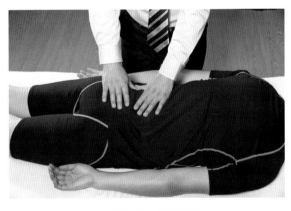

视频2-4　臀部触诊

图 2-6　臀部触诊

3. **旋转松动度检查** 患者仰卧位,检查者坐于患者头顶侧,双手置于被检查者头颈两侧,手掌轻掩被检查者耳部,双手食指、中指、无名指指端着力,触摸关节突关节,向一侧旋转被检查者头颈,感觉食、中指、无名指指下关节松动度情况,然后转向对侧,检查另一侧,注意两侧对比(图2-4-A、图2-4-B)。食指、中指、无名指下移或上移至另一关节突关节突起处,重复操作。

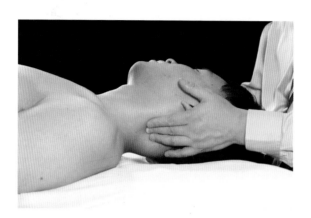

图 2-4-A　旋转松动度仰卧位检查 1

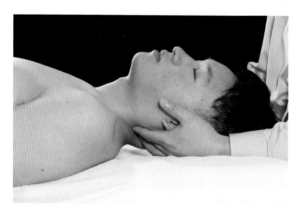

图 2-4-B　旋转松动度仰卧位检查 2

患者也可坐位,检查者立其侧后方,以拇指指腹着力,按于颈椎关节突关节部位,保持一定压力,余手指自然放于颈椎对侧,左右活动颈椎,感觉拇指下关节松动度情况,检查关节突关节旋转松动度(图2-5),依次向下或向上检查各关节突关节松动度情况(视频2-3)。

【技术要领】

（1）触诊脊柱正中线均匀缓慢垂直向下用力，不可用力过大，按压时如果患者自觉疼痛，需仔细探查是否有肿胀、结节、条索状物，并感受条索状物的长短、两端的位置。

（2）触诊 $L_5 \sim S_1$ 时，找到髂后上棘后，向下、向内移动，先向下用力按压到一定深度，然后向内向后 45° 方向用力按压，也可以肘部为着力点进行触诊。触诊其余脊旁时，需沿着棘突间隙，向下按压到一定深度后，贴住棘突间隙向内按压，感受紧张度、关节位置、结节和条索状物。

（3）触诊竖脊肌时，也可以肘部为着力点进行触诊。

（4）触诊腰眼区域时，向下按压，并可稍做前后上下移动进行比较。

（5）触诊第三腰椎横突区域时，应在横突平面向下、向内进行触诊，不可用力过大。

【临床意义】

（1）触诊棘突部位有结节、条索状物，并伴有压痛，提示棘上韧带损伤。触诊棘突间有结节、条索状物，并伴有压痛，提示棘间韧带损伤。如果按压时有疼痛，但未触及结节、条索状物，提示脊旁肌肉损伤或是小关节错位。如果触及跨越几个棘突的条索状物，常提示棘上韧带损伤，也可能有督脉的经络阻滞。

（2）触诊脊旁肌张力增高，有结节、条索状物，并伴有压痛，提示浅层多为竖脊肌损伤，深层多为多裂肌和回旋肌损伤。滑动触诊时触及骨性凸起，并伴有压痛，提示小关节错位。触诊时患者自觉疼痛严重，并有向腿部放射感，提示腰椎间盘突出并伴有神经损伤。此处为华佗夹脊穴，也可能有相应内脏或下肢功能异常。

（3）竖脊肌部位肌张力增高，有结节、条索状物，并伴有压痛，提示竖脊肌损伤，也可能有足太阳膀胱经的经筋损伤和经络阻滞。

（4）腰眼部位肌张力增高，有结节、条索状物，并伴有压痛，提示腰背筋膜损伤。

（5）第三腰椎横突部位肌张力增高，有结节、条索状物，并伴有压痛，提示第三腰椎横突综合征，腰背筋膜损伤、腰大肌筋膜损伤，臀上皮神经卡压等。

四、背部

【操作方法】

患者俯卧位，触诊范围包括整个胸椎的后正中线（棘突上和棘突间）、椎旁、竖脊肌、肩胛骨的内缘、肩胛骨外缘、小圆肌出口、肩胛骨冈下窝。

施术者立于需要检查的背部一侧，先以掌根用力，从下往上按压脊柱后正中线,然后用叠拇指按法,以大拇指的指腹着力按在棘突的旁边从上往下进行拨揉,一直到 $T_{12} \sim L_1$。接着以拇指的桡侧面用力,在竖脊肌上从下往上进行拨揉。向外找到肩胛骨内上角,沿着肩胛骨内缘,从上往下按压揉拨,直到肩胛骨下角。沿着肩胛骨的外缘,找到小圆肌出口。接着向内移动,按揉肩胛冈下窝(图 2-9,视频 2-7)。

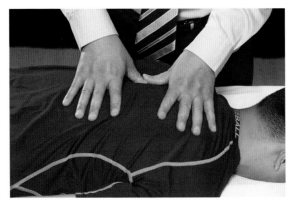

视频2-7

图 2-9　背部触诊

视频 2-7　背部触诊

【技术要领】

(1) 触诊脊柱正中线均匀缓慢垂直向下用力,不可用力过大,按压时如果患者自觉疼痛,需仔细探查是否有肿胀、结节、条索状物,并感受条索状物的长短、两端的位置。

(2) 触诊脊旁时,需沿着棘突间隙,向下按压到一定深度后,贴住棘突间隙向内按压,感受紧张度、关节位置、结节和条索状物。也可以肘部为着力点进行触诊。

(3) 触诊竖脊肌时,以 45°倾斜角度向下按压,也可以肘部为着力点进行触诊。

(4) 触诊肩胛骨内侧缘时,需向下、向肩胛骨内侧用力,仔细体会损伤肌纤维的方向、位置及深浅。

(5) 触诊肩胛骨外侧缘,应呈弧线斜向肩胛骨用力。

(6) 触诊小圆肌出口,应横向贴住肩胛骨向内按压,此处有腋神经通过,不应反复或暴力按揉。

(7) 触诊肩胛冈下窝,应向内、向下用力。

【临床意义】

(1) 触诊棘突部位有结节、条索状物,并伴有压痛,提示棘上韧带损伤。触诊棘突间有结节、条索状物,并伴有压痛,提示棘间韧带损伤。如果按压时有疼痛,但未触及结节、条索状物,提示脊旁肌肉损伤或是小关节错位。如果触及跨越几个棘突的条索状物,常提示棘上韧带损伤。也可能有督脉的经络阻滞。

（2）触诊脊旁肌张力增高,有结节、条索状物,并伴有压痛,提示浅层多为竖脊肌损伤,深层多为多裂肌和回旋肌损伤。触及骨性凸起,并伴有压痛,提示小关节错位。触诊时患者自觉疼痛严重,并有放射感,提示椎间盘问题或有神经损伤。此处为华佗夹脊穴,也可能有相应内脏功能异常。

（3）触诊竖脊肌部位肌张力增高,有结节、条索状物,并伴有压痛,提示竖脊肌损伤,也可能有足太阳膀胱经的经筋损伤和经络阻滞。

（4）触诊肩胛骨内上角肌张力增高、有斜向颈部的结节或条索状物,并伴有压痛,提示肩胛提肌损伤。肩胛骨内侧缘浅层肌张力增高,有结节、条索状物,并伴有压痛,提示斜方肌或菱形肌损伤;上半段深层提示后斜角肌、肋间肌损伤,下半段深层提示背阔肌、胸髂肋肌、肋间肌损伤。也可能有足太阳膀胱经的经筋损伤和经络阻滞。

（5）触诊肩胛骨外侧缘肌张力增高,有结节或条索状物,并伴有压痛,提示大圆肌损伤。

（6）触诊小圆肌出口肌张力增高,有结节或条索状物,并伴有压痛,提示小圆肌损伤。

（7）触诊冈下窝肌张力增高,有结节或条索状物,并伴有压痛,提示冈下肌损伤,也可能有手太阳小肠经的经筋损伤和经络阻滞。

五、胁肋部

【操作方法】

患者侧卧位,待检查胁肋部向上,触诊范围包括小圆肌出口、肋间隙以及第 11 肋骨的末端。

施术者立于患者面向一侧,先以大拇指指腹用力,找到小圆肌出口位置后,进行双手拨揉。然后大拇指的桡侧缘用力,按压肋间隙。接着中指着力,双手进行按、拨、揉第 11 肋骨末端(图 2-10,视频 2-8)。

【技术要领】

（1）触诊小圆肌出口应与肩胛骨平行,斜向外用力,注意动作缓慢轻柔,小圆肌出口处为腋神经出口位置,易损伤神经。

（2）触诊肋间隙时,应贴住上一节肋骨下缘向上用力。

（3）触诊第 11 肋骨末端时,此处为腰部柔软部位,尽量轻柔、缓慢,应斜向下用力。此处位置比较深,也可以用肘部按揉。

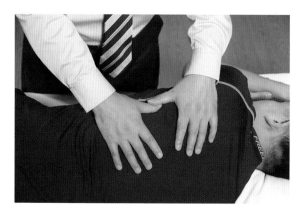

图 2-10　肋肋部触诊

视频 2-8　胁肋部触诊

【临床意义】

（1）触诊小圆肌出口肌张力增高，有结节或条索状物，并伴有压痛，提示小圆肌损伤。

（2）触诊肋间隙肌张力增高，有结节或条索状物，并伴有压痛，提示肋间外肌损伤，如果条索状物触诊越过肋骨，则可能为背阔肌损伤，也可能有足少阳胆经的经筋损伤和经络阻滞。

（3）触诊第 11 肋骨末端肌张力增高，有结节或条索状物，并伴有压痛，提示背阔肌或腹外斜肌损伤，也可能有足少阳胆经的经筋损伤和经络阻滞。

六、颈肩缺盆部

【操作方法】

患者坐位，触诊范围包括胸锁乳突肌锁骨头、锁骨下肌、颈前肌、冈上肌、斜方肌和肩胛提肌。

施术者立于患者背面，用中指指腹按揉胸锁乳突肌锁骨头，并结合拨揉。手指移动到锁骨下缘，触诊锁骨下肌，按并结合拨。手指移动到甲状软骨上缘水平位置，触诊颈前肌。然后用另一侧大拇指触诊背部冈上肌，结合拨揉。向后向内侧移动，触诊斜方肌。再向内向上移动到肩胛提肌，按并结合拨揉（图 2-11-A，视频 2-9）。

也可以患者取俯卧位，触诊冈上肌、斜方肌的边缘、肩胛提肌。

施术者站于患者头部位置，从肩峰位置开始，以大拇指指腹着力，沿着冈上肌向内拨揉，到颈椎的边缘后，沿斜方肌边缘，向外下方移动。然后在斜方肌内侧拨揉肩胛提肌（图 2-11-B，视频 2-10）。

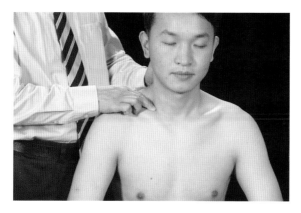

视频 2-9 颈肩缺盆部触诊(坐位)

图 2-11-A 颈肩缺盆部触诊(坐位)

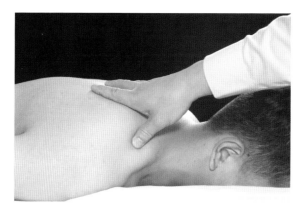

视频 2-10 颈肩缺盆部触诊(俯卧位)

图 2-11-B 颈肩缺盆部触诊(俯卧位)

【技术要领】

（1）触诊胸锁乳突肌锁骨头时,需贴着锁骨头向下、向内按揉。

（2）触诊锁骨下肌时,需贴着锁骨,找到第一肋骨向下按压。

（3）触诊颈前肌时,需找到胸锁乳突肌前缘。拨开前缘向内按压一定深度后,上下推揉。

（4）触诊冈上肌时,向肩胛冈用力。应缓慢加力,否则容易滑落。

（5）触诊斜方肌时,应顺着斜方肌边缘,向下用力。

（6）触诊肩胛提肌时,应在肩胛骨内上角,在斜方肌下层用指腹用力按揉到一定深度,再左右揉拨,寻找肩胛提肌。

【临床意义】

（1）触诊胸锁乳突肌肌张力增高,有结节或条索状物,并伴有压痛,提示胸锁乳突肌损伤,深层提示前斜角肌损伤,也可能有足阳明胃经的经筋损伤和经络阻滞。

（2）触诊锁骨下肌肌张力增高,有结节或条索状物,并伴有压痛,提示锁骨下肌损伤,或是胸大肌、颈阔肌损伤,也可能有足阳明胃经的经筋损伤和经络阻滞。

（3）触诊颈前肌肌张力增高,有结节或条索状物,并伴有压痛,提示胸骨甲状肌、肩胛舌骨肌、前斜角肌损伤,也可能有手阳明大肠经的经筋损伤和经络阻滞。

（4）触诊冈上肌肌张力增高,有结节或条索状物,并伴有压痛,提示冈上肌损伤,也可能有手阳明大肠经的经筋损伤和经络阻滞。

（5）触诊斜方肌肌张力增高,有结节或条索状物,并伴有压痛,提示斜方肌损伤,也可能有足少阳胆经的经筋损伤和经络阻滞。

（6）触诊肩胛提肌肌张力增高,有结节或条索状物,并伴有压痛,提示肩胛提肌损伤。

七、颈项部

【操作方法】

患者取坐位,触诊范围包括后正中线上的项韧带和棘间韧带、棘突旁、关节突关节和横突关节。

施术者立于患者背面,以拇指的指腹着力,从枕骨下缘从上往下沿着后正中线,触诊棘突、棘突间,并结合拨揉。以拇指着力,从下往上按棘突旁,并结合拨揉。回到枕骨后,向外侧移动,触诊关节突关节,按并结合拨揉。然后从下往上触诊横突,按并结合拨揉（图 2-12-A,视频 2-11）。

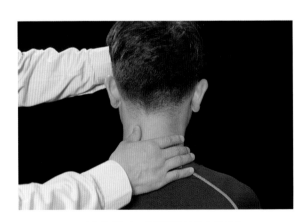

图 2-12-A 颈项部触诊（坐位）

视频 2-11 颈项部触诊（坐位）

　　患者俯卧位,触诊范围包括后正中线上的项韧带和棘间韧带、棘突旁、关节突关节和横突关节。

　　施术者立于需要检查的颈项部一侧,从第七颈椎开始以拇指从下往上按揉棘突上和棘突间。到达枕骨下缘后,紧贴脊柱,从上往下触诊脊旁,并结合拨揉。触诊至 $C_6 \sim C_7$ 后向外平移,从下往上触诊关节突关节。并结合拨揉。到达枕骨下缘后,向外平移,触诊横突部位并结合拨揉(图 2-12-B,视频 2-12)。

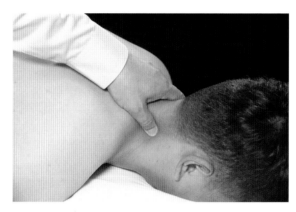

图 2-12-B　颈项部触诊(俯卧位)

视频 2-12　颈项部触诊(俯卧位)

【技术要领】

　　(1) 触诊颈椎正中线应垂直于颈椎,均匀缓慢用力,不可用力过大,按压时如果患者自觉疼痛,需仔细探查是否有肿胀、结节、条索状物、关节错位,并感受关节的终末感。

　　(2) 触诊颈椎棘突旁时,需贴住棘突间隙,向下、向内按压,感受紧张度、关节位置、结节和条索状物。

　　(3) 触诊关节突关节位置时,应呈斜向脊柱用力。

　　(4) 触诊横突关节时,应找到横突边缘后向前用力,不可顶住横突骨尖用力,以免损伤附着的肌肉。

【临床意义】

　　(1) 触诊棘突部位有结节、条索状物,并伴有压痛,提示项韧带损伤。棘突间有结节、条索状物,并伴有压痛,提示棘间韧带损伤。如果按压时有疼痛,但未触及结节、条索状物,提示脊旁肌肉损伤或是小关节错位。触诊感觉关节间弹性减弱,提示小关节错位。也可能有督脉的经络阻滞。

　　(2) 触诊脊旁肌张力增高,有结节、条索状物,并伴有压痛,提示浅层多为斜方肌、头夹肌等损伤,深层多为多裂肌和回旋肌损伤。触及骨性凸起,并伴有压痛,提示小关节错位。

(3) 触诊关节突关节,有肌张力增高,结节、条索状物,并伴有压痛,提示头半棘肌、最长肌损伤。触及骨性凸起,并伴有压痛,提示小关节错位。也可能有足太阳膀胱经的经筋损伤和经络阻滞。

(4) 触诊横突肌张力增高,有结节、条索状物,并伴有压痛,提示肩胛提肌、斜角肌、颈夹肌、颈直肌、竖脊肌等肌肉损伤,也可能有足少阳胆经的经筋损伤和经络阻滞。

八、颈枕部

【操作方法】

患者坐位,触诊范围包括枕外隆凸、乳突部及枕外隆凸和乳突间的部位。

施术者立于患者背面,用拇指触诊枕外隆凸,然后沿着枕骨下缘逐一按揉至乳突穴位置(图 2-13-A,视频 2-13)。

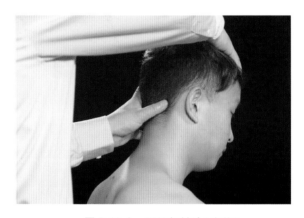

视频2-13

视频 2-13 颈枕部触诊(坐位)

图 2-13-A 颈枕部触诊(坐位)

患者俯卧位,触诊范围包括枕外隆凸、乳突部及枕外隆凸和乳突间的部位。

施术者立于需要检查的颈枕部一侧,以大拇指指面触诊枕外隆凸,然后沿着枕骨下缘逐一按揉至乳突穴位置,并结合拨揉(图 2-13-B,视频 2-14)。

【技术要领】

触诊颈枕部时,应紧贴枕骨下缘斜向头部用力,并注意不要牵拉头发。

【临床意义】

(1) 触诊枕外隆凸处肌张力增高,有结节、条索状物,并伴有压痛,提示项韧带损伤,也可能有督脉的经络阻滞。

(2) 触诊枕骨下缘处肌张力增高,有结节、条索状物,并伴有压痛,提示

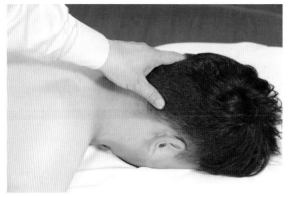

视频2-14

视频 2-14 颈枕部触诊(俯卧位)

图 2-13-B 颈枕部触诊(俯卧位)

斜方肌、胸锁乳突肌、颈后部深层肌群损伤,也可能有足少阳胆经的经筋损伤和经络阻滞。

(3)触诊乳突下处肌张力增高,有结节、条索状物,并伴有压痛,提示胸锁乳突肌损伤,也可能有手少阳三焦经的经筋损伤和经络阻滞。

第四节 专科体格检查

一、脊柱大体观和活动

(一)脊柱大体观

1. **侧面观** 让患者站立,从侧面观察脊柱。特别注意胸椎弯曲是否正常。如果发现固定性的脊柱后凸,最常见的原因是老年性驼背、强直性脊柱炎、舒尔曼病或是脊柱骨折及结核。正常可有腰椎的前凸增加,特别是女性,另外可继发于胸椎后凸增加或髋关节屈曲畸形。

2. **后面观** 注意是否有脊柱侧弯,最常见的是保护性侧弯,如腰椎间盘突出会在腰部出现保护性侧弯。注意肩部以及髋部是否水平。如坐位及俯卧位脊柱侧弯都存在,则提示为结构性。

3. **前面观** 注意锁骨上窝的不对称性,注意斜颈的存在。获得性斜颈可以由扁桃体和颈椎椎体的感染引起的保护性肌肉痉挛所致。应注意观察胸廓是否有畸形,部分先天性脊柱畸形会影响胸廓形状。观察骨盆是否水平,下肢是否有长短不一,如有这些表现,应进一步体检,了解是否与脊柱有关。

（二）脊柱活动范围检查

1. **颈部活动范围**　可以让患者咬住压舌板然后检查以便测量活动角度。中立位为面部向前,双眼平视。前屈 35°~45°(图 2-14),后伸 35°~45°(图 2-15),左右侧屈各 45°(图 2-16),左右旋转各 60°~80°(图 2-17)。颈椎前后屈伸和侧屈的五分之一由寰枕关节和寰枢关节提供。颈椎的左右旋转二分之一由寰枢关节提供。

2. **腰部活动范围**　中立位为腰伸直自然体位。前屈 90°(图 2-18),后伸 30°(图 2-19),左右侧屈各 30°(图 2-20),左右旋转各 30°(图 2-21)(固定骨盆,以两肩连线与骨盆横径的角度计算)。腰椎的屈曲活动范围大,且是脊柱中病变最为多见的部位。

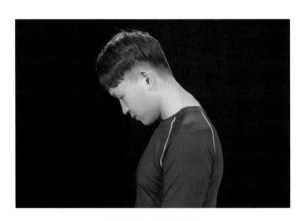

图 2-14　颈部前屈

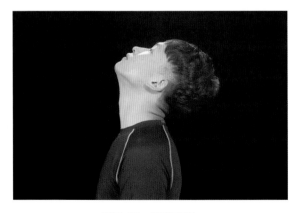

图 2-15　颈部后伸

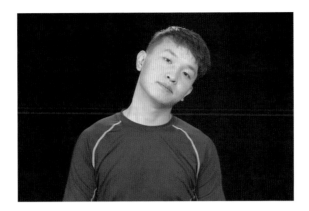

图 2-16　颈部侧屈

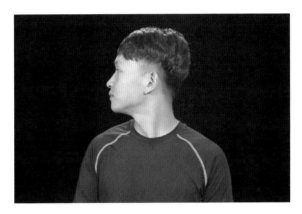

图 2-17　颈部旋转

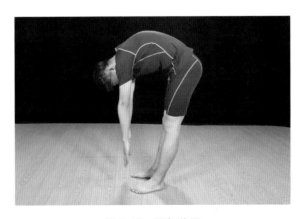

图 2-18　腰部前屈

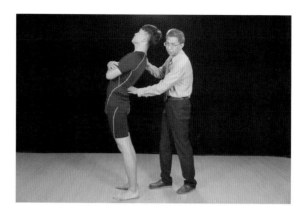

图 2-19 腰部后伸

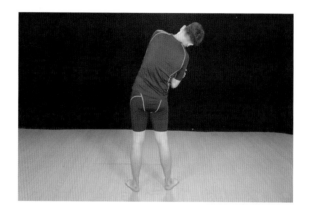

图 2-20 腰部侧屈

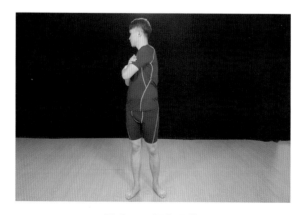

图 2-21 腰部旋转

二、脊柱专科检查

（一）颈椎及腰椎定位

1. **颈椎定位** 让患者低头，从上往下第一个可以触及的棘突即 C_2，最突出的一个棘突一般是 C_7（图 2-22）。如果不明显，可以采用两指法，即将食指和中指按于突出的棘突上，嘱患者慢慢旋转颈部，会感到手指下一个棘突在活动，而另外一个则是固定的（图 2-23-A、图 2-23-B）。活动的棘突即 C_7，固定的是 T_1。如两个均在活动，则继续向下寻找，如两个均固定不动，则继续向上寻找。

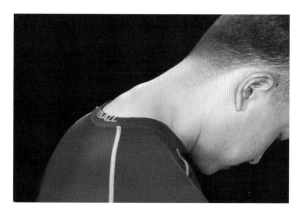

图 2-22 第 7 颈椎棘突

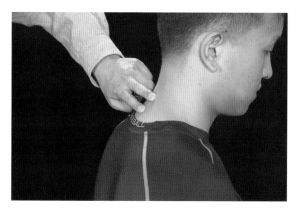

图 2-23-A 颈椎定位 1

2. **腰椎定位** 患者取俯卧位，检查者以双手食指固定于两侧髂嵴最高点，以此两点连线，则为 $L_4 \sim L_5$ 之间（图 2-24-A、图 2-24-B）。

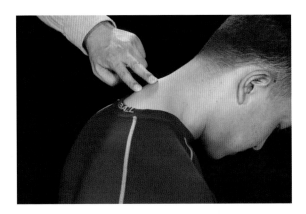

图 2-23-B　颈椎定位 2

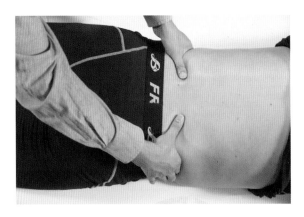

图 2-24-A　腰椎定位 1

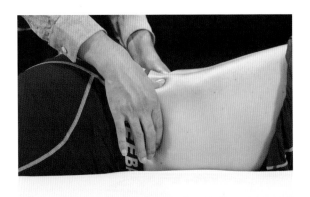

图 2-24-B　腰椎定位 2

（二）特殊检查

1. **头部叩击试验**（图 2-25） 又称"铁砧"试验。患者端坐,检查者以一手掌心平置于患者头部,另一手握拳叩击头顶部的手背;若患者感觉颈部不适,疼痛或向上肢放射,则为阳性,见于颈椎病或颈部损伤。

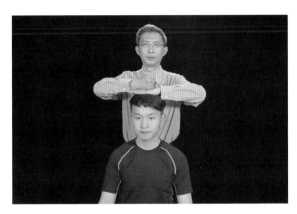

图 2-25 头部叩击试验

2. **椎间孔挤压试验**（图 2-26） 患者端坐,检查者将患者的头转向患侧并略屈曲,检查者双手手指互相嵌夹相扣,以手掌面压于患者头顶部;当出现肢体放射性疼痛或麻木感时,则为阳性,机制为使椎间孔缩小,加重对颈神经根的刺激,常提示神经根型颈椎病。

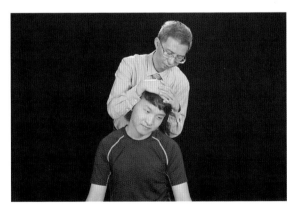

图 2-26 椎间孔挤压试验

3. **臂丛神经牵拉试验**（图 2-27） 又称 Eaton 试验。患者端坐,检查者一手握住患者病侧手腕,另一手放在患者病侧头部,双手向相反方向推拉;若患者感到疼痛并向上肢放射,即为阳性,多用于颈椎病的检查。但应注意,除颈椎病根性压迫外,臂丛神经损伤、前斜角肌综合征者均可阳性。此试验之机制是使神经根受到牵拉,观察是否发生患侧上肢反射性痛。若在牵拉的同时迫使患肢做内旋动作,称为 Eaton 加强试验。

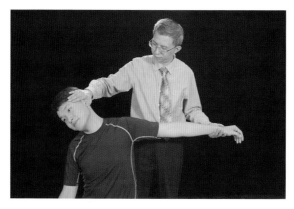

图 2-27　臂丛神经牵拉试验

4. 前屈旋颈试验(图 2-28)　先将患者头部前屈继而向左右旋转,如颈椎出现疼痛即为阳性。

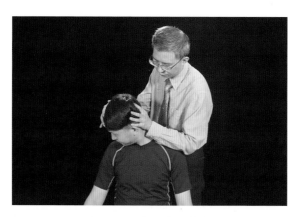

图 2-28　前屈旋颈试验

5. 直腿抬高试验及加强试验(图 2-29、图 2-30)　又称 Lasegue 征。患者仰卧伸膝,检查者一手轻压患膝,一手托举足跟,抬高肢体至患者疼痛而不能继续抬高为止,记录其角度,于 30°~70° 出现疼痛为阳性,常提示为腰椎间盘突出症。当直腿抬高至痛时,降低 5° 左右,再背伸踝关节,如大腿后侧疼痛加重,为直腿抬高加强试验阳性,该试验用于鉴别是神经根受压还是下肢肌肉等原因引起的抬腿疼痛。

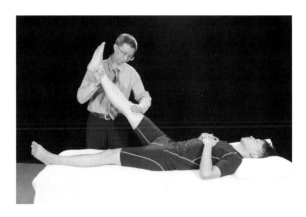

图 2-29　直腿抬高试验

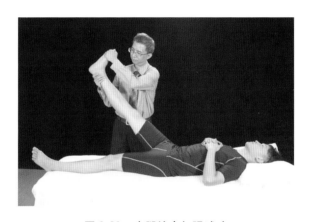

图 2-30　直腿抬高加强试验

6. 股神经紧张试验（图 2-31）　患者取俯卧位,检查者将其小腿上提或尽力屈膝,出现大腿前侧放射性疼痛,即为阳性反应,见于股神经受压,多为 $L_{3\sim4}$ 椎间盘突出症。

7. 跟臀试验（图 2-32）　又称屈膝试验,患者取俯卧位,两下肢伸直,检查者一手按住其骶髂部,另一手握患侧踝部,并将小腿抬起使膝关节逐渐屈曲,使足跟部接近臀部。如出现腰部和大腿前侧放射性痛,即为阳性,提示股神经损害。

8. 屈颈试验（图 2-33）　患者仰卧,检查者一手按其胸前,一手托于枕后,徐徐用力使患者头颈前屈,若出现腰部及患肢后侧放射性疼痛则为阳性。用于腰椎间盘突出症及椎体压缩性骨折的检查。

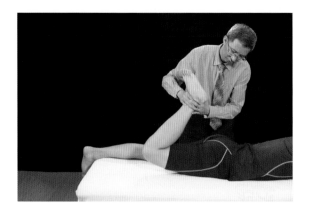

图 2-31　股神经紧张试验

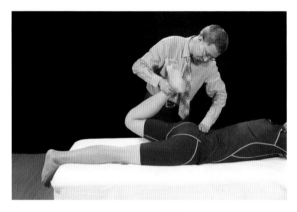

图 2-32　跟臀试验

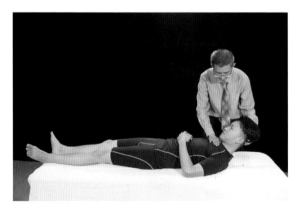

图 2-33　屈颈试验

三、感觉检查与神经反射

（一）感觉检查

检查病人时应在安静的室内进行，温度适宜，检查部位要充分暴露，说服病人耐心合作。

1. **浅感觉** 包括痛觉、温度觉、触觉，三者中以痛觉检查为主。检查时最好嘱患者闭上眼睛。在肢体上检查注意两侧对比。

2. **深感觉（本体感觉）** 包括位置觉和振动觉，两者中以位置觉检查为主。

3. **感觉检查的临床意义**

（1）神经干损伤：受损伤的神经感觉分布区，浅、深感觉均有障碍。常伴有该神经支配的肌肉瘫痪、萎缩和自主神经功能障碍。

（2）神经根损伤：浅、深感觉均受影响，其范围与脊髓神经节段分布相一致，并伴有损伤部位的疼痛，称"根性疼痛"。

（3）脊髓横断性损伤：损伤节段以下浅、深感觉均受影响。

（二）肌力及感觉分区定位

特定的周围神经所支配的肌肉和皮肤区域也是特定的，因此了解肌肉和皮肤的神经支配情况也就可以推断受损神经的部位。

1. **肌肉支配分布及检查**

C_5 节段：屈肘肌（肱二头肌、肱肌）（图 2-34）。

C_6 节段：伸腕肌（桡侧腕长/短伸肌）（图 2-35）。

C_7 节段：伸肘肌（肱三头肌）（图 2-36）。

L_2 节段：屈髋肌（髂腰肌）（图 2-37）。

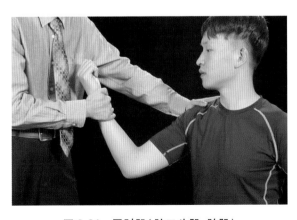

图 2-34　屈肘肌（肱二头肌、肱肌）

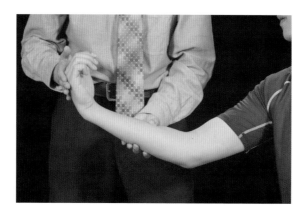

图 2-35　伸腕肌(桡侧腕长/短伸肌)

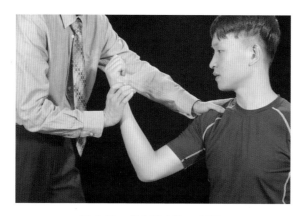

图 2-36　伸肘肌(肱三头肌)

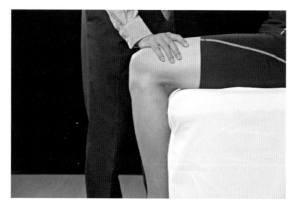

图 2-37　屈髋肌(髂腰肌)

L$_3$ 节段:伸膝肌(股四头肌)(图 2-38)。

L$_4$ 节段:踝背伸肌(胫骨前肌)(图 2-39)。

L$_5$ 节段:踇趾伸肌(踇长伸肌)(图 2-40)。

S$_1$ 节段:踝跖屈肌(腓肠肌,比目鱼肌)(图 2-41)。

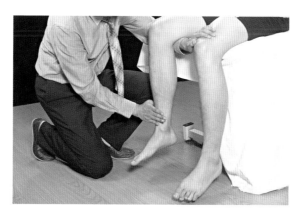

图 2-38　伸膝肌(股四头肌)

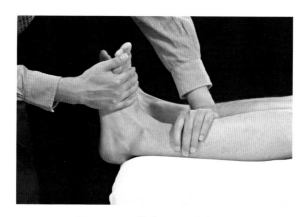

图 2-39　踝背伸肌(胫骨前肌)

2. 皮节支配检查

C$_4$ 节段:肩锁关节的高处(图 2-42)。

C$_5$ 节段:肘窝外侧(图 2-43)。

C$_6$ 节段:拇指掌指关节桡背侧(图 2-44)。

C$_7$ 节段:中指近节指骨背侧(图 2-45)。

C$_8$ 节段:小指近节指骨背侧(图 2-46)。

T$_1$ 节段:肘窝内侧(图 2-47)。

L$_2$ 节段:大腿前方中央(图 2-48)。

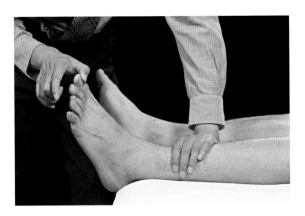

图 2-40 踇趾伸肌(踇长伸肌)

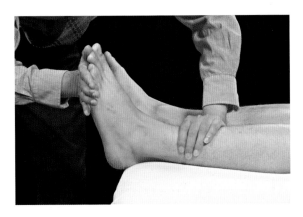

图 2-41 踝跖屈肌(腓肠肌,比目鱼肌)

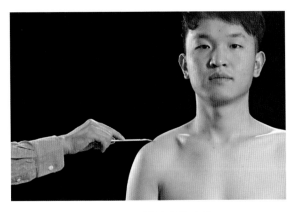

图 2-42 肩锁关节的高处

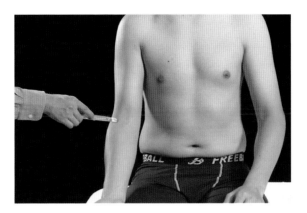

图 2-43 肘窝外侧

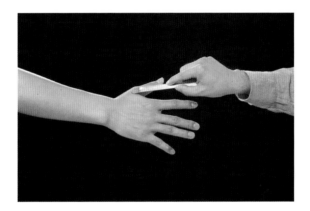

图 2-44 拇指掌指关节桡背侧

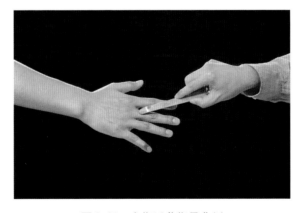

图 2-45 中指近节指骨背侧

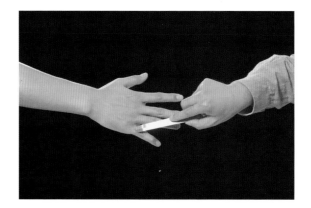

图 2-46　小指近节指骨背侧

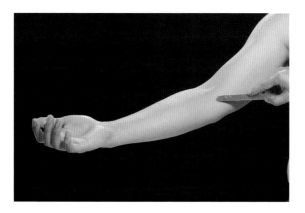

图 2-47　肘窝内侧

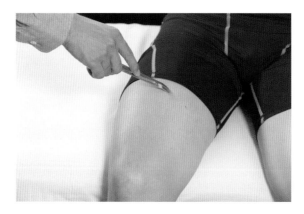

图 2-48　大腿前方中央

L_3 节段：股骨髁内侧（图 2-49）。

L_4 节段：内踝处（图 2-50）。

L_5 节段：足背第一二趾间近第二跖趾关节（图 2-51）。

S_1 节段：第五趾背侧基底部（图 2-52）。

S_2 节段：腘窝中线（图 2-53）。

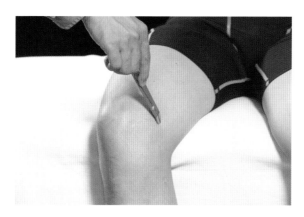

图 2-49　股骨髁内侧

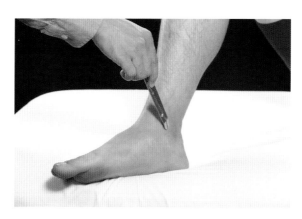

图 2-50　内踝处

（三）反射检查

进行反射检查时必须两侧对比，一侧反射增强或减弱、消失，是神经系统损害的重要体征。若两侧反射为对称性的减弱或增强，则其诊断意义不大。

1. **深反射**　是刺激肌腱、骨膜和关节内的本体感受器所引起的反射。一般常用下列方法表示反射程度：消失（-）、减退（+）、正常（++）、增强（+++）、亢进甚至出现阵挛（++++）。常用的深反射如下：

（1）肱二头肌腱反射（图 2-54）：患者前臂旋前肘关节屈曲 90°位，检查者

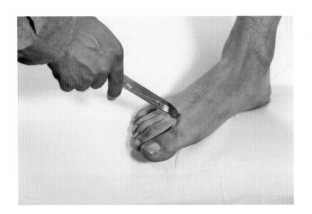

图 2-51 足背第一二趾间近第二跖趾关节

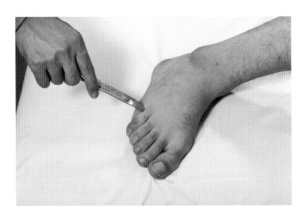

图 2-52 第五趾背侧基底部

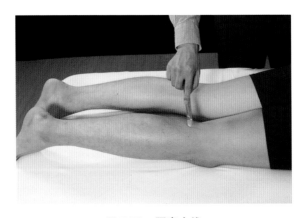

图 2-53 腘窝中线

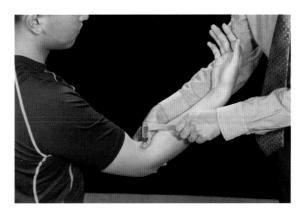

图 2-54　肱二头肌腱反射

将拇指置于肱二头肌腱上,以叩诊锤叩击拇指,引起肱二头肌收缩、肘关节屈曲活动。反射弧通过肌皮神经,神经节段为 $C_5 \sim C_6$。

（2）肱三头肌腱反射（图 2-55）:患者前臂旋前肘关节屈曲 90°位,叩击尺骨鹰嘴上方肱三头肌腱。引起肱三头肌收缩、肘关节呈伸直运动。反射弧通过桡神经,神经节段为 $C_6 \sim C_7$。

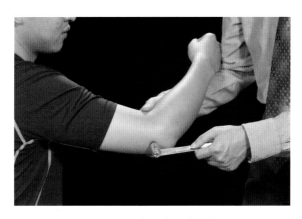

图 2-55　肱三头肌腱反射

（3）桡骨膜反射（图 2-56）:患者肘关节半屈曲,叩击桡骨茎突,引起前臂屈曲、旋前动作。反射弧通过肌皮神经、正中神经、桡神经,神经节段为 $C_5 \sim C_8$。

（4）膝腱反射（图 2-57）:膝关节半屈曲,叩击髌韧带,引起膝关节伸直运动。反射弧通过股神经,神经节段为 $L_2 \sim L_4$。

（5）跟腱反射（图 2-58）:叩击跟腱,引起踝关节跖屈。反射弧通过坐骨神经,神经节段为 $L_1 \sim L_2$。

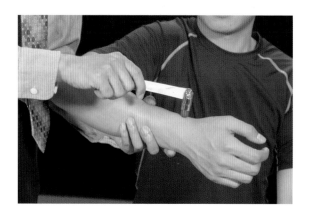

图 2-56　桡骨膜反射

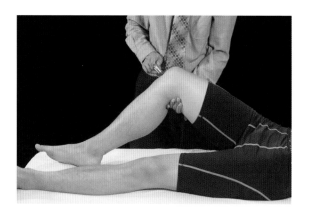

图 2-57　膝腱反射

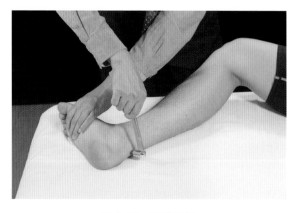

图 2-58　跟腱反射

2. **浅反射**　是刺激体表感受器所引起的反射。一般的记录方法为:消失（-）、迟钝（+）、活跃（++）、亢进（+++）。常检查的浅反射如下:

（1）腹壁反射:患者仰卧,放松腹部肌肉,以钝器分别划腹壁两侧上、中、下部,引起该部的腹壁收缩。上腹壁反射神经节段为 $T_7 \sim T_8$,中腹壁为 $T_9 \sim T_{10}$,下腹壁为 $T_{11} \sim T_{12}$。

（2）提睾反射:以钝器划患者大腿内侧皮肤,引起提睾肌收缩,睾丸上提。神经节段为 $L_1 \sim L_2$。

（3）肛门反射:以钝器划肛门周围皮肤,引起肛门外括约肌收缩。神经节段为 $S_4 \sim S_5$。

3. **病理反射**　是中枢神经损害时才出现的异常反射,正常人不能引出。常检查的病理反射如下:

（1）霍夫曼（Hoffmann）征（图 2-59）:检查者以左手托住患者一手,用右手食、中指夹住患者之中指,并用拇指轻弹中指指甲,引起患者其余手指屈曲动作,为阳性征。如结果为阴性,可以让患者颈部进行活动,同时进行上述检查,如果有阳性表现,也可以认定有锥体束损害,多见于脊髓病变。

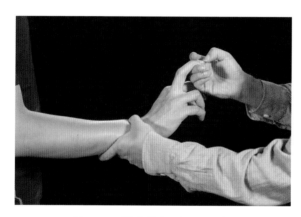

图 2-59　霍夫曼（Hoffmann）征

（2）巴宾斯基（Babinski）征（图 2-60-A ~ 图 2-60-D）:用钝器轻划患者足底外侧,自足跟向足趾方向,引出姆趾背伸、其余四指呈扇形分开,为阳性征。

（3）查多克（Chaddock）征（图 2-61-A ~ 图 2-61-C）:用钝器从患者外踝沿足背外侧向前划,阳性表现同巴宾斯基征。

（4）奥本海姆（Oppenheim）征（图 2-62-A ~ 2-62-C）:用拇、食指沿胫骨前缘由上向下推移,阳性时姆趾背伸。

（5）戈登（Gordon）征（图 2-63）:用力捏压腓肠肌,阳性时姆趾背伸。

（6）髌阵挛（图 2-64）:患者膝伸直,右手拇、食指夹住髌骨,将髌骨急速

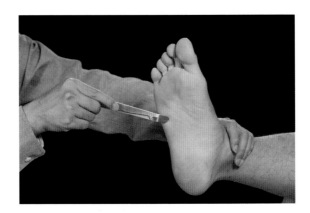

图 2-60-A　巴宾斯基(Babinski)征 1

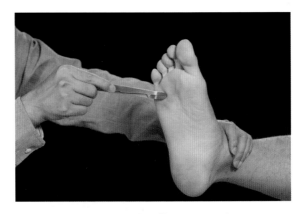

图 2-60-B　巴宾斯基(Babinski)征 2

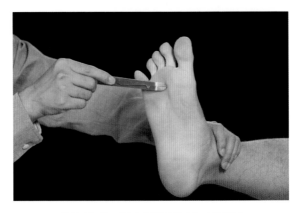

图 2-60-C　巴宾斯基(Babinski)征 3

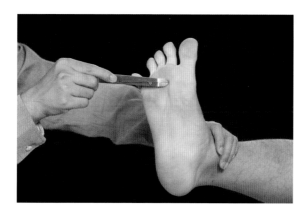

图 2-60-D 巴宾斯基(Babinski)征 4

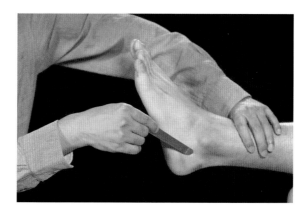

图 2-61-A 查多克(Chaddock)征 1

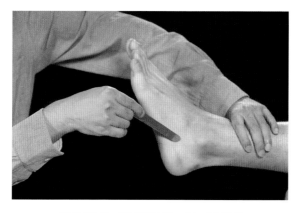

图 2-61-B 查多克(Chaddock)征 2

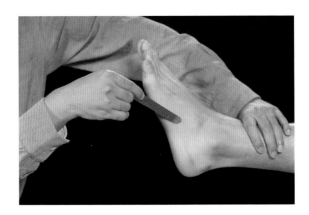

图 2-61-C　查多克 (Chaddock) 征 3

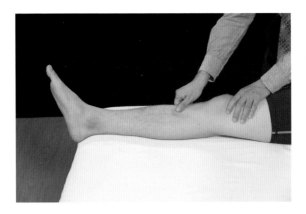

图 2-62-A　奥本海姆 (Oppenheim) 征 1

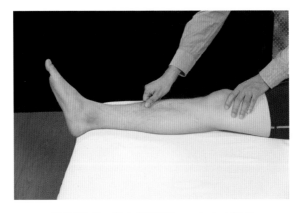

图 2-62-B　奥本海姆 (Oppenheim) 征 2

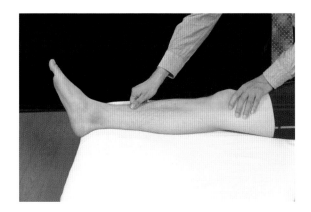

图 2-62-C 奥本海姆(Oppenheim)征 3

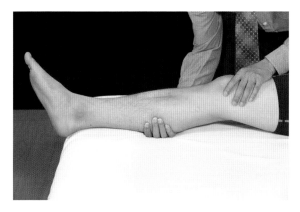

图 2-63 戈登(Gordon)征

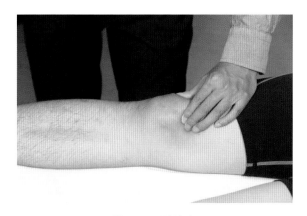

图 2-64 髌阵挛

向下推动数次,引起髌骨有规律的跳动。

(7) 踝阵挛(图 2-65):用力使踝关节突然背伸,然后放松,引起踝关节连续交替的背屈反应。

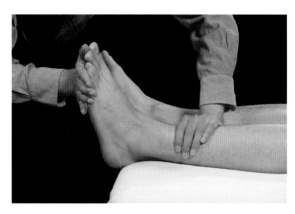

图 2-65　踝阵挛

第五节　影像学评估

一、颈椎 X 线

(一) 寰枢椎张口位片

正常成人正立位时,由于寰枢椎与上颌骨重叠,导致其在颈椎正位 X 线上显示不清,因此,寰枢椎的 X 线影像通常采用张口位片及寰枢椎侧位片。

从张口正位片观察,寰枢椎为脊柱与头颅的移行部位。寰椎前后弓重叠为一横行狭窄骨影,连接两侧块。侧块上有上关节凹与枕骨髁构成寰枕关节,侧块下有关节面与枢椎上关节面,构成关节突关节。寰椎前后结节投影重叠于中央,与寰椎齿突影重合。枢椎的齿突是枕骨与寰椎连接的骨性中轴,它从椎体上方向上伸出,顶端圆隆,其侧缘与寰椎两侧块的间隙相等。齿突的中轴线应与寰椎中轴线重合,该线又与寰底线(即寰椎两侧下关节面外端之间的连线)相垂直。寰枢的关节突关节两侧对称,关节边界对应,间隙相等,关节面稍向外下倾斜约 20°,称为"外倾角"。

颈椎张口位主要首要观察的是齿突是否居中,然后看齿突是否有骨折和畸形,最后观察和测量对比齿突与寰椎侧块间距离,正常两侧应相等,以此判断颈椎有否侧脱位(图 2-66-A)。如果两侧块间隙不等或第 2 颈椎棘突不居中,是临床诊断"筋出槽、骨错缝"的重要依据(图 2-66-B),针对性地对其进行

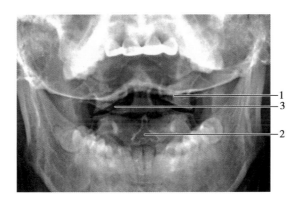

图 2-66-A 寰枢椎张口正位片(正常)
1.寰椎侧块;2.枢椎棘突;3.寰枢关节间隙

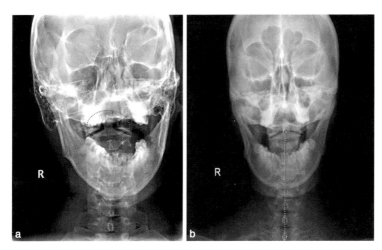

图 2-66-B 寰枢椎张口正位片(异常)
a.齿突与寰椎侧块间距离不等 b.第 2 颈椎棘突不居中

手法整复治疗可以取得较好的临床疗效。

颈椎侧位 X 线上颈段可以观察到寰椎与枕骨的关系和寰枢关节的关系。正常成人寰枢关节间隙为 0.7~3mm,大于 3mm 时应该怀疑有寰齿脱位的存在。另外在侧位片上,枢椎的棘突影特别宽大,可以作为读片时的定位标志(图 2-66-C)。

(二)颈椎正位片

颈椎正位片上可显示寰枢椎以下的 C_3~C_7,椎体形态均相似,呈长方形。椎体上面两侧缘的椎体钩与上位椎体下面两侧缘的凹陷构成钩椎关节,也称 Luschka 关节。椎弓根呈环形致密影,位于椎体阴影内的两侧。中央透过含

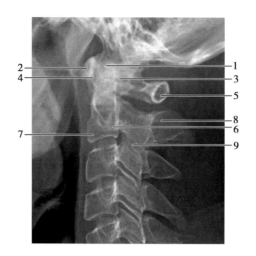

图 2-66-C 寰枢椎侧位片

1. 齿状突；2. 寰椎前弓；3. 寰椎侧块；4. 寰齿前间
隙；5. 寰椎后弓；6. 枢椎横突；7. 枢椎椎体；8. 枢
椎棘突；9. 枢椎下关节突

气的气管透明阴影可见棘突根部的圆形致密影及棘突末端较淡的分叉骨影
（图 2-67-A）。棘突投影不共线是临床诊断"筋出槽骨错缝"的重要依据（图 2-
67-B）。

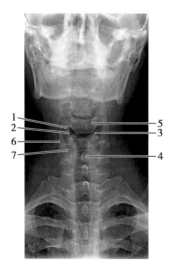

图 2-67-A 颈椎正位片

1. 下关节突；2. 上关节突；3. 钩突；
4. 棘突；5. 椎体；6. 横突；7. 甲状软
骨板

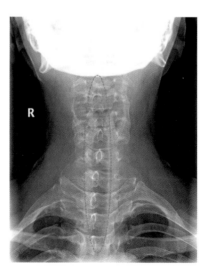

图 2-67-B 颈椎棘突投影不共线

（三）颈椎侧位片

颈椎的侧位片可显示椎体前后缘,颈椎序列呈缓和、连续的前凸自然弧线曲度。正常人颈椎的曲度当头颅呈中立位时为 40°,弧顶位于 C_4、C_5 之间,弧弦距(弧顶与齿突后缘至 C_7 椎体后下角连线的垂直距离)为 $12\pm5mm$。颈椎椎体侧位片大致呈方形,前部略扁,尤多见于 $C_4 \sim C_5$ 椎体。椎体后上部可见 U 形致密影,为横突重叠投影。椎间隙的宽度均匀,约为邻近椎体高度 $1/4 \sim 1/2$,椎体后上缘向后延续为椎弓根及上下关节突。关节面方向由前上斜向后下方,约倾斜 45°。C_2 棘突粗大,向下呈钩突状,C_7 棘突最长,此两者均可以计数标志(图 2-68)。

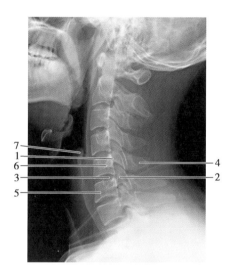

图 2-68 颈椎侧位片
1. 下关节突;2. 上关节突;3. 钩突;4. 棘突;
5. 椎体;6. 横突;7. 甲状软骨板

绿线:沿着 C_2 椎体后面向下做一延长线。红线:沿着 C_7 椎体后面向上做一延长线。红、绿线相交构成两个对顶角,颈椎正常曲度下对顶角为 40°(图 2-69-A),如果大于 40°则表明颈椎曲度过弯,如果小于 40°则表明颈椎曲度过直。颈椎生理曲度减小、变直、反弓或弧顶上移、下移、S 形改变等是临床诊断"筋出槽、骨错缝"的重要依据(图 2-69-B)。

（四）颈椎斜位片

颈椎左右斜位片可以显示椎间孔、椎弓根、钩突和小关节。椎间孔由相邻椎体大后缘、上位椎体椎弓根下缘、下位椎体椎弓根上缘及上下关节突的前缘围成,呈长圆形透亮区,纵径大于横径,C_1、C_2 和 C_6、C_7 椎间孔大,C_5、C_6

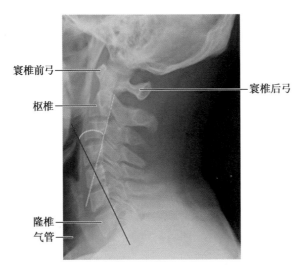

寰椎前弓

寰椎后弓

枢椎

隆椎

气管

图 2-69-A 正常颈椎曲度

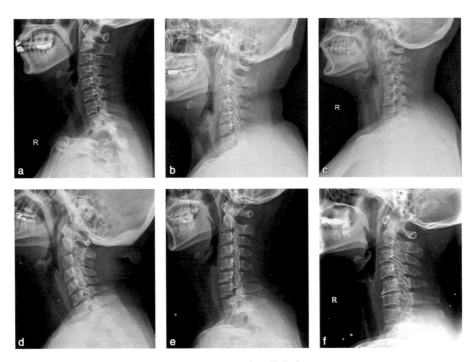

图 2-69-B 异常颈椎曲度
a.减小 b.变直 c.反弓 d.弧顶上移 e.下移 f.S形改变

椎间孔最小(图 2-70-A)。椎间孔后下方显示下位关节突关节突出椎间孔,通常提示该节段关节突关节位置关系异常,是临床诊断"筋出槽、骨错缝"的重要依据(图 2-70-B)。

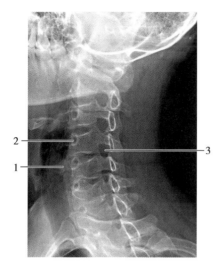

图 2-70-A　颈椎斜位片
1. 横突;2. 椎弓根;3. 椎间孔

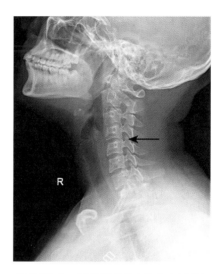

图 2-70-B　颈椎斜位片(关节突异常)

二、颈椎 CT

颈椎 CT 具有较高的空间分辨率,能够清晰地显示脊柱各横断面的骨性及部分软组织结构,尤其目前出现的 CT 三维重建技术,使得其在疾病的诊断和治疗中发挥了重要的作用。

正常的颈椎 CT 图像中,颈椎椎管呈类三角形,颈椎椎体两侧的横突短而宽,两侧各有一个横突孔,横突孔中有椎动脉通过(C_7 横突孔除外)。$C_2 \sim C_7$ 椎体间均有椎间盘,但由于椎间盘两侧有椎体钩突存在,所以 CT 横断面显示的椎间盘为底边向前的梯形,同时横断面可以显示椎体两侧的神经管,内有神经根和硬膜外血管丛,为均匀、清晰的软组织影。椎间盘的后外侧为小关节,后正中为棘突(多呈分叉状)。CT 可以显示小关节间隙与额状面平行,下位椎体的上关节突位于上位椎体下关节突的前方(图 2-71-A~图 2-71-D)。

颈椎 CT 三维重建,可以清晰显示某一节段关节位置关系。前面观,看钩椎关节两侧关节间隙是否对称;侧面观,看关节突关节下位椎体上关节突是否突入椎间孔;后面观,看去除寰椎后弓后,寰枢关节位置关系是否正常,棘突排列是否正常。这些信号皆是临床判断是否存在颈椎筋出槽、骨错缝的重要参考依据(图 2-71-E)。

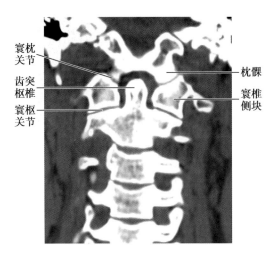

图 2-71-A　寰枢椎 CT 冠状面

寰枕关节

齿突枢椎

寰枢关节

枕髁

寰椎侧块

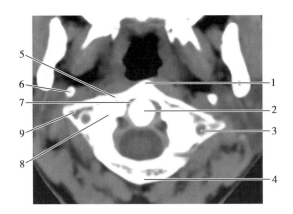

图 2-71-B　寰椎 CT 横断面

1. 寰椎前结节；2. 枢椎齿状突；3. 横突孔；4. 寰椎后弓；
5. 寰椎前弓；6. 茎突；7. 寰齿前间隙；8. 寰椎侧块；9. 寰椎
横突

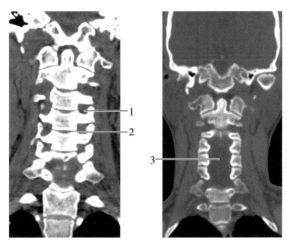

图 2-71-C　颈椎 CT 冠状面
1.横突孔;2.钩椎关节;3.颈髓

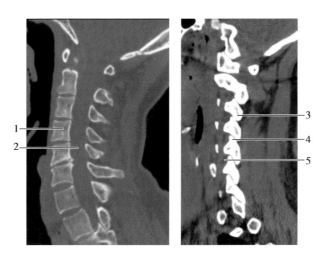

图 2-71-D　颈椎 CT 矢状面
1.椎体;2.颈髓;3.上关节突;4.下关节突;5.椎间孔

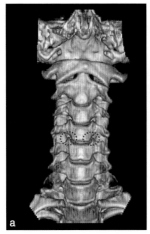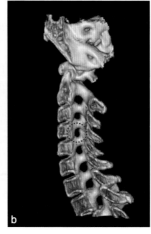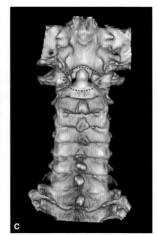

图 2-71-E　颈椎 CT 三维重建

a. 前面观；b. 侧面观；c. 后面观

三、颈椎磁共振

磁共振成像（MRI）是利用原子核在磁场内发生共振所产生的图像重建的一种成像。应用 1.5T 以下场强设备进行 MRI 检查，对人体无不良影响。MRI 检查是多参数多方位成像，它具有较高的对软组织的分辨能力，能清晰地显示脊椎、椎管和椎间盘，还能清楚显示椎管内的软组织、脊髓神经、脑脊液、硬膜囊、韧带、肌肉、脂肪等。这是 X 线和 CT 无法相比的。MR 信号的强度决定 MR 影像的黑与白，强信号称为高信号白影，弱信号称为低信号黑影。T1 加权像（T1-Weighted image，T1WI）和 T2 加权像（T2-Weighted image，T2WI）可进一步清晰显示成像。

由于 MRI 在诊断软组织中的特殊优势，因此颈部 MRI 检查在颈椎病、颈椎间盘突出、颈椎肿瘤以及椎管内病变的诊断和鉴别诊断方面具有特殊意义，同时也是颈部新鲜外伤和陈旧性外伤的主要鉴别检查之一。

（一）颈椎 MRI 矢状位

在矢状面，由于寰椎前结节比后结节的断面要小得多，所以寰椎前弓的影像要比后弓小得多。

在 T1 加权影像上，松质骨呈中等偏高信号，脂肪呈高信号。齿状突与枢椎连成一体，在 T1、T2 影像上齿状突和枢椎椎体均呈现中等偏高的信号特点。齿状突与枢椎椎体之间有一条低信号带，是由于齿状突与枢椎椎体连接处在青少年期为软骨板结构，在成人类似为骺板，不能将此误以为是齿状突与枢椎椎体分离的象征（图 2-72）。

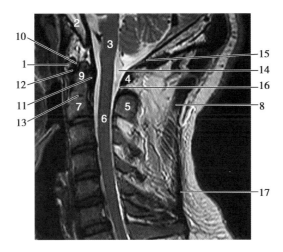

图 2-72 寰枢椎 MRI 矢状位(T2 加权像)

1. 寰枢前结节；2. 斜坡；3. 延髓；4. 寰椎后弓；5. 枢椎棘突；6. 脊髓；7. 枢椎椎体；8. 头半棘肌；9. 齿状突；10. 齿状突尖韧带；11. 寰椎横韧带；12. 寰齿前间隙；13. 软骨联合；14. 蛛网膜下隙；15. 枕骨大孔后缘；16. 硬脊膜；17. 项韧带

$C_3 \sim C_7$ 椎体的形态及骨松质、骨皮质结构相对较均匀一致,因此可以清晰分辨出各个椎体和椎间盘结构。正常情况下,椎体呈中等信号或高信号,四周的皮质骨呈低信号。椎间盘的上下终板呈低信号,中间髓核中等或高信号,犹如巧克力。退变的椎间盘在 MRI 中表现为中间的高信号消失,代之为低信号,这是髓核脱水变性导致的。正常颈椎在 $C_2 \sim C_7$ 椎体前、后缘可以见到一条光滑、连续的低信号带,这是前纵韧带和后纵韧带,椎体和椎间盘的影像均在这两条线内。

在脂肪抑制序列 STIR 像上,由于脂肪被抑制,椎体呈低信号。当颈椎外伤时,即便是颈椎未发生骨折,但也多出现骨髓水肿现象,故在 STIR 像上可见椎体高信号,这是骨髓水肿的特点,也是急性损伤的影像特征之一。然而陈旧性的损伤则不存在骨髓水肿,因此,这一影像特点可以用来鉴别陈旧性骨折损伤和新鲜骨折损伤。

颈椎椎管内可以清晰地看见脊髓及脑脊液,脊髓在 T1 和 T2 影像下均呈低信号,脑脊液在 T1 加权下呈低信号,在 T2 加权下呈高信号。在颈椎生理前凸的影像下,脊髓在椎管内的位置偏向后方,当生理曲度小甚至反弓时,脊髓更加贴近椎体及椎间盘后部(图 2-73)。

(二) 颈椎 MRI 冠状位

由于颈椎存在生理性曲度,结合冠状位的技术角度,颈椎 MRI 在冠状位上可以观察到不同椎体和椎管内的结构。在上颈段,寰椎呈方块形,骨皮质

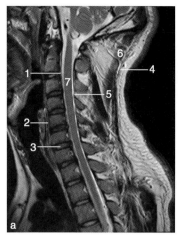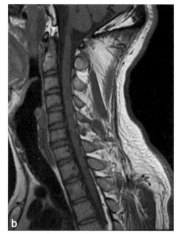

图 2-73 颈椎 MRI 矢状位

a. T2 加权像(1. 后纵韧带;2. 前纵韧带;3. 椎间盘;4. 项韧带;5. 黄韧带;
6. 头半棘肌;7. 颈脊髓);b. T1 加权像

呈低信号,椎体内呈中等或中低信号。枢椎椎体和齿状突的冠状面显示清晰,枢椎椎体呈中高信号,而齿状突由于内涵皮质骨成分较多,故呈低信号。各个关节面呈低信号,关节间隙呈中等信号。一般而言,椎体下终板呈水平位,上终板则呈外高内低的凹面状,相邻椎体的侧方为钩椎关节。在 T1 加权像上,脊髓两侧的脑脊液呈低信号,T2 加权像上呈高信号,脊髓平直呈中等信号,双侧脑脊液的信号宽度相等(图 2-74)。

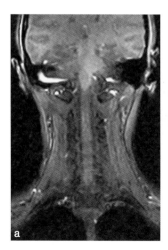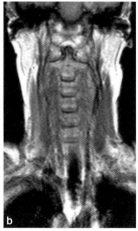

图 2-74 颈椎 MRI 冠状位(T1 加权像)

a. 椎管成像;b. 椎体成像

（三）颈椎 MRI 横断面

颈椎横断面 MRI 所显示的各个节段和部位的解剖影象均有不同。在齿状突水平的横断面下观察,可以看见中间信号高,四周信号低的圆形齿状突断面,在齿状突两侧为寰椎侧块,齿状突的后方为脊髓及其周围的蛛网膜下腔。在 T2 加权像上,脊髓在高信号的脑脊液中,清晰可见。在齿状突和硬膜前方之间可见一横行的带状灰色信号,这是寰椎横韧带的影像(图 2-75)。

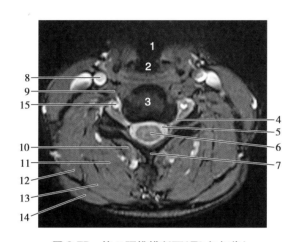

图 2-75　第 5 颈椎横断面(T2 加权像)
1.气管;2.食管;3.椎体;4.神经根;5.脑脊液;6.颈脊髓
7.棘突;8.椎动脉;9.颈长肌;10.颈棘肌;11.颈半棘肌;
12.肩胛提肌;13.头夹肌;14.斜方肌

一般而言,在 T1 加权像下,颈椎间盘呈中等信号,椎间盘侧部的信号较低,椎间盘纤维环和髓核不容易区分,脑脊液呈低信号。在 T2 加权像下,椎间盘由于髓核内含水较多,信号较高,而四周的纤维环则呈低信号,脑脊液也呈高信号,脊髓与脑脊液对比明显,呈稍低信号。在横断面下,脊髓的侧方可以观察到向两侧行走至椎间孔的灰色信号,这是神经根的影像。在椎体侧方可以看见圆形的高信号,这是椎动脉的影像。在正常情况下,齿状突占据前方 1/4～1/3、硬膜、蛛网膜下腔及脊髓占据后方 2/3～3/4 区域,脊髓居中,脑脊液在四周。

四、胸椎 X 线

典型的胸椎(T$_3$～T$_9$)椎体近似呈三角形。椎体后方较前方凹陷。椎体后外侧缘有单个完整的或者半关节的肋关节面。胸椎的横突斜向后外侧。除第十一、十二胸椎外,其余胸椎的横突末端前方均有一个小的凹陷,与肋骨结节形成肋横突关节。胸椎椎板较宽厚,相邻椎板间叠瓦样排列。棘突较长,

从 T_5~T_9,棘突极度向下倾斜,覆盖于下位棘突。上段及下段胸椎的棘突则不会太倾斜。胸椎的关节突关节向前成角 15°~20°,从而与正中矢状面形成 70°~75°的角度(图 2-76-A、图 2-76-B)。胸椎棘突投影不共线是临床诊断筋出槽、骨错缝的重要依据(图 2-76-C)。

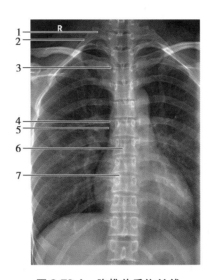

图 2-76-A 胸椎前后位 X 线

1.横突;2.第一肋骨;3.第三胸椎椎弓根;4.第六肋骨头;
5.第七胸椎横突;6.第七胸椎棘突;7.第八、九胸椎椎间盘

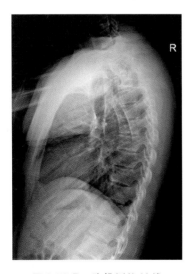

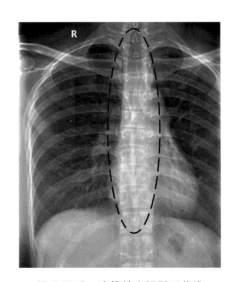

图 2-76-B 胸椎侧位 X 线   图 2-76-C 胸椎棘突投影不共线

五、胸椎 CT

正常的胸椎 CT 图像中,颈椎椎管呈类圆形,胸椎椎体两侧可见与肋骨形成的肋椎关节,以及该节段胸椎对应的肋骨影像。椎体后部可见椎弓根、椎弓板以及横突等结构。影像后正中为棘突,多无分叉(图 2-77)。

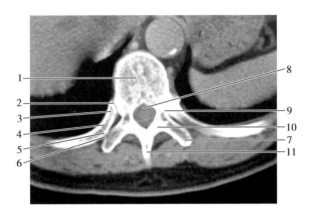

图 2-77 胸椎 CT 横断面

1.第十一胸椎椎体;2.肋椎关节;3.第十一肋骨头;4.第十一肋骨颈;5.第十一肋结节;6.肋横关节;7.第十一胸椎横突;8.椎间孔;9.椎弓根;10.椎弓板;11.第十一胸椎棘突

六、腰椎 X 线

(一) 腰椎正位片

腰椎椎体从 L_1 ~ L_5 逐渐增大。腰椎椎体前面比后面深,上方和下方比较平坦或者轻微凹陷。腰椎上三位横突伸向侧方,下二位横突轻微向上方倾斜。腰椎椎弓根指向后方;椎弓板较厚呈蝶状。棘突较大、厚、钝,水平指向后方。腰椎棘突位于椎体正中,腰椎向左右伸出横突,L_3 横突最大。第五腰椎椎体呈楔形且 L_5 ~ S_1 椎间盘呈楔形。腰椎关节突关节上关节面朝内,下关节面朝外,关节间隙呈矢状位。椎间孔角度与身体正中矢状面相一致,但第 5 椎间孔轻微向前(图 2-78)。

(二) 腰椎侧位片

腰椎侧位片成生理前凸,前凸定点位于

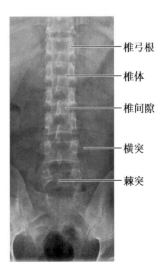

图 2-78 腰椎后前位 X 线

椎弓根
椎体
椎间隙
横突
棘突

L_4,弧弦距为 18~25mm,各椎体前后缘呈连续的弧线。腰椎椎间隙自上而下逐渐增宽,$L_{4~5}$ 椎间隙最宽,L_5~S_1 间隙窄小,腰椎椎间隙呈前宽后窄,椎间隙处椎体上下缘可见髓核压迹。腰椎侧位片可见圆形(或三角形)椎间孔,由椎体、椎间隙后方、上下椎弓之间、上下关节突的前方共同构成(图 2-79)。

(三)腰椎斜位片

腰椎斜位片主要检查腰椎关节突关节、上下关节突、椎弓峡部。斜位片成像类似"狗"型:"狗耳"为上关节突,"狗前腿"为下关节突,"狗嘴"为横突,"狗眼"为椎弓根及横突根部重叠影,"狗腹部"为椎板,"狗颈部"为上下关节突之间的椎弓峡部,故常将椎弓峡部骨折比喻为"狗戴项圈"(图 2-80)。

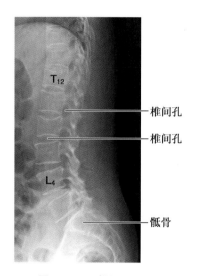

图 2-79 腰椎侧位 X 线

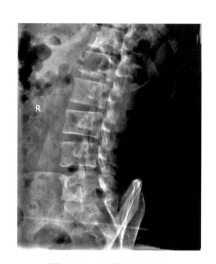

图 2-80 腰椎斜位 X 线

七、腰椎 CT

腰椎 CT 所显示的 L_1~L_5 椎体,其平面形状并不完全一致,从上到下依次由圆形逐渐变成横椭圆形。腰椎椎管的形态亦发生相应的变化。

L_1 椎体长径大于椎体横径,椎管呈圆形,椎体后壁弧形凹陷;L_2 椎体长径与横径大致相等,椎管呈类圆形,椎管后壁浅弧形凹陷;L_3 椎体长径开始短于椎体横径,椎管呈三角形,椎体后壁逐渐变平;L_4 椎体横径大于椎体长径,椎管呈三角形,椎体后壁扁平;L_5 椎体横径明显大于椎体长径,椎体平面呈椭圆形,椎管呈三叶形。椎体后壁呈弧形后突。L_5 椎体的侧隐窝显示的最清楚,亦是最狭窄的侧隐窝,正常前后径 3~5mm,侧隐窝内可见神经根通过。

上部腰椎的关节突关节面呈矢状位,下部的呈冠状位。第 5 腰椎上关节突的关节面多呈凹面型,少量呈平面型,下关节的关节面多呈凸面型或平面型。

　　椎间盘由髓核、纤维环、透明软骨终板和 Sharpey 纤维组成。腰椎的椎间盘是整个脊柱中最厚的,且从上到下逐渐增厚,一般以 $L_{4~5}$ 椎间盘最厚。正常的腰椎间盘形态规则,密度均匀,左右对称,椎间盘的面积略大于椎体面积,但边缘相差不超过 2mm,如果大于 2mm,应考虑为椎间盘膨出。

　　侧隐窝是椎管最狭窄的部位,它的前壁为椎体后外缘,后壁为上关节突前面与黄韧带,外界为椎弓根。侧隐窝的正常值为 3~5mm,若小于 3mm 则为侧隐窝狭窄(图 2-81-A ~ 图 2-81-D)。

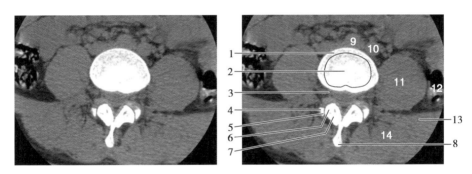

图 2-81-A　腰椎 CT 横断面 A 层面

1. 椎间盘纤维环;2. 髓核;3. 第二腰神经穿出的椎间孔;4. 第三腰椎上关节突;5. 椎骨关节突关节;6. 第二腰椎下关节突;7. 椎弓根;8. 第二腰椎棘突;9. 下腔静脉;10. 腹主动脉;11. 左输尿管/肾盂(使用对比剂);12. 腰大肌;13. 左肾;14. 腰方肌

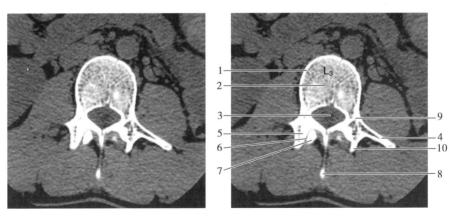

图 2-81-B　腰椎 CT 横断面 B 层面

1. 骨密质;2. 骨松质;3. 椎孔;4. 横突;5. 上关节突;6. 第二、三腰椎椎骨关节突关节面;7. 第二腰椎下关节突;8. 第二腰椎棘突;9. 椎弓根;10. 乳头状突

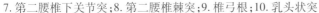

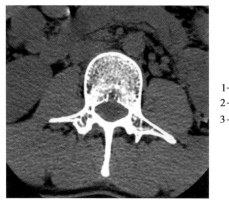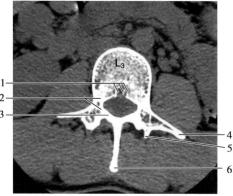

图 2-81-C　腰椎 CT 横断面 C 层面

1.椎基静脉;2.椎弓根;3.椎弓板;4.(肋)横突;5.副突;6.棘突

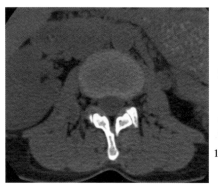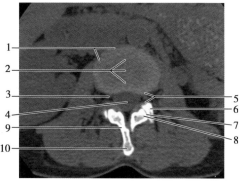

图 2-81-D　腰椎 CT 横断面 D 层面

1.周边隆突;2.第三腰椎下纤维软骨板;3.第三腰神经神经节;4.马尾;5.椎间孔;6.第四腰椎上关节突;7.第三、四腰椎椎骨关节突关节;8.第三腰椎下关节突;9.椎弓板;10.第三腰椎棘突

　　腰椎生理曲度减小、消失、反弓,或椎体滑移,或棘突投影不共线(图 2-81-E),或第 5 腰椎横突与骶骨上缘间距左右不对称(图 2-81-F),皆是临床诊断筋出槽、骨错缝的重要依据。

八、腰椎磁共振

　　腰椎磁共振能清晰显示脊椎、椎管和椎间盘以及椎管内的软组织、脊髓神经、脑脊液、硬膜囊、韧带、肌肉、脂肪等。在椎间盘发生病变时,可以提供椎间盘突出的部位、方向、形状、大小,以及髓核与神经根之间的关系。

　　正常的腰椎生理曲度前凸,呈弧形,椎体内信号均一;骨皮质、前纵韧带、后纵韧带均为低信号影,椎体后缘的中间部位的短条状凹陷为正常的椎基底

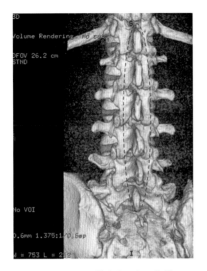

图 2-81-E　棘突投影不共线

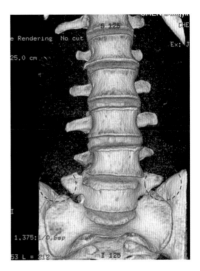

图 2-81-F　第 5 腰椎横突与骶骨上缘间距左右不对称

静脉;腰椎椎管由前面的椎体、侧面的椎弓和后面的椎板、棘突组成;在 T1 加权像上,脊髓、圆锥和马尾比脑脊液信号略高,在 T2 加权像上,脊髓、圆锥和马尾呈低信号,脑脊液呈高信号;椎弓根、椎板、棘突的骨皮质为低信号;椎间孔在旁矢状面能较好地显示,内有血管和神经通过。椎间盘在 T1 加权像上呈低信号,髓核和纤维环不易区分,在 T2 加权像上,椎间盘中央部分呈高信号,周围的低信号为纤维环(图 2-82-A～图 2-82-F)。

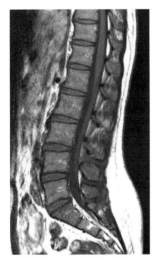

图 2-82-A　正常腰椎 MRI(正中矢状位 T1 加权像)

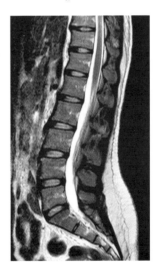

图 2-82-B　正常腰椎 MRI(正中矢状位 T2 加权像)

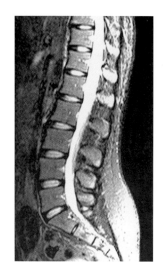

图 2-82-C　正常腰椎 MRI（正中矢状位抑脂像）

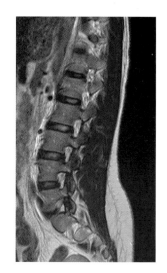

图 2-82-D　正常腰椎 MRI［矢状位 T1 加权像（经椎间孔平面）］

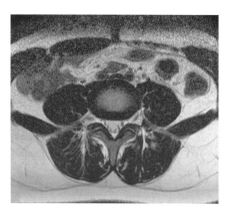

图 2-82-E　正常腰椎 MRI［轴位 T2 加权像（经椎间盘平面）］

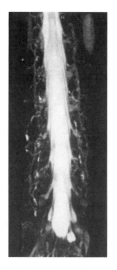

图 2-82-F　正常腰椎 MRI［水成像（马尾和马尾神经根）］

九、手法宜忌举隅

（一）椎间盘突出、脱出、游离

1. 影像学表现　优先推荐磁共振和 CT 检查。

（1）X 线表现：呈现非特异性改变，如椎间隙变窄、椎间盘钙化、真空现象等。

（2）CT 表现：椎间盘物质膨出；侧隐窝内或沿椎体后缘分布的椎间盘物质，提示为椎间盘游离；椎间盘钙化；真空现象（图 2-83）。

（3）MRI 表现：后纵韧带区域，椎间盘中断，韧带下行或经韧带型椎间盘突出（信号与软组织相同）。硬膜囊区域，椎管狭窄。神经根区域，可见接触或推移神经周围的脂肪组织；压迫导致神经病变时可见神经根增粗和信号改变。神经孔狭窄。椎管内游离的椎间盘物质（图 2-84-A~图 2-84-C）。

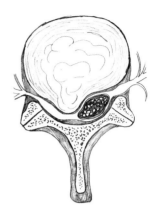

图 2-83　椎间盘突出示意图（横断位）

2. 手法治疗宜忌

（1）对于各期椎间盘突出症，皆可针对症状选择使用点穴、松解理筋类手法进行治疗。

（2）影像学显示有椎间盘突出、脱出、游离，但无颈髓、马尾神经刺激症状和体征，并且处于急性期时，应慎用整骨合缝类手法治疗。

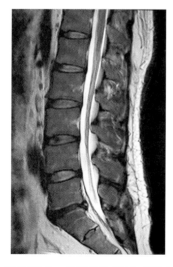

图 2-84-A　椎间盘突出（矢状位）

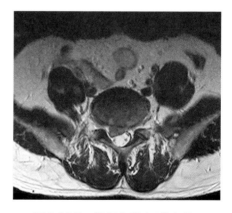

图 2-84-B　椎间盘脱出（横断位）

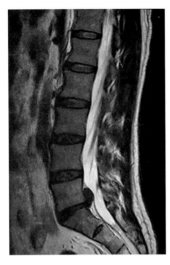

图 2-84-C 椎间盘游离（矢状位）

（3）影像学显示有腰椎间盘突出、脱出、游离，伴有相应节段坐骨神经根粘连，临床症状、体征与影像学表现吻合者，可以实施硬膜外麻醉下手法松解粘连术，但禁用过度的后伸扳法。

（4）影像学显示有椎间盘突出、脱出、游离，在颈段与颈髓刺激症状和体征吻合、在腰段与马尾神经刺激症状和体征相符，并且处于急性期时，是整骨手法治疗的绝对禁忌证；处于亚急性期和缓解期时，应慎用后伸扳法。

（二）椎体畸形

1. 影像学表现 优先推荐磁共振多平面 T1 加权及 T2 加权序列和 CT 三维重建检查。

（1）蝴蝶椎：单个骨化中心不能融合。冠状位显示两个半椎的尖端朝向未融合的骨化中心，形似蝴蝶状（图 2-85）。

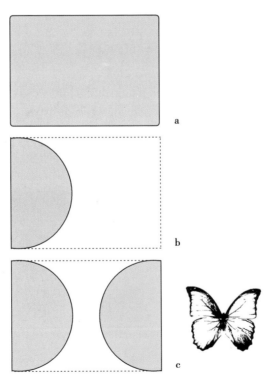

图 2-85 蝴蝶椎示意图
a. 正常椎体；b. 一侧半椎；c. 蝴蝶椎

（2）椎体融合：发育过程分节失败导致邻近的椎体部分或完全融合。融合椎体的前后径减小，通常合并椎间隙变窄或消失，后者可为缺如或发育不良所致。融合的椎体高度与两个正常椎体加椎间隙的高度相等。50%患者的小关节也可发生融合。棘突可发育畸形或融合。好发部位：$C_2 \sim C_3 > C_5 \sim C_6 > T_{12} \sim L_1 > L_4 \sim L_5$（图2-86）。

2. 手法治疗宜忌

（1）椎体畸形是手法治疗的相对禁忌证和慎用证。

（2）松解理筋类手法可以运用。整骨合缝类手法在操作时，宜尽量避开畸形椎和关节融合节段，并且避免使用暴力性手法。

（三）脊柱侧弯

1. 影像学表现　优选推荐全脊柱 X 线正位片检查。也可行 CT 三维重建，怀疑有骨和脊髓病变时，可行磁共振检查。

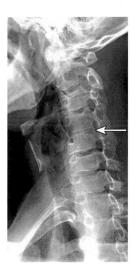

图2-86　$C_4 \sim C_5$ 椎体融合椎

（1）X 线表现：站立前后位，测量侧弯的程度，使用 Cobb 法，Cobb 角是指分别沿侧弯起始椎体上终板及末端椎体下终板画一横线，再对比两横线各做一垂直线，然后测量两垂直线相交形成的角度（图2-87、图2-88）。

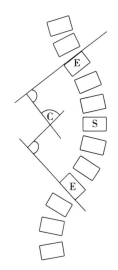

图2-87　S 型脊柱侧弯 Cobb 角测量示意图
Cobb 角（C）；端部椎体（E）；顶椎（S）

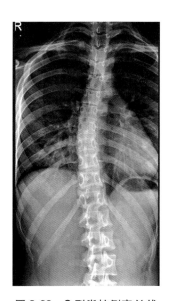

图2-88　S 型脊柱侧弯 X 线

127

（2）CT表现：显示复杂的先天性骨异常。

（3）磁共振表现：可以发现骨和脊髓的异常，排除肿瘤和感染性病变。

2. 手法治疗宜忌

（1）松解理筋类手法可以运用。

（2）轻、中度脊柱侧弯患者可以使用整骨合缝类手法进行治疗。

（3）严重脊柱侧弯患者（胸段 Cobb 角＞40°、腰段 Cobb 角＞35°），不建议使用整骨合缝类手法进行治疗。

（四）脊椎滑脱和假性滑脱

1. 定义与分级

（1）脊椎滑脱：脊椎向前半脱位合并椎弓根和/或椎弓峡部缺损。多发生于椎弓峡部裂或椎弓峡部发育不良的基础上（棘突位置正常，椎体向前移位）。

（2）假性脊椎滑脱：脊椎向前半脱位并脊椎的后列失连续（即整个脊椎前移），原因包括椎间盘退行性变和/或小关节退行性变。

（3）Meyerding 分级：分为四级，即Ⅰ级，移位＜25%；Ⅱ级，移位＜50%；Ⅲ级，移位＜75%；Ⅳ级，移位为100%（图2-89）。

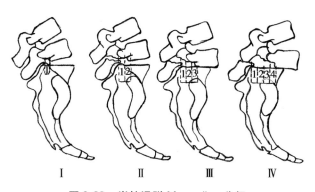

图 2-89　脊柱滑脱 Meyerding 分级

2. 影像学表现　优先推荐 X 线斜位或应力位平片。临床表现复杂者，也可选用 CT 或磁共振检查（图2-90）。

（1）X 线表现：某椎体相对于相邻椎体向前移位；应力位片可评估前屈，后伸及侧弯时椎体的稳定性。

（2）CT 表现：可精确的观察到峡部裂和缺损的状况，评估假性滑脱的退行性变程度。

（3）磁共振表现：脊椎滑脱时，T1 加权像和 T2 加权像均可显示椎弓峡部信号减低，假性脊柱滑脱时以退行性改变为主（椎间盘高度降低、椎间盘信号

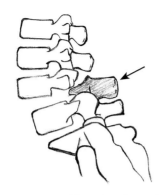

图 2-90-A　腰椎滑脱示意图（脊柱滑脱，可见椎弓峡部缺损）

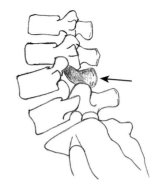

图 2-90-B　腰椎滑脱示意图（假性脊柱滑脱，无椎弓峡部缺损）

减低，小关节骨性关节炎、Modic 征）。

3. 手法治疗宜忌

（1）松解理筋类手法皆可运用。

（2）脊椎滑脱 1 级和假性脊椎滑脱 1 级、2 级者，可以进行整骨合缝类手法进行治疗。

（3）脊椎滑脱 2 级、3 级和 4 级，以及假性脊椎滑脱 3 级、4 级者，不推荐运用整骨合缝类手法进行治疗。

（五）强直性脊柱炎

1. 影像学表现　优先推荐 X 线正位和侧位（胸椎、腰椎和骶髂关节）平片检查。CT 和磁共振对于骶髂关节炎早期诊断、椎间盘炎鉴别诊断有意义。

（1）X 线表现：一般可见骨质增生和骨质破坏，关节强直。①方形椎体：椎体的前缘变直。②双凸椎体：椎体的前缘凸出。③椎间盘钙化。④韧带骨赘：纤维环外周纤维化的椎间盘与前纵韧带之间的骨化；受累的关节强直；广泛性韧带骨化。⑤"双轨征"：小关节强直和棘间韧带及棘上韧带钙化。⑥"竹节椎"：韧带骨赘形成使椎体轮廓呈波浪状。⑦脊柱炎：椎体前方上、下缘炎症，偶尔可出现在后方；可有硬化，可有或无骨质侵蚀。

（2）CT 表现：对骶髂关节炎的诊断具有较高的敏感性，肋椎关节受侵犯，显示假关节形成。

（3）磁共振表现：骨髓水肿（T1 加权像呈低信号；T2 加权像和抑脂像呈高信号）；椎管和椎间孔狭窄，蛛网膜炎伴憩室形成及椎弓骨溶解，可导致马尾综合征。

2. 手法治疗宜忌　强直性脊柱炎亚急性期和慢性期，可以针对症状运用松解理筋类手法进行治疗。急性期和韧带钙化、椎体融合者,慎用手法治疗。

(六) 结核性脊椎炎

1. **影像学表现** 早期诊断可行磁共振和核素扫描检查;晚期诊断可以进行常规 X 线平片、CT 和磁共振(有并发症时)检查。

(1) X 线表现:炎性骨质破坏,弥漫性骨质硬化,椎间隙狭窄等。

(2) CT 表现:骨髓炎性骨质破坏。

(3) 磁共振表现:椎体骨髓炎信号。抑脂像上呈高信号,T_1 加权像呈低信号;椎体前方受累;病变可沿后纵韧带蔓延至数个椎体,椎间盘可不受累;如椎间盘受累可表现为不均匀强化;软组织脓肿通常发生在腰大肌或硬膜外,T_1 加权像上呈低信号,抑脂像和 T_2 加权像上呈高信号。

2. **手法治疗宜忌** 脊柱结核是整骨合缝类手法治疗的绝对禁忌证,不推荐使用手法进行治疗。

(七) 椎体血管瘤

1. **影像学表现** 推荐进行磁共振、X 线或 CT 检查。

(1) X 线表现:局部骨质缺损(溶解);增粗的栅栏状骨小梁轴向排列。

(2) CT 表现:局部骨质缺损(溶解);增粗的栅栏状骨小梁轴向排列;脂肪沉淀。

(3) 磁共振表现:T1 加权像高信号;T2 加权像明显高信号;脊髓或神经根压迫;侵袭性血管瘤在 T1 加权像上呈低信号,T2 加权像上呈高信号。

2. **手法治疗宜忌**

(1) 对于无症状的椎体血管瘤,避开该椎体可以进行手法治疗,包括松解理筋类手法和整骨合缝类手法。

(2) 对于有症状的椎体血管瘤(侵袭性和怀疑有压迫者),禁用手法治疗。

(八) 脊柱肿瘤

1. **影像学表现** 常规可进行 X 线、CT、磁共振检查,必要进行核医学检查(SPECT)检查。

常见脊柱肿瘤有:骨样骨瘤、成骨细胞瘤、巨细胞瘤、骨转移瘤、多发性骨髓瘤、神经鞘瘤、脊膜瘤、室管膜瘤等,在影像学上可有不同的特征性表现。

2. **手法治疗宜忌** 上述脊柱肿瘤皆是整骨合缝类手法治疗的绝对禁忌证。

(九) 血管畸形

1. **影像学表现** 推荐进行 MRI 和 DSA 检查。

（1）MRI 表现：椎管内可见扩张的异常血管影；有时可见瘘管；脊髓可因充血性水肿而肿胀；脊髓可因缺血、出血或慢性受压而萎缩。血管成像可显示畸形血管团的供血动脉和引流静脉的结构。

（2）DSA 表现：显示静脉瘘；对血管畸形进行详细的评估。

2. 手法治疗宜忌　硬脊膜内的血管畸形是手法治疗的禁忌证。

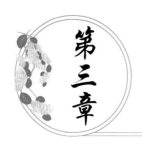

第三章 治疗手法

第一节 松解理筋手法

一、臀部拨揉法

【操作方法】

患者俯卧位,治疗范围可涉及臀大肌、臀中肌、臀小肌和梨状肌的附着处、肌筋膜、肌腹等部位,以及臀上皮神经区域。

施术者立于需要治疗的臀部一侧,以拇指指腹或前臂尺侧面靠近肘部处着力,在触诊发现的阳性反应处进行拨法和揉法治疗(图 3-1-A、图 3-1-B,视频 3-1)。

施术者也可立于需要治疗的臀部一侧或对侧,以前臂尺侧面靠近肘部处着力,在臀大肌、臀中肌、臀上皮神经区域的阳性反应处拨揉;或以肘尖着力在梨状肌、臀小肌区域的阳性反应处拨揉(图 3-1-C、图 3-1-D,视频 3-1)。

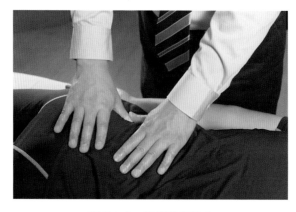

图 3-1-A 臀部拨揉法 1

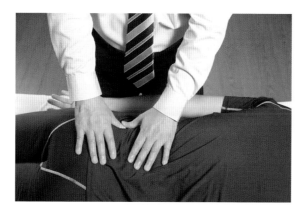

图 3-1-B 臀部拨揉法 2

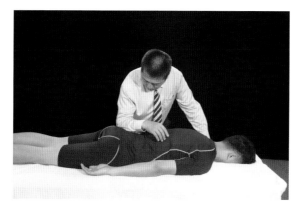

图 3-1-C 臀部拨揉法 3

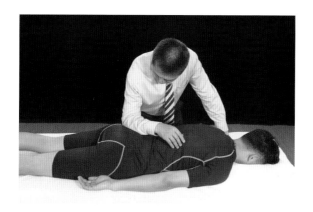

图 3-1-D 臀部拨揉法 4

视频3-1

视 频 3-1
臀部拨揉
法

【技术要领】

（1）在施加一定按压力的基础上触摸到阳性反应物后，再进行拨或揉的动作。

（2）臀小肌部位应先向内推，再向下按压，可以触摸到深部的肌腹；在梨状肌部位拨揉时，可配合髋关节的旋转活动，则更容易触及深部的梨状肌肌腹。

（3）拨法和揉法交替进行操作，各3~5下为1遍，每处重复3~5遍。

（4）如果有条索状阳性反应物，则顺着条索方向进行治疗，每个点各拨、揉3~5下为1遍，往返3~5遍。

（5）拨揉的力度以患者感到酸、胀、痛、麻，能够耐受而不出现躲避动作为度。

【临床应用】

（1）臀大肌、臀中肌、臀小肌、梨状肌、臀上皮神经区域的筋膜、肌肉损伤；足太阳膀胱经、足少阳胆经的经筋损伤或经络阻滞证。

（2）腰骶部急性或慢性损伤、腰椎间盘突出症、腰椎管狭窄症、腰椎滑脱症、腰椎退行性骨关节炎、非特异性腰腿痛等，出现以足太阳膀胱经循行部位为主的症状时，主要治疗臀大肌、臀中肌部位的阳性反应处；出现以足少阳胆经循行部位为主的症状时，主要拨揉臀小肌、梨状肌部位的阳性反应处。

（3）腰肌劳损、第三腰椎横突综合征、脊柱侧凸症等，出现腰臀部疼痛时，治疗臀上皮神经区域的阳性反应处为主。

二、臀部肘压法

【操作方法】

患者俯卧位或侧卧位，治疗范围可涉及臀大肌、臀中肌、臀小肌、阔筋膜张肌、梨状肌的附着处、肌筋膜、肌腹等部位，以及臀上皮神经区域。

施术者立于需要治疗的臀部一侧或对侧，以肘尖偏尺侧位置着力，在触诊发现的阳性反应处用力进行持续向下按压，结合拨法和揉法治疗（图3-2-A、图3-2-B，视频3-2）。

【技术要领】

（1）该手法操作时以肘尖偏尺侧位置为支撑点，前臂放松，上半身为主要发力点，带动上肢完成手法操作。

（2）在触摸到阳性反应物后，持续进行按压，同时结合拨或揉的动作。各操作以3~5下为1遍，每处重复3~5遍。

（3）如果有条索状阳性反应物，则顺着条索方向进行治疗，每个点各拨、揉3~5下为1遍，往返3~5遍。

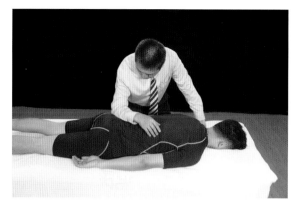

图 3-2-A　臀部肘压法 1

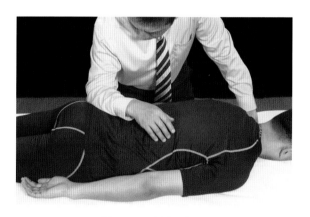

图 3-2-B　臀部肘压法 2

视频3-2

视 频 3-2
臀 部 肘 压
法

（4）各操作力度以患者感到酸、胀、痛、麻，能够耐受而不出现躲避动作为度。

【临床应用】

（1）臀大肌、臀中肌、臀小肌、梨状肌、阔筋膜张肌、臀上皮神经区域的筋膜、肌肉损伤；足太阳膀胱经、足少阳胆经的经筋损伤或经络阻滞证。

（2）腰骶部急性或慢性损伤、腰椎间盘突出症、腰椎管狭窄症、腰椎滑脱症、腰椎退行性骨关节炎、非特异性腰腿痛等，出现以足太阳膀胱经循行部位为主的症状时，主要治疗臀大肌、臀中肌部位的阳性反应处；出现以足少阳胆经循行部位为主的症状时，主要拨揉臀小肌、梨状肌部位的阳性反应处。

（3）腰肌劳损、第三腰椎横突综合征、脊柱侧凸症等，出现腰臀部疼痛时，治疗臀上皮神经区域的阳性反应处为主。

三、骶部拨揉法

【操作方法】

患者俯卧位,治疗范围可涉及背阔肌、骶棘肌、多裂肌、髂腰韧带、骶髂后韧带、骶棘韧带、骶结节韧带等部位。

骶部拨揉法主要有三种操作方法:①施术者以拇指的指腹着力,在触诊发现的阳性反应处,向下按压的基础上进行拨法或揉法治疗。②施术者以拇指的桡侧缘着力,另一个手的手掌施加于该拇指之上,然后向下按压进行拨法或揉法。③施术者以尺骨鹰嘴下方平面为着力点,手腕前臂放松,在阳性反映处进行拨法或揉法(图3-3-A~图3-3-C,视频3-3)。

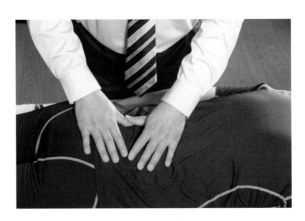

图 3-3-A　骶部拨揉法 1

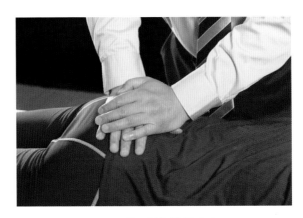

图 3-3-B　骶部拨揉法 2

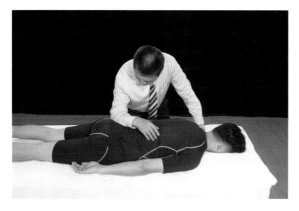

视频3-3

视 频 3-3
骶 部 拨 揉
法

图 3-3-C　骶部拨揉法 3

【技术要领】

（1）在施加一定按压力的基础上触摸到阳性反应物后，以各着力点为支撑，上半身为发力点进行拨或揉的动作。

（2）在骶髂关节部位，手法操作应斜行向内向下拨揉。

（3）拨动的方向与阳性反应物走行垂直，拨法和揉法交替进行操作，各3~5 下为 1 遍，每处重复 3~5 遍。

（4）拨揉的速度要均匀，用力要由轻到重，再由重到轻，刚柔相济，力度以患者有酸胀感并能耐受为度。

【临床应用】

（1）背阔肌、骶棘肌、多裂肌、髂腰韧带、骶髂后韧带、骶棘韧带、骶结节韧带等部位损伤，足太阳膀胱经、督脉的经筋损伤或经络阻滞证。

（2）腰骶部急性或慢性损伤、骶髂关节炎、非特异性腰腿痛等，出现以足太阳膀胱经循行部位为主的症状时，治疗多裂肌部位的阳性反应处为主。

四、骶部㨰法

【操作方法】

患者俯卧位，治疗范围可涉及背阔肌、骶棘肌、髂腰韧带、骶髂后韧带、骶棘韧带、骶结节韧带等部位。

在骶部区域内，施术者以手背近小指部位或小指、环指和中指掌指关节为着力点，通过前臂的旋转摆动和腕关节屈伸外旋带动手部着力点在骶骨表面横向移动，双手交替（图 3-4-A、图 3-4-B，视频 3-4）。

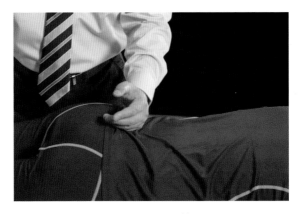

图 3-4-A　骶部㨰法 1

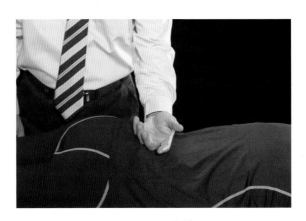

图 3-4-B　骶部㨰法 2

视频 3-4

视 频 3-4
骶部㨰法

【技术要领】

（1）沉肩、坠肘、悬腕，前臂的主动运动带动腕关节的摆动，在施术部位做横向移动。

（2）着力要均匀、渗透，动作要协调而有节律，一般㨰动的频率为每分钟120～160 次，每次操作 5 分钟为宜。

（3）如果有条索状阳性反应物，则顺着条索方向往返进行治疗。

【临床应用】

（1）背阔肌、骶棘肌、髂腰韧带、骶髂后韧带、骶棘韧带、骶结节韧带等部位慢性损伤，足太阳膀胱经、督脉的经筋损伤或经络阻滞证。

（2）腰骶部急性或慢性损伤、骶髂关节炎、非特异性腰腿痛等，出现以足太阳膀胱经循行部位为主的症状时，治疗上述部位的阳性反应处为主。

五、骶部摩法

【操作方法】

患者俯卧位,治疗范围可涉及背阔肌、骶棘肌、髂腰韧带、骶髂后韧带、骶棘韧带、骶结节韧带等部位。

施术者可先在患者骶部区域涂上介质(凡士林、药膏均可),然后将手掌面紧贴于骶部皮肤,用前臂带动腕关节做有节律的回旋摩擦,可顺时针和逆时针方向往返均匀交替进行操作(图 3-5-A、图 3-5-B,视频 3-5)。

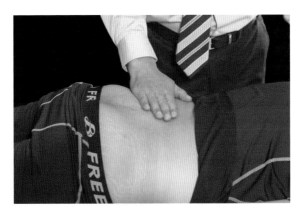

图 3-5-A　骶部摩法 1

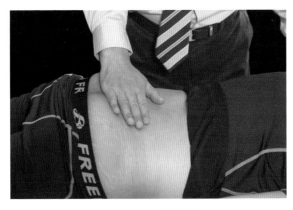

视频3-5

视 频 3-5
骶部摩法

图 3-5-B　骶部摩法 2

【技术要领】

(1) 施术者手掌在患者皮肤上施加一定的压力,腕关节放松,前臂带动腕关节做有节律的回旋摩擦。

(2) 顺时针和逆时针往返交替进行操作,各 5~10 圈为 1 遍,每处重复

139

3~5遍。

（3）以患者感到舒适为度,力量不可浮于皮肤表面。

【临床应用】

（1）背阔肌、骶棘肌、髂腰韧带、骶髂后韧带、骶棘韧带、骶结节韧带等部位慢性损伤,足太阳膀胱经、督脉的经筋损伤或经络阻滞证。

（2）腰骶部急性或慢性损伤、骶髂关节炎、非特异性腰腿痛等,出现以足太阳膀胱经循行部位为主的症状时,治疗上述部位的阳性反应处为主。

六、骶部擦法

【操作方法】

患者俯卧位,治疗范围可涉及背阔肌、骶棘肌、髂腰韧带、骶髂后韧带、骶棘韧带、骶结节韧带等部位。

施术者可先在患者骶部区域涂上介质,然后将手掌小鱼际部位紧贴于骶部皮肤,上肢放松,掌稍用力向下压,以上臂的主动运动带动手掌做横向擦法。一条线擦热后可以向上或向下移动,进行同样操作,也可双手交替进行操作(图3-6-A~图3-6-C,视频3-6)。

【技术要领】

（1）用力要轻,移动要连续均匀、快速,沿着直线来回移动。

（2）手掌要下压,力量不可浮于皮肤表面。

（3）各部位摩擦频率每分钟100次左右。

（4）每个部位以患者感到发热为止,耐受为度。

【临床应用】

（1）背阔肌、骶棘肌、髂腰韧带、骶髂后韧带、骶棘韧带、骶结节韧带等部

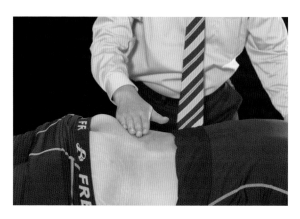

图3-6-A　骶部擦法1

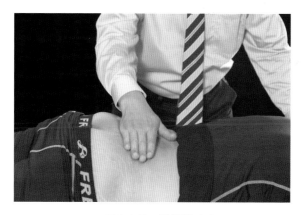

图 3-6-B　骶部擦法 2

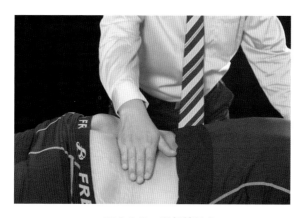

图 3-6-C　骶部擦法 3

视频 3-6
骶部擦法

位慢性损伤,足太阳膀胱经、督脉的经筋损伤或经络阻滞证。

（2）腰骶部急性或慢性损伤、骶髂关节炎、非特异性腰腿痛等,出现以足太阳膀胱经循行部位为主的症状时,治疗上述部位的阳性反应处为主。

七、骶部叩击法

【操作方法】

患者俯卧位,治疗范围可涉及背阔肌、骶棘肌、髂腰韧带、骶髂后韧带、骶棘韧带、骶结节韧带等部位。

有两种操作方式:①施术者拇指外展,其余四指并拢,并和腕关节一起呈自然屈曲状。以手掌掌心用力,单手在骶部进行叩击。②施术者手掌握拳,以拳心着力,两个手交替在骶部进行叩击（图 3-7-A、图 3-7-B,视频 3-7）。

141

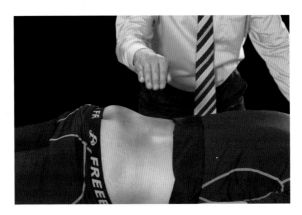

图 3-7-A　骶部叩击法 1

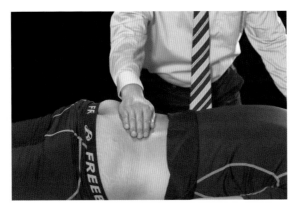

图 3-7-B　骶部叩击法 2

视频 3-7
骶部叩击法

【技术要领】

（1）沉肩、坠肘，腕关节放松，以腕关节的摆动在骶部做移动叩击。

（2）叩击要均匀、渗透，节奏一致，一般叩击的频率每分钟 120～160 次，每次操作 5 分钟为宜。

（3）以患者感觉舒适为度，切勿暴力叩击。

【临床应用】

（1）背阔肌、骶棘肌、髂腰韧带、骶髂后韧带、骶棘韧带、骶结节韧带等部位慢性损伤，足太阳膀胱经、督脉的经筋损伤或经络阻滞证。

（2）腰骶部急性或慢性损伤、骶髂关节炎、非特异性腰腿痛等，出现以足太阳膀胱经循行部位为主的症状时，治疗上述部位的阳性反应处为主。

八、腰部拨揉法

【操作方法】

患者俯卧位,治疗范围可涉及背阔肌、竖脊肌、腰大肌、腰小肌、腰方肌、髂肌以及深部多裂肌的附着处、肌筋膜、肌腹等部位。

施术者立于需要治疗的腰部一侧,以大拇指的指腹在椎旁进行按揉结合拨。或大拇指的桡侧缘着力,固定在要治疗的部位,然后手掌按在拇指上加力,进行拨或揉(图3-8)。

施术者也可立于需要治疗的腰部同侧或对侧,以前臂尺侧面靠近肘部处着力,在背阔肌、腰大肌、腰小肌、腰方肌、髂肌的阳性反应处拨揉;或以肘尖偏尺部位置着力在椎旁竖脊肌、多裂肌、腰骶关节的部位,进行按,并结合拨揉,然后沿着椎旁向上移动(图3-8-A~图3-8-C,视频3-8)。

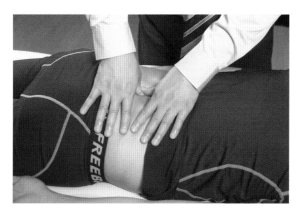

图 3-8-A　腰部拨揉法 1

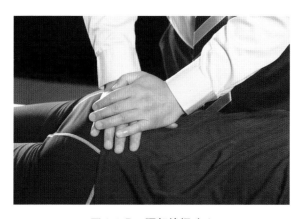

图 3-8-B　腰部拨揉法 2

143

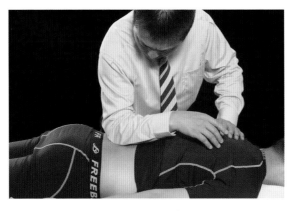

视频 3-8
腰部拨揉
法

图 3-8-C 腰部拨揉法 3

【技术要领】

（1）在施加一定按压力的基础上触摸到阳性反应物后，再进行拨或揉的动作。

（2）在腰骶关节的部位应与髂骨边缘平行进行拨揉，并可配合髋关节的旋转活动，则更容易触及深部的组织。

（3）拨法和揉法交替进行操作，各 3~5 下为 1 遍，每处重复 3~5 遍。

（4）如果有条索状阳性反应物，则顺着条索方向进行治疗，每个点各拨、揉 3~5 下为 1 遍，往返 3~5 遍。

（5）拨揉的力度以患者感到酸、胀、痛、麻，能够耐受而不出现躲避动作为度。

【临床应用】

（1）背阔肌、竖脊肌、腰大肌、腰小肌、腰方肌、髂肌以及深部多裂肌的筋膜、肌肉损伤；足太阳膀胱经、督脉的经筋损伤或经络阻滞证。

（2）腰骶部急性或慢性损伤、腰椎间盘突出症、腰椎管狭窄症、腰椎滑脱症、腰椎退行性骨关节炎、非特异性腰腿痛等，出现以足太阳膀胱经循行部位为主的症状时，治疗竖脊肌、多裂肌、腰大肌部位的阳性反应处为主。

九、腰部肘推法

【操作方法】

患者俯卧位，治疗范围可涉及背阔肌、竖脊肌，以及深部多裂肌的附着处、肌筋膜、肌腹等部位。

施术者可先在患者腰部涂上介质，以肘尖部着力，在施加一定力的基础上，沿着棘突的两边进行直推，上下往返操作（图 3-9-A、图 3-9-B，视频 3-9）。

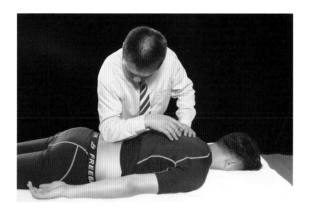

图 3-9-A   腰部肘推法 1

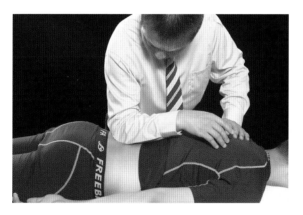

图 3-9-B   腰部肘推法 2

视频 3-9
腰部肘推
法

【技术要领】

（1）该手法操作时以肘尖部为支撑点，肘关节弯曲，上半身为主要发力点，在施术部位施加一定压力，然后操作。

（2）以线为单位，每条线重复 3~5 遍。

（3）操作力度以患者感到舒适而不出现躲避动作为度。

【临床应用】

（1）背阔肌、竖脊肌，以及深部多裂肌的筋膜、肌肉损伤；足太阳膀胱经、督脉的经筋损伤或经络阻滞证。

（2）腰骶部急性或慢性损伤、腰椎间盘突出症、腰椎管狭窄症、腰椎滑脱症、腰椎退行性骨关节炎、非特异性腰腿痛等，出现以足太阳膀胱经循行部位为主的症状时，治疗竖脊肌、多裂肌、腰大肌部位的阳性反应处为主。

十、腰部㨰法

【操作方法】

患者俯卧位,治疗范围可涉及背阔肌、竖脊肌、腰大肌、腰小肌、腰方肌、髂肌的附着处、肌筋膜、肌腹等部位。

施术者在腰部的两侧,以手背近小鱼际部位或小指、环指和中指掌指关节为着力点,通过前臂的旋转摆动和腕关节屈伸外旋带动手部着力点在腰部做横向移动或上下移动,双手交替(图3-10-A)。

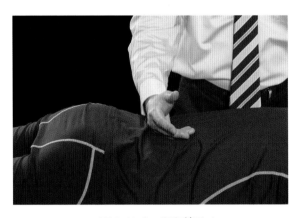

图 3-10-A　腰部㨰法 1

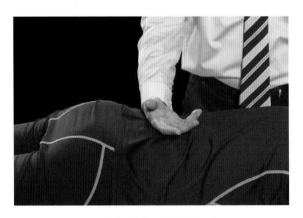

视频 3-10
腰部㨰法

图 3-10-B　腰部㨰法 2

腰部㨰法还有一种变化式的操作,即一边做㨰法操作,一边做腰椎关节的被动活动。即将患者的下肢进行屈曲,然后下肢带动髋关节左右摇摆和旋转,同时在腰部进行㨰法操作(图3-10-B,视频3-10)。

【技术要领】

（1）沉肩、坠肘、悬腕，前臂的主动运动带动腕关节的摆动，在施术部位做横向移动。

（2）着力要均匀、渗透，动作要协调而有节律，一般滚动频率每分钟120~160次，操作5分钟为宜。

（3）如果有条索状阳性反应物，则顺着条索方向往返进行治疗。

【临床应用】

（1）背阔肌、竖脊肌、腰大肌、腰小肌、腰方肌、髂肌的筋膜、肌肉损伤；足太阳膀胱经、督脉的经筋损伤或经络阻滞证。

（2）腰骶部急性或慢性损伤、腰椎间盘突出症、腰椎管狭窄症、腰椎滑脱症、腰椎退行性骨关节炎、非特异性腰腿痛等，出现以足太阳膀胱经循行部位为主的症状时，治疗竖脊肌、腰大肌部位的阳性反应处为主。

十一、腰部摩法

【操作方法】

患者俯卧位，治疗范围可涉及背阔肌、竖脊肌、腰大肌、腰小肌、腰方肌、髂肌的附着处、肌筋膜、肌腹等部位。

施术者可先在患者腰部区域涂上介质，然后将手掌面紧贴于腰部皮肤，用前臂带动腕关节做有节律的回旋摩擦，可顺时针和逆时针方向往返均匀交替进行操作（图3-11-A、图3-11-B，视频3-11）。

【技术要领】

（1）施术者手掌在患者皮肤上施加一定的压力，腕关节放松，前臂带动腕关节做有节律的回旋摩擦。

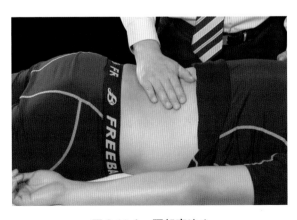

图 3-11-A　腰部摩法 1

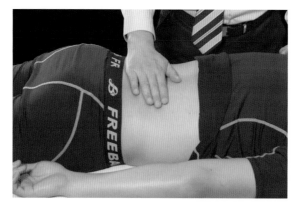

视频 3-11
腰部摩法

图 3-11-B 腰部摩法 2

（2）顺时针和逆时针往返交替进行操作,各 5~10 圈为 1 遍,每处重复 3~5 遍。

（3）以患者感到舒适为度,力量不可浮于皮肤表面。

【临床应用】

（1）背阔肌、竖脊肌、腰大肌、腰小肌、腰方肌、髂肌的筋膜、肌肉损伤;足太阳膀胱经、督脉的经筋损伤或经络阻滞证。

（2）腰骶部急性或慢性损伤、腰椎间盘突出症、腰椎管狭窄症、腰椎滑脱症、腰椎退行性骨关节炎、非特异性腰腿痛等,出现以足太阳膀胱经循行部位为主的症状时,治疗竖脊肌、腰大肌部位的阳性反应处为主。

十二、腰部擦法

【操作方法】

患者俯卧位,治疗范围可涉及背阔肌、竖脊肌、腰大肌、腰小肌、腰方肌、髂肌的附着处、肌筋膜、肌腹等部位。

施术者可先在患者腰部区域涂上介质,然后将手掌小鱼际部位紧贴于腰部皮肤,上肢放松,手掌稍用力向下压,以上臂的主动运动带动手掌做横向的擦法。一条线擦热后可以向上或向下移动,进行同样操作,也可双手交替进行操作(图 3-12-A~图 3-12-C,视频 3-12)。

【技术要领】

（1）用力要轻,移动要连续、均匀、快速,要沿着直线来回移动。

（2）手掌要下压,力量不可浮于皮肤表面。各部位摩擦频率每分钟 100 次左右。

（3）每个部位以患者感到发热为止,耐受为度。

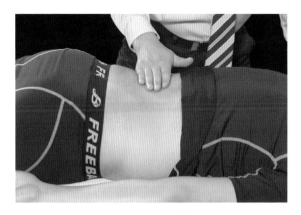

图 3-12-A　腰部擦法 1

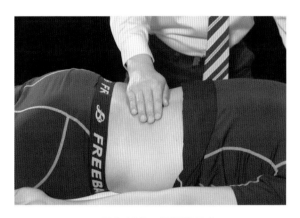

图 3-12-B　腰部擦法 2

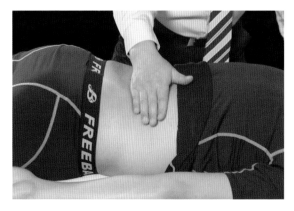

图 3-12-C　腰部擦法 3

视频 3-12
腰部擦法

【临床应用】

（1）背阔肌、竖脊肌、腰大肌、腰小肌、腰方肌、髂肌的筋膜、肌肉损伤；足太阳膀胱经、督脉的经筋损伤或经络阻滞证。

（2）腰骶部急性或慢性损伤、腰椎间盘突出症、腰椎管狭窄症、腰椎滑脱症、腰椎退行性骨关节炎、非特异性腰腿痛等，出现以足太阳膀胱经循行部位为主的症状时，治疗竖脊肌、腰大肌部位的阳性反应处为主。

十三、腰部叩击法

【操作方法】

患者俯卧位，治疗范围可涉及背阔肌、竖脊肌、腰大肌、腰小肌、腰方肌、髂肌的附着处、肌筋膜、肌腹等部位。

有两种操作方式：①施术者拇指外展，其余四指并拢，并和腕关节一起呈自然屈曲状。以手掌掌心用力，单手在腰部进行叩击。②施术者手掌握拳，以拳心着力，两个手交替在腰部进行叩击（图3-13-A、图3-13-B，视频3-13）。

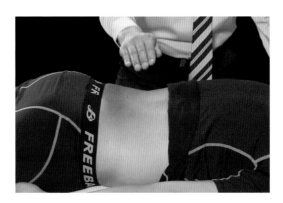

图 3-13-A　腰部叩击法 1

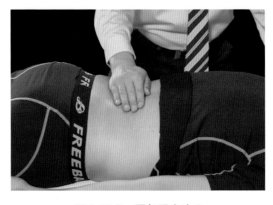

视频3-13

视频 3-13
腰部叩击
法

图 3-13-B　腰部叩击法 2

【技术要领】

（1）沉肩、坠肘，腕关节放松，以腕关节的摆动在腰部做移动叩击。

（2）腰部两侧肋下区域不可叩击。

（3）叩击要均匀、渗透，节奏一致，一般叩击的频率每分钟120~160次，操作5分钟为宜。

（4）以患者感觉舒适为度，切勿暴力叩击。

【临床应用】

（1）背阔肌、竖脊肌、腰大肌、腰小肌、腰方肌、髂肌的筋膜、肌肉损伤；足太阳膀胱经、督脉的经筋损伤或经络阻滞证。

（2）腰骶部急性或慢性损伤、腰椎间盘突出症、腰椎管狭窄症、腰椎滑脱症、腰椎退行性骨关节炎、非特异性腰腿痛等，出现以足太阳膀胱经循行部位为主的症状时，治疗竖脊肌、多裂肌、腰大肌部位的阳性反应处为主。

十四、背部拨揉法

【操作方法】

患者俯卧位，治疗范围可涉及背阔肌、竖脊肌、斜方肌、菱形肌的附着处、肌筋膜、肌腹等部位。

有四种操作方法：①施术者以大拇指的指腹着力，在椎旁进行拨揉；②施术者以大拇指的桡侧面着力，斜行按住竖脊肌，然后另外一手的手掌固定在该拇指上并向下用力进行拨揉；③施术者以肘部下面尺侧区域着力，压在竖脊肌上面，进行拨揉，手腕部要放松；④施术者以肘尖靠近尺侧面着力，在棘突的旁边，向下施加一定的压力，然后进行拨揉，要保持前臂和脊柱是平行的（图3-14-A~图3-14-C，视频3-14）。

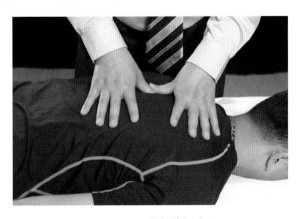

图 3-14-A　背部拨揉法 1

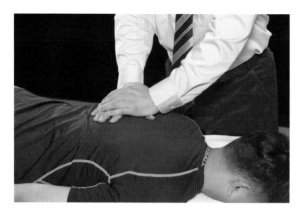

图 3-14-B 背部拨揉法 2

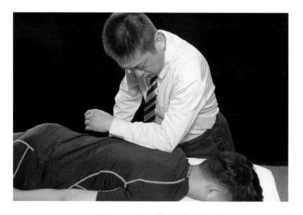

图 3-14-C 背部拨揉法 3

视频 3-14
背部拨揉
法

【技术要领】

（1）在施加一定按压力的基础上触摸到阳性反应物后，再进行拨或揉的动作。

（2）在竖脊肌上拨揉时，可沿其斜行方向进行操作。

（3）拨法和揉法交替进行操作，各 3~5 下为 1 遍，每处重复 3~5 遍。

（4）如果有条索状阳性反应物，则顺着条索方向进行治疗，每个点各拨、揉 3~5 下为 1 遍，往返 3~5 遍。

（5）拨揉的力度以患者感到酸、胀、痛、麻，能够耐受而不出现躲避动作为度。

【临床应用】

（1）背阔肌、竖脊肌、斜方肌、菱形肌的筋膜、肌肉损伤；足太阳膀胱经、督脉的经筋损伤或经络阻滞证。

（2）背部软组织急性或慢性损伤、胸椎退行性骨关节炎、胸椎侧弯等，出现以足太阳膀胱经循行部位为主的症状时，治疗竖脊肌、背阔肌、斜方肌部位的阳性反应处为主。

十五、背部肘推法

【操作方法】

患者俯卧位，治疗范围可涉及背阔肌、竖脊肌、斜方肌、菱形肌的附着处、肌筋膜、肌腹等部位。

施术者可先在患者腰部涂上介质，以肘尖部着力，在施加一定力的基础上，沿着棘突的两边进行直推，上下往返操作（图 3-15，视频 3-15）。

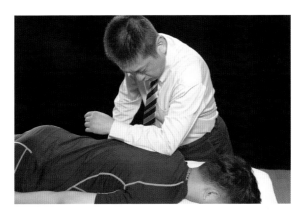

视频 3-15
背部肘推法

图 3-15　背部肘推法

【技术要领】

（1）该手法操作时以肘尖部为支撑点，肘关节弯曲，上半身为主要发力点，在施术部位施加一定压力，然后操作。

（2）以线为单位，每条线重复 3~5 遍。

（3）操作力度以患者感舒适而不出现躲避动作为度。

【临床应用】

（1）背阔肌、竖脊肌、斜方肌、菱形肌的筋膜、肌肉损伤；足太阳膀胱经、督脉的经筋损伤或经络阻滞证。

（2）背部软组织急性或慢性损伤、胸椎退行性骨关节炎、胸椎侧弯等，出现以足太阳膀胱经循行部位为主的症状时，治疗竖脊肌、背阔肌、斜方肌、菱形肌部位的阳性反应处为主。

十六、背部㨰法

【操作方法】

患者俯卧位,治疗范围可涉及背阔肌、竖脊肌、斜方肌、菱形肌的附着处、肌筋膜、肌腹等部位。

施术者在背部的两侧,从肩胛骨的内缘一直向下,肩胛骨内缘操作时,要以小指、环指和中指掌指关节为着力点,腕关节摆动为主,向下移动。到肩胛骨下角以后,变成以手背近小鱼际部位着力,通过前臂的旋转摆动和腕关节屈伸外旋带动手部操作,返回到肩胛骨内缘,变成指间关节着力。可上下或左右移动,双手交替(图3-16-A、图3-16-B,视频3-16)。

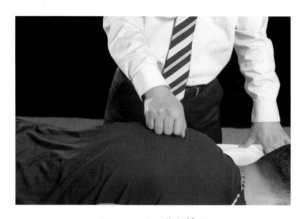

图 3-16-A 背部㨰法 1

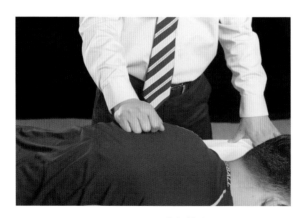

图 3-16-B 背部㨰法 2

视频3-16

视频 3-16
背部㨰法

【技术要领】

（1）沉肩、坠肘、悬腕，前臂的主动运动带动腕关节的摆动，在施术部位做横向移动。

（2）着力要均匀、渗透，动作要协调而有节律，一般搓动频率每分钟120~160次，操作5分钟为宜。

（3）如果有条索状阳性反应物，则顺着条索方向往返进行治疗。

【临床应用】

（1）背阔肌、竖脊肌、斜方肌、菱形肌的筋膜、肌肉损伤；足太阳膀胱经、督脉的经筋损伤或经络阻滞证。

（2）背部软组织急性或慢性损伤、胸椎退行性骨关节炎、胸椎侧弯等，出现以足太阳膀胱经循行部位为主的症状时，治疗竖脊肌、背阔肌、斜方肌、菱形肌部位的阳性反应处为主。

十七、背部摩法

【操作方法】

患者俯卧位，治疗范围可涉及背阔肌、竖脊肌、斜方肌、菱形肌的附着处、肌筋膜、肌腹等部位。

施术者可先在患者腰部区域涂上介质，然后将手掌面紧贴于背部皮肤，用前臂带动腕关节做有节律的回旋摩擦，可顺时针和逆时针方向往返均匀交替进行操作（图3-17-A、图3-17-B，视频3-17）。

【技术要领】

（1）施术者手掌在患者皮肤上施加一定的压力，腕关节放松，前臂带动腕关节做有节律的回旋摩擦。

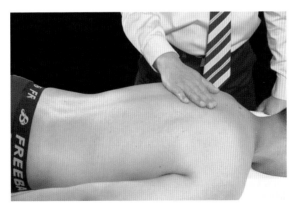

图 3-17-A　背部摩法 1

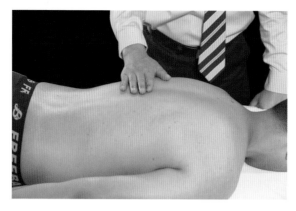

视频 3-17
背部摩法

图 3-17-B　背部摩法2

（2）顺时针和逆时针往返交替进行操作,各 5~10 圈为 1 遍,每处重复 3~5 遍。

（3）以患者感到舒适为度,力量不可浮于皮肤表面。

【临床应用】

（1）背阔肌、竖脊肌、斜方肌、菱形肌的筋膜、肌肉损伤;足太阳膀胱经、督脉的经筋损伤或经络阻滞证。

（2）背部软组织急性或慢性损伤、胸椎退行性骨关节炎、胸椎侧弯等,出现以足太阳膀胱经循行部位为主的症状时,治疗竖脊肌、背阔肌、斜方肌、菱形肌部位的阳性反应处为主。

十八、背部擦法

【操作方法】

患者俯卧位,治疗范围可涉及背阔肌、竖脊肌、斜方肌、菱形肌的附着处、肌筋膜、肌腹等部位。

施术者可先在患者腰部区域涂上介质,然后将手掌小鱼际部位紧贴于背部皮肤,上肢放松,手掌稍用力向下压,以上臂的主动运动带动手掌做纵向的擦法。一条线擦热后可以向上或向下移动,进行同样操作,也可双手交替进行操作（图 3-18-A、图 3-18-B,视频 3-18）。

【技术要领】

（1）用力要轻,移动要连续、均匀、快速,要沿着直线来回移动。

（2）手掌要下压,力量不可浮于皮肤表面。各部位摩擦频率每分钟 100 次左右。

（3）每个部位以患者感到发热为止,耐受为度。

脊柱手法医学

156

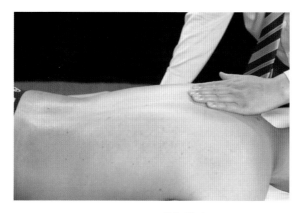

图 3-18-A 背部擦法 1

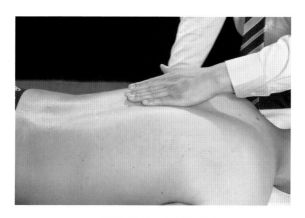

图 3-18-B 背部擦法 2

视 频 3-18
背部擦法

【临床应用】

（1）背阔肌、竖脊肌、斜方肌、菱形肌的筋膜、肌肉损伤；足太阳膀胱经、督脉的经筋损伤或经络阻滞证。

（2）背部软组织急性或慢性损伤、胸椎退行性骨关节炎、胸椎侧弯等，出现以足太阳膀胱经循行部位为主的症状时，治疗竖脊肌、背阔肌、斜方肌、菱形肌部位的阳性反应处为主。

十九、背部叩击法

【操作方法】

患者俯卧位，治疗范围可涉及背阔肌、竖脊肌、斜方肌、菱形肌的附着处、肌筋膜、肌腹等部位。

主要包括胸椎和两侧的肩胛骨区域。有两种操作方法：①施术者手掌握拳，以拳心着力,两手交替,沿着脊柱和两侧的肩胛骨,一边叩击一边移动。②施术者拇指外展,其余四指并拢,并和腕关节呈自然屈曲状,以手掌掌心用力,沿着胸椎上下移动,也可以在肩胛骨上方进行叩击(图 3-19-A~图 3-19-D,视频 3-19)。

【技术要领】

(1) 沉肩、坠肘,腕关节放松,以腕关节的摆动在腰部做移动叩击。

(2) 叩击要均匀、渗透,节奏一致,一般叩击频率每分钟 120~160 次,操作 5 分钟为宜。

(3) 以患者感觉舒适为度,切勿暴力叩击。

(4) 第七胸椎以下,椎体两侧不能叩击。

【临床应用】

(1) 背阔肌、竖脊肌、斜方肌、菱形肌的筋膜、肌肉损伤;足太阳膀胱经、督脉的经筋损伤或经络阻滞证。

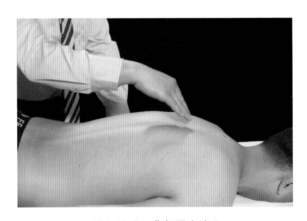

图 3-19-A　背部叩击法 1

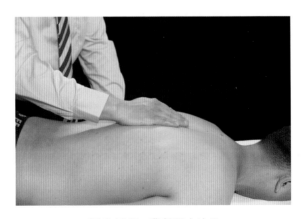

图 3-19-B　背部叩击法 2

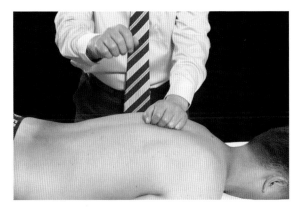

图 3-19-C　背部叩击法 3

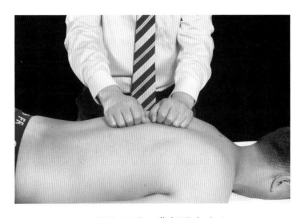

图 3-19-D　背部叩击法 4

视频 3-19
背部叩击
法

（2）背部软组织急性或慢性损伤、胸椎退行性骨关节炎、胸椎侧弯等，出现以足太阳膀胱经循行部位为主的症状时，治疗竖脊肌、背阔肌、斜方肌、菱形肌部位的阳性反应处为主。

二十、胁肋部拨揉法

【操作方法】

患者侧卧位，治疗范围可涉及背阔肌、小圆肌、大圆肌的附着处、肌筋膜、肌腹等部位。

有两种操作方法：①施术者以大拇指的指腹着力，以小圆肌出口附近为始点，沿着肋骨边缘移动进行拨揉，移动的过程当中可变成以拇指的桡侧面用力，另一手手掌可加压于施术的大拇指上辅助用力，然后再原路返回。②施术者以肘部下面尺侧区域着力，拨揉方法同前，手腕部要放松（图 3-20-A～图 3-20-C，视频 3-20）。

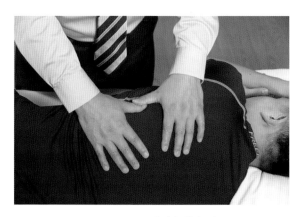

图 3-20-A 胁肋部拨揉法 1

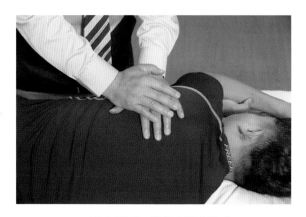

图 3-20-B 胁肋部拨揉法 2

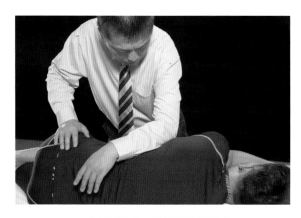

图 3-20-C 胁肋部拨揉法 3

视频3-20

视频 3-20
胁 肋 部 拨
揉法

【技术要领】

（1）在施加一定按压力的基础上触摸到阳性反应物后,再进行拨或揉的动作。

（2）在小圆肌上拨揉时可斜行向内进行拨揉。

（3）拨法和揉法交替进行操作,各 3~5 下为 1 遍,每处重复 3~5 遍。

（4）如果有条索状阳性反应物,则顺着条索方向进行治疗,每个点各拨、揉 3~5 下为 1 遍,往返 3~5 遍。

（5）拨揉的力度以患者感到酸、胀、痛、麻,能够耐受而不出现躲避动作为度。

【临床应用】

（1）背阔肌、小圆肌、大圆肌的筋膜、肌肉损伤;足厥阴肝经、足少阳胆经的经筋损伤或经络阻滞证。

（2）背部软组织急性或慢性损伤等,出现以足厥阴肝经、足少阳胆经循行部位为主的症状时,治疗背阔肌、小圆肌、大圆肌部位的阳性反应处为主。

二十一、颈肩部拨揉法

【操作方法】

患者俯卧位,或端坐位。治疗范围可涉及斜方肌、冈上肌、肩胛提肌、小菱形肌、上后锯肌的附着处、肌筋膜、肌腹等部位。

施术者立于患者头侧（俯卧位）或一侧（坐位）,一种操作方式是以拇指指腹着力,在触诊发现的阳性反应处进行拨法和揉法治疗。另一种操作方式是以施术者前臂尺侧（尺骨鹰嘴下方尺骨体 3~5cm 处）为着力点,在触诊发现的阳性反应处进行拨法和揉法操作（图 3-21-A、图 3-21-B,视频 3-21-A、视频 3-21-B）。

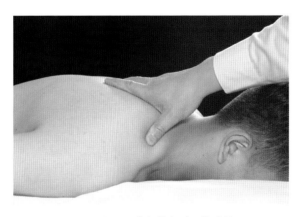

图 3-21-A　颈肩部拨揉法（俯卧位）

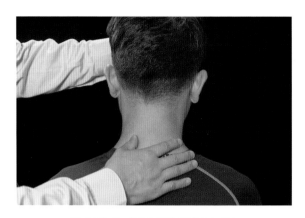

图 3-21-B　颈肩部拨揉法(坐位)

视频 3-21-A　颈肩部拨揉法(俯卧位)　　　视频 3-21-B　颈肩部拨揉法(坐位)

【技术要领】

（1）拇指指腹置于患者颈肩部,其余四指置于缺盆部位,不用力。当力量不够时,可以双手拇指叠按后进行拨揉。

（2）用前臂尺侧缘进行操作时,要仔细感觉皮下阳性反应物位置,切不可盲目进行操作,同时切忌使用太大力量。

（3）在施加一定按压力的基础上触摸到阳性反应物后,再进行拨和揉的操作。

（4）操作方向自大椎至肩峰沿线,循环往复,拨法和揉法交替进行,各3~5 下为 1 遍,每处重复 3~5 遍。

（5）拨揉的力度以患者感到酸、胀、痛、麻,能够耐受而不出现躲避动作为度。

【临床应用】

（1）斜方肌、冈上肌、肩胛提肌、小菱形肌、上后锯肌区域的筋膜、肌肉损伤;督脉、足太阳膀胱经、足少阳胆经、手少阳三焦经、手太阳小肠经、手阳明大肠经的经筋损伤或经络阻滞证。

（2）神经根型颈椎病、脊髓型颈椎病、交感神经型颈椎病、混合型颈椎病等,以颈项部酸、胀为主症时可选用该手法。

（3）椎动脉型颈椎病,出现头晕症状时,可以着重在颈根部、椎动脉三角区域进行一指禅推法。

二十二、颈肩部一指禅推法

【操作方法】

患者俯卧位，或端坐位。治疗范围可涉及斜方肌、冈上肌、肩胛提肌、小菱形肌、上后锯肌的附着处、肌筋膜、肌腹等部位。

施术者站立于患者一侧，以一指禅推法作用于患者颈肩部，以拇指指腹着力，在触诊发现的阳性反应处进行拨法和揉法治疗（图 3-22-A、图 3-22-B、视频 3-22-A、视频 3-22-B）。

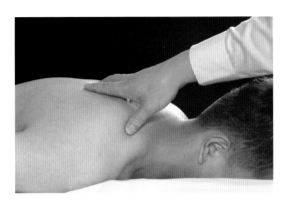

图 3-22-A　颈肩部一指禅推法（俯卧位）

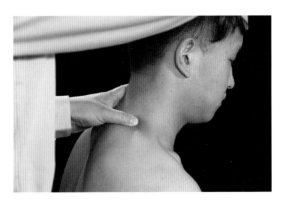

图 3-22-B　颈肩部一指禅推法（坐位）

视频 3-22-A　颈肩部一指禅推法（俯卧位）　　视频 3-22-B　颈肩部一指禅推法（坐位）

【技术要领】

（1）以一指禅扶持推手法操作用于患者颈肩部,紧推慢移,循环往复。

（2）操作方向自大椎至肩峰沿线,自上而下,共 3~5 遍,频率每分钟 100~120 次,在阳性反应点定点进行一指禅推法 30~50 次,再紧推慢移。

（3）一指禅推法的力度不宜过大,要求力度渗透至皮肤下,切不可在皮肤上反复摩擦。

【临床应用】

（1）斜方肌、冈上肌、肩胛提肌、小菱形肌、上后锯肌区域的筋膜、肌肉损伤;督脉、足太阳膀胱经、足少阳胆经、手少阳三焦经、手太阳小肠经、手阳明大肠经的经筋损伤或经络阻滞证。

（2）神经根型颈椎病、脊髓型颈椎病、交感神经型颈椎病、混合型颈椎病等,以颈项部酸、胀为主症时可选用该手法。

（3）椎动脉型颈椎病,出现头晕症状时,可以着重在颈根部、椎动脉三角区域进行一指禅推法。

二十三、颈肩部㨰法

【操作方法】

患者俯卧位,或端坐位。治疗范围可涉及斜方肌、冈上肌、肩胛提肌、小菱形肌、上后锯肌的附着处、肌筋膜、肌腹等部位。

施术者站立于患者一侧,以第五掌指关节为吸定点,手掌自然弯曲,以肘关节为支点,前臂带动腕关节屈伸活动,在患者颈肩部进行㨰法操作(图 3-23-A~图 3-23-C,视频 3-23-A、视频 3-23-B)。

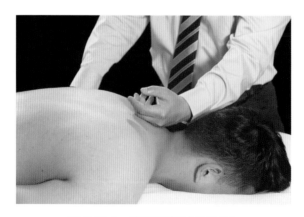

图 3-23-A　颈肩部㨰法(俯卧位)

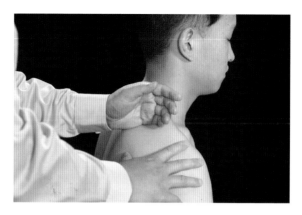

图 3-23-B　颈肩部㩐法(坐位 1)

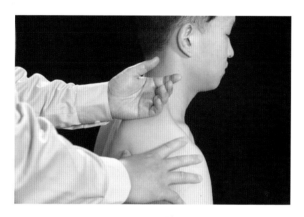

图 3-23-C　颈肩部㩐法(坐位 2)

视频 3-23-A　　颈肩部㩐法(俯卧位)　　　视频 3-23-B　　颈肩部㩐法(坐位)

【技术要领】

（1）㩐法操作时,以单侧颈肩部为操作区域,一边㩐一边移动,循环往复。操作另一侧时,施术者需要更换位置。

（2）在阳性反应点和区域进行着重操作,可左右手交替进行,频率每分钟 120 次,往返 3~5 遍。

（3）操作力度以患者感受到酸、胀、痛、麻,能够耐受而不出现躲避动作为度。

【临床应用】

（1）斜方肌、冈上肌、肩胛提肌、小菱形肌、上后锯肌区域的筋膜、肌肉损伤；督脉、足太阳膀胱经、足少阳胆经、手少阳三焦经、手太阳小肠经、手阳明大肠经的经筋损伤或经络阻滞证。

（2）神经根型颈椎病、脊髓型颈椎病、交感神经型颈椎病、混合型颈椎病等，以颈项部酸、胀为主症时可选用该手法。

（3）椎动脉型颈椎病，出现头晕症状时，治疗着重针对颈根部、椎动脉三角区域进行来回擦法。

二十四、颈肩部擦法

【操作方法】

患者俯卧位，或端坐位，暴露颈肩部皮肤。治疗范围可涉及斜方肌、冈上肌、肩胛提肌、小菱形肌、上后锯肌的附着处、肌筋膜、肌腹等部位。

施术者站立于患者一侧，于患者颈肩部操作区涂抹介质，施术者以手掌小鱼际为接触点，垂直于脊柱方向在颈肩部进行快速横向擦法（图3-24-A、图3-24-B，视频3-24-A、视频3-24-B）。

【技术要领】

（1）进行擦法时，一定要在操作部位涂抹介质，以免擦破皮肤。

（2）以手掌小鱼际为主要着力点时，手掌与患者皮肤呈约15°角，以肩关节为支点，进行快速擦法。

（3）在擦法操作时，去和回手掌均需用力，施力要均匀，尽可能避免去重回轻或去轻回重的操作。

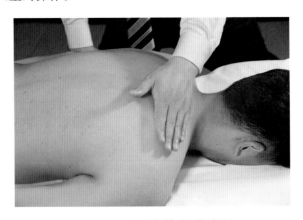

图3-24-A　颈肩部擦法（俯卧位）

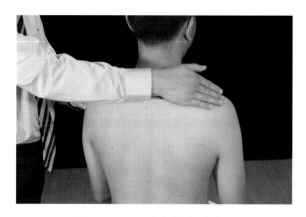

图 3-24-B 颈肩部擦法(坐位)

视频 3-24-A 颈肩部擦法(俯卧位)　　　视频 3-24-B 颈肩部擦法(坐位)

（4）擦法要求快速,一个部位的擦法持续时间最长不超过 30 秒,以患者皮肤和皮下感觉到热烘感,或患者皮肤泛红为度。

【临床应用】

（1）斜方肌、冈上肌、肩胛提肌、小菱形肌、上后锯肌区域的筋膜、肌肉损伤;督脉、足太阳膀胱经、足少阳胆经、手少阳三焦经、手太阳小肠经、手阳明大肠经的经筋损伤或经络阻滞证。

（2）神经根型颈椎病、脊髓型颈椎病、交感神经型颈椎病、混合型颈椎病等,以颈项部酸、胀为主症时可选用该手法。

（3）椎动脉型颈椎病,出现头晕症状时,治疗着重针对颈根部、椎动脉三角区域进行擦法。

二十五、颈肩部叩击法

【操作方法】

患者俯卧位,或端坐位。治疗范围可涉及斜方肌、冈上肌、肩胛提肌、小菱形肌、上后锯肌的附着处、肌筋膜、肌腹等部位。

施术者站立于患者一侧(俯卧位)或后方(坐位),双掌、指对贴合拢,以小指及手掌尺骨侧面为着力点,以双肘关节为支点,前臂带动手掌在触诊阳性反应区进行循环叩击法(图 3-25-A、图 3-25-B、视频 3-25-A、视频 3-25-B)。

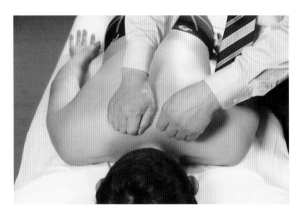

图 3-25-A　颈肩部叩击法（俯卧位）

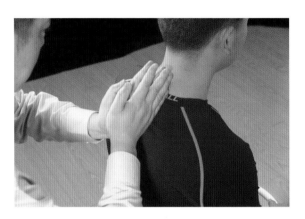

图 3-25-B　颈肩部叩击法（坐位）

视频 3-25-A　颈肩部叩击法（俯卧位）　　　视频 3-25-B　颈肩部叩击法（坐位）

【技术要领】

（1）以小指及手掌尺侧面为着力点时，其余四指放松，指与指之间留出自然空隙，不必紧紧贴合（需要加力时可五指紧紧并拢）。

（2）以肘关节为支点及旋转轴，在前臂带动下做垂直叩击，不可将上臂抬起带动整个手臂叩下。

（3）操作方向由一侧到另一侧，循环往复，频率每分钟 120 次，做 3 ~

5 遍。

（4）叩击的力度以受试者感受到酸、胀,能够耐受而不出现躲避动作为宜。

【临床应用】

（1）斜方肌、冈上肌、肩胛提肌、小菱形肌、上后锯肌区域的筋膜、肌肉损伤;督脉、足太阳膀胱经、足少阳胆经、手少阳三焦经、手太阳小肠经、手阳明大肠经的经筋损伤或经络阻滞证。

（2）神经根型颈椎病、脊髓型颈椎病、交感神经型颈椎病、混合型颈椎病等,以颈项部酸、胀为主症时可选用该手法。以经络循行部位为主要症状时,在颈肩部叩击的同时,结合经络循行进行叩击。

（3）椎动脉型颈椎病,出现头晕症状时,治疗着重针对颈根部、椎动脉三角区域进行叩击。

二十六、颈项部拨揉法

【操作方法】

患者俯卧位,或者端坐位。治疗范围可涉及斜方肌、头夹肌、头半棘肌内丛、头半棘肌外丛、胸锁乳突肌、颈夹肌的附着处、肌筋膜、肌腹等部位。

施术者立于需要治疗的颈项部一侧,以拇指指腹着力,在触诊发现的阳性反应处进行拨法和揉法治疗(图 3-26-A、图 3-26-B,视频 3-26-A、视频 3-26-B)。

【技术要领】

（1）拇指指腹置于颈椎棘旁一侧,发力进行治疗,其余四指并拢置于对侧颈椎棘旁做固定、支撑作用,不用力。

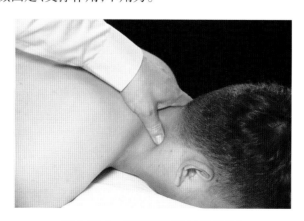

图 3-26-A 颈项部拨揉法(俯卧位)

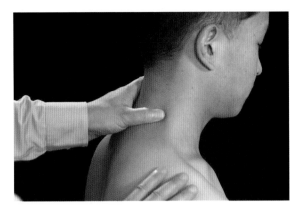

图 3-26-B　颈项部拨揉法（坐位）

视频 3-26-A　颈项部拨揉法（俯卧位）　　视频 3-26-B　颈项部拨揉法（坐位）

（2）在施加一定按压力的基础上触摸到阳性反应物后,再进行拨和揉的操作。

（3）操作方向自下而上,循环往复,拨法和揉法交替进行,各 3~5 下为 1 遍,每处重复 3~5 遍。

（4）阳性反应处应着重针对治疗,点状阳性反应处以揉法为主,拨法为辅;条索状阳性反应处以拨法为主,揉法为辅,顺着条索方向进行治疗,每个点各拨、揉 3~5 下为 1 遍,往返 3~5 遍。

（5）拨揉的力度以患者感到酸、胀、痛、麻,能够耐受而不出现躲避动作为宜。

【临床应用】

（1）斜方肌、头夹肌、头半棘肌内丛、头半棘肌外丛、胸锁乳突肌、颈夹肌和头后肌群区域的筋膜、肌肉损伤;督脉、足太阳膀胱经、足少阳胆经、手少阳三焦经的经筋损伤或经络阻滞证。

（2）神经根型颈椎病、脊髓型颈椎病、交感神经型颈椎病、混合型颈椎病等,以颈项部酸、胀、痛、麻为主症时可选用该手法,出现足太阳膀胱经循行部位为主的症状时,治疗斜方肌、头夹肌、头半棘肌内丛等部位的阳性反应点为主;出现足少阳胆经和手少阳三焦经循行部位为主的症状时,治疗头半棘肌外丛、胸锁乳突肌、颈夹肌等部位的阳性反应点为主。

（3）椎动脉型颈椎病,出现头晕症状时,治疗着重针对棘旁至横突部位肌肉拨揉松解。

（4）落枕,出现颈部活动受限明显时,应找出具体颈项部阳性反应点,并结合患者主动运动,针对性进行拨揉。

二十七、颈项部一指禅推法

【操作方法】

患者俯卧位,或者端坐位。治疗范围可涉及斜方肌、头夹肌、头半棘肌内丛、头半棘肌外丛、胸锁乳突肌、颈夹肌的附着处、肌筋膜、肌腹等部位。

施术者立于需要治疗的颈项部一侧,以一指禅扶持推手法作用于患者颈项部,以拇指指腹着力,在触诊发现的阳性反应处进行拨法和揉法治疗（图 3-27-A、图 3-27-B,视频 3-27-A、视频 3-27-B）。

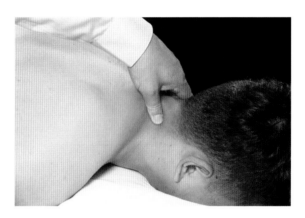

图 3-27-A 颈项部一指禅推法（俯卧位）

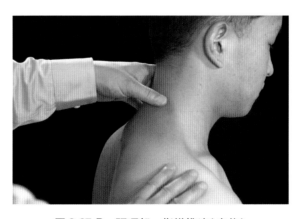

图 3-27-B 颈项部一指禅推法（坐位）

视频 3-27-A　颈项部一指禅推法(俯卧位)

视频 3-27-B　颈项部一指禅推法(坐位)

【技术要领】

（1）以一指禅扶持推手法操作用于患者颈项部,紧推慢移,循环往复。

（2）操作方向自下而上,沿着棘旁、关节突关节、横突三条线路往返,共 3~5 遍,频率每分钟 100~120 次,在阳性反应点,定点进行一指禅扶持推法 30~50 次,再紧推慢移。

（3）一指禅扶持推的力度不宜过大,要求力量渗透至皮肤下,切不可在皮肤上摩擦。

【临床应用】

（1）斜方肌、头夹肌、头半棘肌内丛、头半棘肌外丛、胸锁乳突肌、颈夹肌和头后肌群区域的筋膜、肌肉损伤;督脉、足太阳膀胱经、足少阳胆经、手少阳三焦经的经筋损伤或经络阻滞证。

（2）神经根型颈椎病、脊髓型颈椎病、交感神经型颈椎病、混合型颈椎病等,以颈项部酸、胀、痛、麻为主症时可选用该手法,出现足太阳膀胱经、足少阳胆经、手少阳三焦经循行部位为主的症状时,以对应经络循行路线操作为主。

（3）椎动脉型颈椎病,出现头晕症状时,治疗着重沿着棘旁和横突线路往返。

（4）落枕,出现颈部活动受限明显时,应找出具体颈项部阳性反应点,宜先采取本手法进行整体颈项部肌肉的放松,再选用拨揉法结合患者主动运动,进行治疗。

二十八、颈项部勾揉/拨法

【操作方法】

患者仰卧位。治疗范围可涉及斜方肌、颈棘间肌、头后小直肌、颈半棘肌、多裂肌、颈棘肌的附着处、肌筋膜、肌腹等部位。

施术者立于患者头侧,扎马步,或者施术者坐于患者头侧,使患者头部位于施术者上腹部水平。施术者以中指指腹着力,在颈椎各棘突之间以及棘突旁沿线进行勾法、揉法和拨法的治疗(图 3-28-A、图 3-28-B,视频 3-28)。

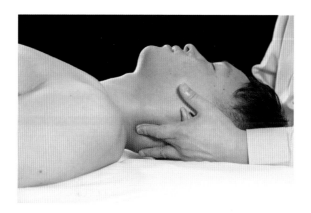

图 3-28-A　颈项部勾揉法

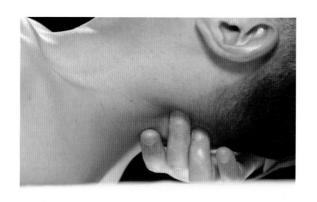

图 3-28-B　颈项部拨法

视频3-28

视频 3-28
颈项部勾
揉/拨法

【技术要领】

（1）中指指腹一定要在施加一定力的基础上，再进行勾或揉的动作，必要时可以中指指腹和无名指指腹并拢一起做勾揉操作。

（2）操作时从胸 1 与颈 7 棘突间开始，沿正中线自下而上，直至枕骨大孔，各点勾揉 3~5 下为 1 遍；而后沿着两侧棘突旁两侧沿线进行操作；每条线路 3~5 遍。

（3）如果有条索状、点状阳性反应物，则应该针对性重点治疗，必要时可结合拨法治疗，3~5 下为 1 遍，重复 3~5 遍。

（4）勾揉手法操作时频率不宜太快，约每分钟 60 次，力度以患者感到酸、胀、痛、麻，能耐受而不出现躲避为度。

【临床应用】

（1）斜方肌、颈棘间肌、头后小直肌、颈半棘肌、多裂肌、颈棘肌区域的筋

173

膜、肌肉损伤；督脉、足太阳膀胱经的经脉损伤或经络阻滞证。

（2）棘间韧带、棘突间韧带的损伤、劳损等，以正中线棘突间勾揉为主，可结合与韧带垂直方向的拨揉操作。

（3）神经根型颈椎病、脊髓型颈椎病、交感神经型颈椎病、混合型颈椎病等，以颈项部酸、胀、痛、麻为主症时可选用该手法，出现足太阳膀胱经、足少阳胆经、手少阳三焦经循行部位为主的症状时，以对应经络循行路线操作为主。

二十九、颈项部勾推法

【操作方法】

患者仰卧位。治疗范围可涉及斜方肌、颈棘间肌、头后小直肌、颈半棘肌、多裂肌、颈棘肌的附着处、肌筋膜、肌腹等部位。

施术者立于患者头侧，扎马步，或施术者取坐位，使患者头部位于施术者上腹部水平。施术者食指、中指、无名指、小指并拢，指腹着力，在颈椎各棘突之间以及棘突旁沿线进行勾推法治疗（图 3-29，视频 3-29）。

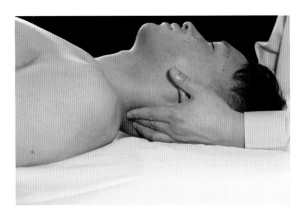

视频 3-29
颈项部勾
推法

图 3-29　颈项部勾推法

【技术要领】

（1）四指指腹一定要在施加一定力的基础上，再沿着颈椎正中线生理弧度进行勾推操作。

（2）操作时从胸 1 棘突开始，沿正中线自下而上，直至第 2 颈椎棘突，而后沿着两侧棘突旁两侧沿线进行操作，左右两手交替操作；每条线路两手各操作 3~5 遍。

（3）操作时避免在皮肤表面快速滑动，指腹顶住棘突或棘突旁，缓慢滑动，边勾边滑。

【临床应用】

（1）斜方肌、颈棘间肌、头后小直肌、颈半棘肌、多裂肌、颈棘肌区域的筋膜、肌肉损伤；督脉、足太阳膀胱经的经脉损伤或经络阻滞证。

（2）棘间韧带、棘突间韧带的损伤、劳损等，以正中线棘突间勾推为主。

（3）神经根型颈椎病、脊髓型颈椎病、交感神经型颈椎病、混合型颈椎病等，以颈项部酸、胀、痛、麻为主症时可选用该手法，出现足太阳膀胱经、足少阳胆经、手少阳三焦经循行部位为主的症状时，以对应经络循行路线操作为主。

（4）颈椎生理曲度变直、反弓，以头沉重为主要表现的患者，通过四指指腹顶住棘突，沿着正中线缓慢勾推，如此往返，有类似拔伸牵引的疗效。

三十、颈前部拨揉法

【操作方法】

患者端坐位，或者仰卧位。治疗范围可涉及颈阔肌、胸锁乳突肌、前斜角肌、胸骨舌骨肌的附着处、肌筋膜、肌腹等部位。

施术者立于需要治疗的一侧，患者仰卧位时需调整治疗床高度，以便施力操作。施术者中指指腹着力，在颈前部进行拨揉法治疗。必要时可将食指、中指和无名指并拢，以指腹着力进行操作（图 3-30-A、图 3-30-B，视频 3-30-A、视频 3-30-B）。

【技术要领】

（1）操作时指腹一定要按压到一定深度，有一定力度，再进行纵向、横向的拨揉操作。

（2）操作时要寻找阳性反应点，有的放矢，针对性进行拨揉法，每个点 3~5 次为 1 遍，操作 3~5 遍。

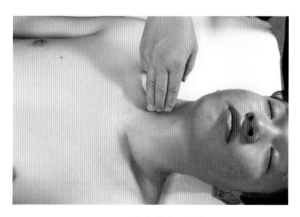

图 3-30-A　颈前部拨揉法（仰卧位）

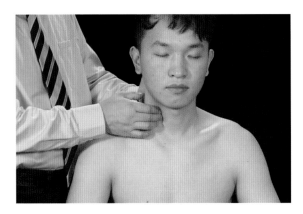

图 3-30-B　颈前部拨揉法(坐位)

视频 3-30-A　颈前部拨揉法(仰卧位)　　视频 3-30-B　颈前部拨揉法(坐位)

（3）操作时力不宜过大,力度以患者感到酸、胀、痛、麻,能耐受而不出现躲避动作为度。

【临床应用】

（1）颈阔肌、胸锁乳突肌、前斜角肌、胸骨舌骨肌区域的筋膜、肌肉损伤;任脉、手阳明大肠经、足阳明胃经的经筋损伤或经络阻滞证。

（2）落枕,颈部活动受限,在胸锁乳突肌部位寻找阳性反应点,着重进行拨揉操作,同时可结合患者主动活动进行操作。

【注意事项】

（1）颈前部因有迷走神经、副神经循行并有颈动脉窦压力感受器,因此操作时切忌手法过重,避免刺激到神经尤其是颈动脉窦,引起患者血压改变。

（2）颈前部有颈前淋巴结群,手法操作时切勿将淋巴结肿大误认为阳性反应点过度刺激,应注意详细的病史询问,同时观察患者反应。

三十一、缺盆部拨揉法

【操作方法】

患者端坐位,或者仰卧位。治疗范围可涉及颈阔肌、胸锁乳突肌的附着处、肌筋膜、肌腹等部位。

　　施术者立于需要治疗的一侧,患者仰卧位时需调整床高,以便施力操作。施术者中指指腹着力,在锁骨上缘,缺盆部进行拨揉法治疗。必要时可将食指、中指和无名指并拢,以指腹着力进行操作(图 3-31-A、图 3-31-B,视频 3-31-A、视频 3-31-B)。

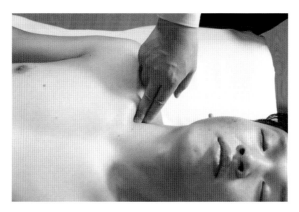

图 3-31-A　缺盆部拨揉法(仰卧位)

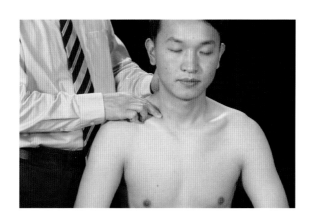

图 3-31-B　缺盆部拨揉法(坐位)

视频 3-31-A　缺盆部拨揉法(仰卧位)　　　视频 3-31-B　缺盆部拨揉法(坐位)

【技术要领】

（1）操作时指腹一定要按压到一定深度，有一定力度，再进行纵向、横向的拨揉操作。

（2）操作时要寻找阳性反应点，有的放矢，针对性地进行拨揉法，每个点3~5次为1遍，操作3~5遍。

（3）操作时力不宜过大，力度以患者感到酸、胀、痛、麻，能耐受而不出现躲避动作为度。

【临床应用】

（1）颈阔肌、胸锁乳突肌的筋膜、肌肉损伤；足阳明胃经的经筋损伤或经络阻滞证。

（2）落枕，颈部活动受限，在胸锁乳突肌部位寻找阳性反应点，着重进行拨揉操作，同时结合患者旋颈等主动运动进行操作。

三十二、颈枕部拨揉法

【操作方法】

患者端坐位，或者俯卧位。治疗范围可涉及斜方肌、头半棘肌内丛、头半棘肌外丛、胸锁乳突肌、头后小直肌、头后大直肌、枕大神经、枕小神经和枕下神经区域。

施术者立于需要治疗的一侧，患者俯卧位时需调整床高，以便施力操作。施术者以拇指指腹着力，在枕骨下缘，由枕骨大孔向两侧移动，进行拨揉法治疗（图3-32-A、图3-32-B，视频3-32-A、视频3-32-B）。

【技术要领】

（1）操作时指腹一定要按压到一定力度，再进行纵向、横向的拨揉操作。

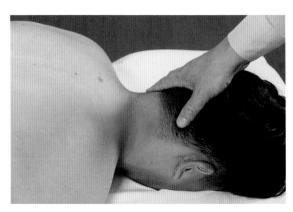

图3-32-A　颈枕部拨揉法（俯卧位）

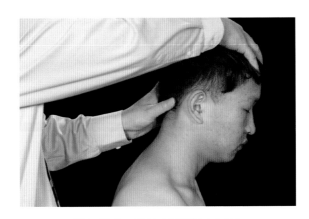

图 3-32-B　颈枕部拨揉法（坐位）

视频 3-32-A　颈枕部拨揉法（俯卧位）　　视频 3-32-B　颈枕部拨揉法（坐位）

（2）操作时要寻找阳性反应点，针对性进行拨揉法，每个点 3~5 次为 1 遍，往返操作 3~5 遍。

（3）操作时力不宜过大，力度以患者感到酸、胀、痛、麻，能耐受而不出现躲避动作为度。

【临床应用】

（1）斜方肌、头半棘肌内丛、头半棘肌外丛、胸锁乳突肌、头后小直肌、头后大直肌的筋膜、肌肉损伤；督脉、足太阳膀胱经、足少阳胆经、手少阳三焦经的经筋损伤或经络阻滞证。

（2）椎动脉型颈椎病、交感神经型颈椎病以头晕、头沉、头重甚至有耳鸣的患者，可以针对性以手法治疗头后大、小直肌肉以及枕大神经、枕小神经、枕下神经循行区域。

（3）落枕，颈部活动受限，在胸锁乳突肌部位寻找阳性反应点，着重进行拨揉操作，同时可结合患者旋颈等主动运动进行操作。

三十三、颈枕部一指禅推法

【操作方法】

患者端坐位，或者俯卧位。治疗范围可涉及斜方肌、头半棘肌内丛、头半

179

棘肌外丛、胸锁乳突肌、头后小直肌、头后大直肌、枕大神经、枕小神经和枕下神经区域。

　　施术者立于需要治疗的一侧,患者俯卧位时需调整床高,以便施力操作。施术者以一指禅推法,在枕骨下缘,由枕骨大孔向两侧移动,进行拨揉法治疗(图 3-33-A、图 3-33-B,视频 3-33-A、视频 3-33-B)。

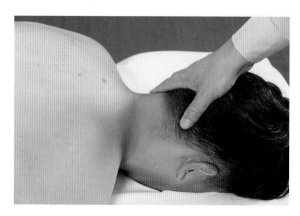

图 3-33-A　颈枕部一指禅推法(俯卧位)

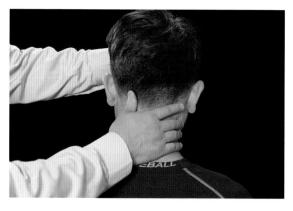

图 3-33-B　颈枕部一指禅推法(坐位)

视频 3-33-A　颈枕部一指禅推法(俯卧位)

视频 3-33-B　颈枕部一指禅推法(坐位)

【技术要领】

（1）操作时指腹一定要按压到一定力度,再进行纵向、横向的拨揉操作。

（2）操作时动作轻柔,不宜用力过大,沿着枕骨下缘往返操作3~5遍。频率约每分钟100次。

【临床应用】

（1）斜方肌、头半棘肌内丛、头半棘肌外丛、胸锁乳突肌、头后小直肌、头后大直肌的筋膜、肌肉损伤;督脉、足太阳膀胱经、足少阳胆经、手少阳三焦经的经筋损伤或经络阻滞证。

（2）椎动脉型颈椎病、交感神经型颈椎病以头晕、头沉、头重甚至有耳鸣的患者,可以针对性以手法治疗头后大、小直肌肉以及枕大神经、枕小神经、枕下神经循行区域。

三十四、颈枕部勾揉/拨法

【操作方法】

患者仰卧位。治疗范围可涉及斜方肌、头半棘肌内丛、头半棘肌外丛、胸锁乳突肌、头后小直肌、头后大直肌、枕大神经、枕小神经和枕下神经区域。

施术者立于患者头侧,扎马步,或者施术者坐于患者头侧,使患者头部位于施术者上腹部水平。施术者以中指指腹着力,在枕骨下缘,由枕骨大孔向两侧移动至乳突部位,往返进行勾揉/拨法治疗。必要时可以食指、中指、无名指并拢,三指指腹着力进行操作(图3-34-A、图3-34-B,视频3-34)。

【技术要领】

（1）操作时指腹一定要按压到一定力度,再进行纵向、横向的拨揉操作。

（2）操作时要寻找阳性反应点,针对性进行勾揉法,每个点3~5次为1遍,往返操作3~5遍。

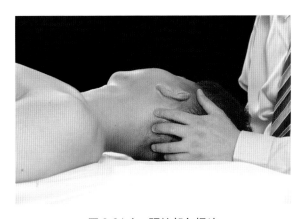

图3-34-A　颈枕部勾揉法

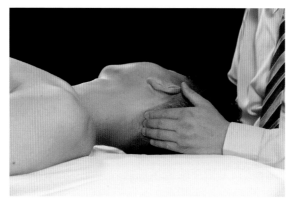

视频 3-34
颈 枕 部 勾
揉/拨法

图 3-34-B　颈枕部拨法

（3）操作时动作轻柔,不宜用力过大,沿着枕骨下缘至乳突往返操作 3~
5 遍。频率约每分钟 60 次。

【临床应用】

（1）斜方肌、头半棘肌内丛、头半棘肌外丛、胸锁乳突肌、头后小直肌、头
后大直肌的筋膜、肌肉损伤;督脉、足太阳膀胱经、足少阳胆经、手少阳三焦经
的经筋损伤或经络阻滞证。

（2）椎动脉型颈椎病、交感神经型颈椎病以头晕、头沉、头重甚至有耳鸣
的患者,可以针对性以手法治疗头后大、小直肌以及枕大神经、枕小神经、枕
下神经循行区域。

（3）落枕,颈部活动受限,在胸锁乳突肌部位寻找阳性反应点,着重进行
拨揉操作,同时可结合患者旋颈等主动运动进行操作。

三十五、捏脊法

【操作方法】

患者俯卧位。治疗范围可涉及脊柱旁斜方肌、背阔肌及督脉、足太阳膀
胱经循行区域。

施术者立于患者头侧,调整床高,以便操作。施术者用拇指指腹与食指、
中指指腹对合,夹持患者肌肤,拇指在后,食指、中指在前。然后食指、中指向
后捻动,拇指向前推动,边捏边向项枕部推移,正中路线由长强穴至大椎穴,
棘突旁路线由髂后上棘至肩胛骨内侧角,自下而上重复(图 3-35-A、图 3-35-
B,视频 3-35)。

【技术要领】

（1）操作过程中速度应该适宜,不能过快也不能过慢,夹持的肌肤应适

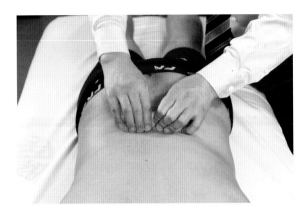

图 3-35-A　捏脊法 1

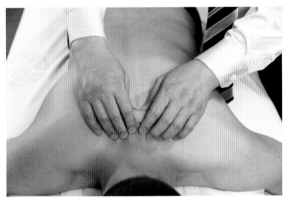

图 3-35-B　捏脊法 2

视频 3-35
捏脊法

量,过少起不到疗效,过多患者疼痛较剧,一般以夹持起 1cm 左右为宜。

(2) 施术者还可选用另一种操作手式:手握空拳,拇指指腹与屈曲的食指桡侧部对合,夹持肌肤,拇指在前,食指在后。然后拇指向后捻动,食指向前推动。

(3) 每条线路操作至第 3 遍时行"捏三提一法"或者可以行"捏五提一法",捏提法刺激量最强,注意观察患者忍耐情况,酌情调整操作。

(4) 该操作每条路线 3 遍为 1 次,一般每天或隔天捏脊 1 次,6 次为一个疗程。慢性疾病在一个疗程后可休息 1 周,再进行第二个疗程。

【临床应用】

(1) 本操作有疏经通络、调整阴阳、促进气血运行、改善脏腑功能等作用,尤其在健脾和胃方面功效突出。因此适合小儿脾胃不足、小儿疳积、消化不良、厌食、腹泻、呕吐等症。

脊柱
手法医学

（2）腰肌劳损、腰背肌筋膜炎、纤维肌痛综合征等病症均可在放松手法结束后，选用捏脊法通调气血。

（3）小儿脊柱侧弯、小儿多发抽动症可在整骨手法和理筋手法结束后，以捏脊法巩固疗效。

第二节　整骨合缝手法

一、骶髂关节侧卧位旋牵法

【操作方法】

患者侧卧位，以右侧卧为例，右腿伸直，左腿弯曲，踝关节自然置于右腿的膝关节上。右臂自然伸直，左臂后伸，置于身体后面。

施术者面对患者，以右前臂尺侧面固定于患者左侧髂后上棘外下方，左前臂固定于患者左肩前。右前臂向内侧，左手掌或肘部向外侧发力，使患者腰部有一定的旋转。轻轻晃动患者，使其在放松的情况下活动到极限位后，以右前臂为主发力，做一个牵拉的动作（图3-36-A、图3-36-B，视频3-36）。

反侧亦然。

【技术要领】

（1）以右侧卧为例，摆放体位时，患者右膝保持在床内，左膝置于床外，旋转腰部时，左下肢基本转出床外呈悬空状态，这样可以利用患者自身的体重来协助发力。

（2）注意患者腰部弯曲的角度，使其弯曲旋转时的应力集中于要调整的骶髂关节处。

（3）发力的时间点要注意在患者的腰部活动到极限位，同时患者应处于

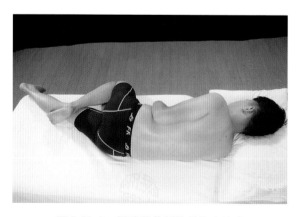

图3-36-A　骶髂关节侧卧位旋牵法1

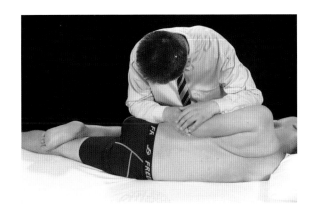

视频3-36

视频 3-36
骶 髂 关 节
侧 卧 位 旋
牵 法

图 3-36-B　骶髂关节侧卧位旋牵法 2

不抵抗的状态。

（4）发力的力矩不应过大，要求用寸劲，以防过分牵拉损伤腰部肌肉。无须刻意追求关节发出"喀"的响声。

【临床应用】

该手法主要应用于急性或慢性损伤引起的骶髂关节筋出槽、骨错缝，表现为腰骶部疼痛，腰部屈伸活动不利，髂后上棘区域压痛明显等。

二、骶髂关节仰卧位旋髋法

【操作方法】

患者仰卧位，施术者站于患者患侧，一手执患侧膝关节，另一手执踝关节，使患者做被动的屈膝屈髋动作。至极限位，将髋关节内旋，然后下肢伸直。同样使健侧屈膝屈髋至极限位，将髋关节外旋，然后伸直。此动作重复一次（图 3-37-A～图 3-37-C，视频 3-37）。

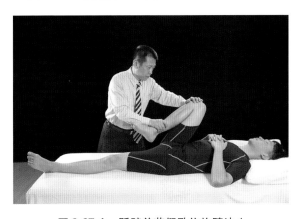

图 3-37-A　骶髂关节仰卧位旋髋法 1

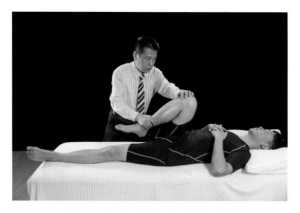

图 3-37-B　骶髂关节仰卧位旋髋法 2

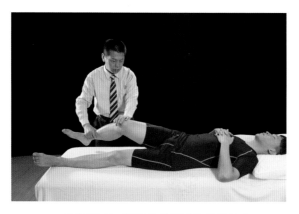

图 3-37-C　骶髂关节仰卧位旋髋法 3

视频3-37

视频 3-37
骶髂关节
仰卧位旋
髋法

【技术要领】

屈伸旋转关节的力度应当轻柔,但关节要活动到位,速度不宜过快。

【临床应用】

该手法主要应用于急性或慢性损伤引起的骶髂关节筋出槽、骨错缝。

三、腰骶关节侧卧位旋牵法

【操作方法】

患者侧卧位,以右侧卧为例,右腿伸直,左腿弯曲,踝关节自然置于右腿膝关节上。右臂自然伸直,左臂后伸,置于身体后面。

施术者面对患者,当调整腰骶关节时,以右前臂尺侧面固定于患者左侧髂后上棘内侧,左前臂固定于患者左肩前。右前臂向内侧,左手掌或肘部向外侧发力,使患者腰部有一定的旋转。轻轻晃动患者,使其在放松的情况下活动到极限位后,做一个纵向牵拉的动作(图 3-38,视频 3-38)。

反侧亦然。

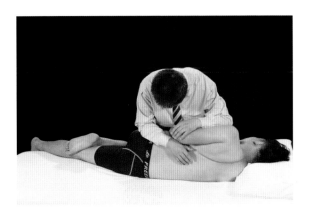

视频3-38

视频 3-38
腰骶关节
侧卧位旋
牵法

图 3-38　腰骶关节侧卧位旋牵法

【技术要领】

(1) 以右侧卧为例,摆放体位时,患者右膝保持在床内,左膝置于床外,旋转腰部时,左下肢基本转出床外呈悬空状态,这样可以利用患者自身的体重来协助发力。

(2) 注意患者腰部弯曲的角度,使其弯曲旋转时的应力集中于要调整的腰骶关节处。随着需要调整的患椎关节的上移,施术者右前臂固定的位置应当相应地内移。若调整腰椎的中段或胸腰段时,右前臂应固定于腰骶部的正中部位。同时为了让应力集中,腰椎旋转的幅度要相应地减小。主要发力的部位也调整为肩部。

(3) 发力的时间点要注意在患者的腰部活动到极限位,同时患者应处于不抵抗的状态。

(4) 发力的力矩不应过大,要求用寸劲,以防过分牵拉损伤腰部肌肉。无须刻意追求关节发出“喀”的响声。

【临床应用】

该手法主要应用于急性或慢性损伤引起的腰骶关节筋出槽、骨错缝,表现为腰骶部疼痛,腰部屈伸活动不利,腰椎棘上压痛明显等。

四、腰骶关节俯卧位扳按法

【操作方法】

患者俯卧位,施术者站于患者一侧,一手持于对侧膝关节上方,做下肢的后伸动作。另一手掌根部同时按于对侧的骶髂关节处。当后伸活动到极限位后,两手做相反方向的发力。

反侧亦然(图 3-39,视频 3-39)。

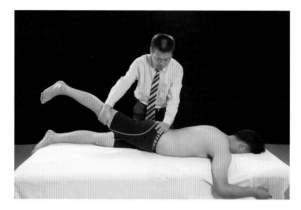

视频3-39

视频 3-39
腰骶关节
俯卧位扳
按法

图 3-39　腰骶关节俯卧位扳按法

【技术要领】

(1) 患者应全程放松,将下肢自然置于施术者手上。避免患者自行发力抬腿使下肢肌肉处于紧张状态。

(2) 做后伸动作时,应轻柔缓慢。当活动到极限位,两手相反发力做的扳按动作要用寸劲,力矩不应过大。

【临床应用】

该手法主要应用于急性或慢性损伤引起的腰骶关节筋出槽、骨错缝。

五、腰骶关节俯卧位推摇法

【操作方法】

患者俯卧位,施术者站于患者一侧,双手交叠置于患者腰部,做掌推法,使患者腰骶关节自然地来回摇摆晃动(图 3-40,视频 3-40)。

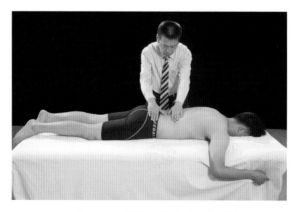

视频3-40

视频 3-40
腰骶关节
俯卧位推
摇法

图 3-40　腰骶关节俯卧位推摇法

【技术要领】

患者应全程放松,使施术者在腰部推摇的力可以自然传达到腰骶部。施术者发力应轻柔,持续。

【临床应用】

该手法主要应用于急性或慢性损伤引起的腰骶关节筋出槽、骨错缝。

六、腰骶关节坐位旋推法

【操作方法】

患者坐位,腰以下保持固定,双手交扣抱住头枕部,上身前倾。以右旋为例。施术者坐于患者后侧,右手经患者身前拉住患者左肩,牵拉患者做腰椎右旋。左手拇指顶于第 5 腰椎棘突右侧,在腰椎旋转至极限位时,拇指顺向发力,推动椎体(图 3-41,视频 3-41)。

反侧亦然。

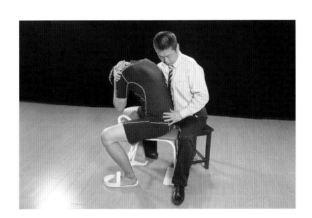

视频3-41

视频 3-41
腰骶关节
坐位旋推
法

图 3-41　腰骶关节坐位旋推法

【技术要领】

患者下肢应保持固定,可使用特制的治疗椅,如若条件不够,可嘱患者跨坐于治疗床上,令助手固定患者下肢。保证旋转患者腰椎时下肢不被牵动。

【临床应用】

该手法主要应用于急性或慢性损伤引起的腰骶关节筋出槽、骨错缝。

七、腰椎中段侧卧位旋转法

【操作方法】

患者侧卧位,以右侧卧为例,右腿伸直,左腿弯曲,踝关节自然置于右腿的膝关节上。右臂自然伸直,左臂后伸,置于身体后面。

施术者面对患者,当调整中段腰椎时,以右前臂尺侧面固定于患者腰骶部正中,左前臂固定于患者左肩前。右前臂向内侧,左手掌或肘部向外侧发力,使患者腰部有一定的旋转。轻轻晃动患者,使其在放松的情况下活动到极限位后,做一个纵向牵拉的动作(图3-42,视频3-42)。

反侧亦然。

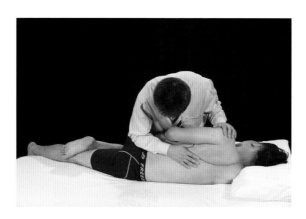

视频 3-42
腰 椎 中 段
侧 卧 位 旋
转 法

图 3-42　腰椎中段侧卧位旋转法

【技术要领】

(1) 以右侧卧为例,摆放体位时,患者右膝保持在床内,左膝置于床外,旋转腰部时,左下肢基本转出床外呈悬空状态,这样可以利用患者自身的体重来协助发力。

(2) 注意患者腰部弯曲的角度,使其弯曲旋转时的应力集中于要调整的中段腰椎关节处。为了让应力集中,腰椎旋转的幅度要相应地减小。

(3) 发力的时间点要注意在患者的腰部活动到极限位,同时患者应处于不抵抗的状态。

(4) 发力的力矩不应过大,要求用寸劲,以防过分牵拉损伤腰部肌肉。无须刻意追求关节发出"喀"的响声。

【临床应用】

该手法主要应用于急性或慢性损伤引起的腰椎中段关节筋出槽、骨错缝,表现为腰部疼痛,屈伸活动不利,腰椎棘上压痛明显等。

八、腰椎中段坐位旋推法

【操作方法】

患者坐位,腰以下保持固定,双手交扣抱住头枕部,上身前倾。以右旋为例。施术者坐于患者后侧,右手经患者身前掣患者左肩,牵拉患者做腰椎右旋。左手拇指顶于中段腰椎患椎棘突右侧,在腰椎旋转至极限位时,拇指顺向发力,推动患椎(图3-43,视频3-43)。

反侧亦然。

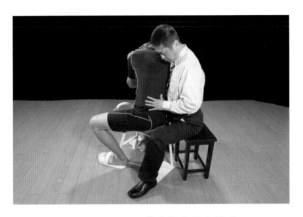

视频 3-43
腰椎中段
坐位旋推
法

图 3-43　腰椎中段坐位旋推法

【技术要领】

患者下肢应保持固定,可使用特制的治疗椅,如若条件不够,可嘱患者跨坐于治疗床上,令助手固定患者下肢。保证旋转患者腰椎时下肢不被牵动。

【临床应用】

该手法主要应用于急性或慢性损伤引起的腰椎中段关节筋出槽、骨错缝。

九、腰椎俯卧位牵抖法

【操作方法】

患者俯卧位,施术者站于患者足侧,双手持患者踝关节,屈曲患者膝关节数次放松,骤然发力提起患者下肢,在患者下肢自然下落的瞬间,牵拉其双足(图3-44-A～图3-44-C,视频3-44)。

【技术要领】

治疗时嘱患者不要抱紧治疗床。施加牵拉的力需注意时机,患者下肢下落时身体处于自然放松状态,较易成功。

【临床应用】

该手法主要应用于急性或慢性损伤引起的腰椎关节筋出槽、骨错缝。

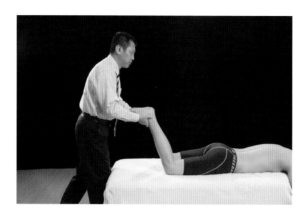

图 3-44-A　腰椎俯卧位牵抖法 1

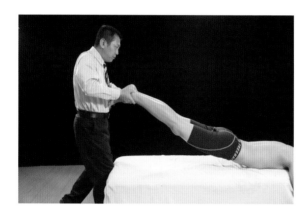

图 3-44-B　腰椎俯卧位牵抖法 2

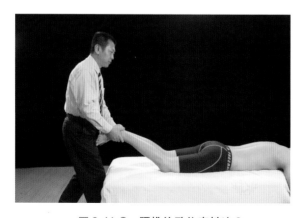

图 3-44-C　腰椎俯卧位牵抖法 3

视频 3-44
腰椎俯卧
位牵抖法

十、腰椎站立位背颠法

【操作方法】

施术者与患者背靠背站立,两人双臂环扣。以施术者的臀部抵于患者腰骶部患椎处,弯腰将患者仰面背起。此时施术者脚跟抬起,骤然顿足,颠动患者(图 3-45-A ~ 图 3-45-C,视频 3-45)。

【技术要领】

患者全程应保持放松自然仰躺于施术者背上,施术者背时可轻轻晃动患者避免其肌肉紧张。

【临床应用】

该手法主要应用于急性或慢性损伤引起的腰椎关节筋出槽、骨错缝。

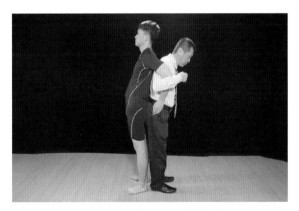

图 3-45-A 腰椎站立位背颠法 1

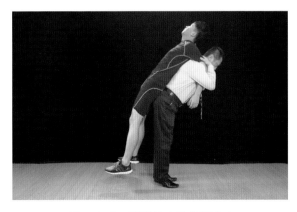

图 3-45-B 腰椎站立位背颠法 2

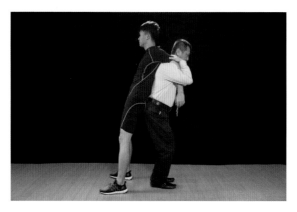

视频 3-45
腰椎站立
位背颠法

图 3-45-C　腰椎站立位背颠法 3

十一、胸腰椎侧卧位旋转法

【操作方法】

患者侧卧位，以右侧卧为例，右腿伸直，左腿弯曲，踝关节自然置于右腿的膝关节上。右臂自然伸直，左臂后伸，置于身体后面。

施术者面对患者，当调整时，以右前臂尺侧面固定于患者腰骶部正中，左前臂固定于患者左肩前。右前臂向内侧，左手掌或肘部向外侧发力，使患者胸腰段有一个比较小的旋转。轻轻晃动患者，使其在放松的情况下活动到极限位后，以左肩处的手为主发力做一个纵向牵拉（图 3-46，视频 3-46）。

反侧亦然。

【技术要领】

（1）以右侧卧为例，摆放体位时，患者右膝保持在床内，左膝置于床外，

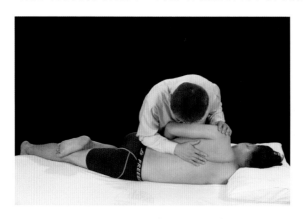

视频 3-46
胸腰椎侧
卧位旋转
法

图 3-46　胸腰椎侧卧位旋转法

旋转腰部时,左下肢基本转出床外呈悬空状态,这样可以利用患者自身的体重来协助发力。

（2）注意患者腰部弯曲的角度,使其弯曲旋转时的应力集中于要调整的胸腰椎关节处。为了让应力集中,胸腰椎旋转的幅度要相应地减小。主要发力的部位也调整为肩部。

（3）发力的时间点要注意在患者的腰部活动到极限位,同时患者应处于不抵抗的状态。

（4）发力的力矩不应过大,要求用寸劲,以防过分牵拉损伤腰部肌肉。无须刻意追求关节发出"喀"的响声。

【临床应用】

该手法主要应用于急性或慢性损伤引起的胸腰椎关节筋出槽、骨错缝,表现为胸腰段疼痛,屈伸活动不利,胸腰椎棘上压痛明显等。

十二、胸腰椎坐位旋推法

【操作方法】

患者坐位,腰以下保持固定,双手交扣抱住头枕部,上身前倾。以右旋为例。施术者坐于患者后侧,右手经患者身前掣患者左肩,牵拉患者做腰椎右旋。左手拇指顶于胸腰段患椎棘突右侧,在腰椎旋转至极限位时,拇指顺向发力,推动患椎(图 3-47,视频 3-47)。

反侧亦然。

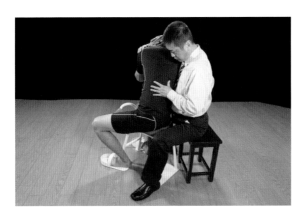

视频3-47

视频 3-47
胸腰椎坐
位旋推法

图 3-47　胸腰椎坐位旋推法

【技术要领】

患者下肢应保持固定,可使用特制的治疗椅,如若条件不够,可嘱患者跨坐于治疗床上,令助手固定患者下肢。保证旋转患者腰椎时下肢不被牵动。

【临床应用】

该手法主要应用于急性或慢性损伤引起的胸腰椎关节筋出槽、骨错缝。

十三、胸椎中段仰卧位抵压法

【操作方法】

患者仰卧位,两手交叠分别抱住对侧肩部,左手在上。

施术者站于患者右侧,右手绕过患者身前,探至患者背部,以大鱼际抵于患者胸椎患椎处。左手置于患者双肘关节上,在患者平卧状态下左手骤然发力下压(图3-48-A～图3-48-C,视频3-48)。

【技术要领】

(1)　准备动作时,可让患者尽量躺在床的外侧,以方便施术。

(2)　嘱患者自然呼吸,勿憋气,以免造成屏气伤。

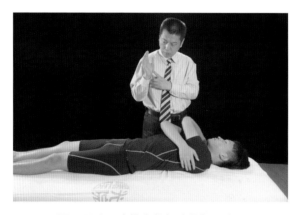

图 3-48-A　胸椎中段仰卧位抵压法 1

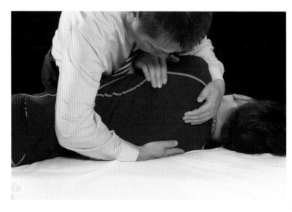

图 3-48-B　胸椎中段仰卧位抵压法 2

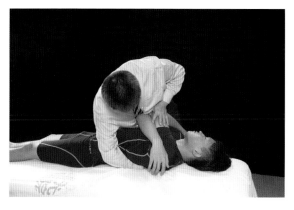

视频3-48

视频 3-48
胸椎中段
仰卧位抵
压法

图 3-48-C　胸椎中段仰卧位抵压法 3

【临床应用】

　　该手法主要应用于急性或慢性损伤引起的胸椎关节筋出槽、骨错缝，表现为胸背部疼痛，屈伸活动不利，胸椎棘上压痛明显等。

十四、胸椎中段俯卧位扳按法

【操作方法】

　　患者俯卧位，右手抱枕部。施术者站于治疗床左侧，左手托住患者肘关节，右手按于患者胸段患椎棘突上。两手相反方向发力扳按。

　　患者再右肩关节背伸，施术者右手仍托住患者肘关节，左手按于患者胸段患椎棘突上。两手相反方向发力扳按（图 3-49-A、图 3-49-B，视频 3-49）。

　　反侧重复上述动作。

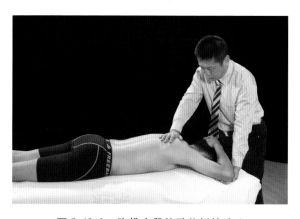

图 3-49-A　胸椎中段俯卧位扳按法 1

脊柱
手法医学

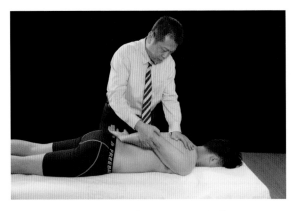

图 3-49-B　胸椎中段俯卧位扳按法 2

【技术要领】

施术者两手的扳按动作应配合发力,力度轻柔。

【临床应用】

该手法主要应用于急性或慢性损伤引起的胸椎关节筋出槽、骨错缝,表现为胸背部疼痛,屈伸活动不利,胸椎棘上压痛明显等。

十五、胸椎中段坐位膝抵拉提法

【操作方法】

患者坐位,双手交扣抱住头枕部。施术者站于患者身后,以一侧膝关节抵于患者胸椎中段患椎处,双手托住患者上臂,发力做一个拉提的动作(图 3-50,视频 3-50)。

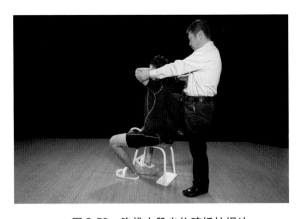

图 3-50　胸椎中段坐位膝抵拉提法

【技术要领】

此动作发力以双手为主,膝部仅需抵住固定胸椎。切忌暴力,以免拉伤局部软组织。

【临床应用】

该手法主要应用于急性或慢性损伤引起的胸椎关节筋出槽、骨错缝,表现为胸背部疼痛,屈伸活动不利,胸椎棘上压痛明显等。

十六、颈胸椎坐位胸抵端提法

【操作方法】

患者坐位,双手交扣抱住头枕部。施术者站于患者身后,双手绕过患者上臂,交扣于患者颈后,以胸部抵于患者颈胸段。双臂发力,做一个向上端提的动作(图 3-51,视频 3-51)。

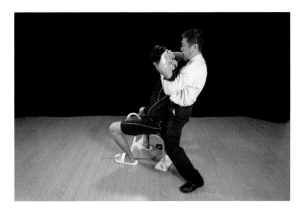

视频 3-51
颈胸椎坐位胸抵端提法

图 3-51　颈胸椎坐位胸抵端提法

【技术要领】

(1) 患者要求全程放松,可以适当向后自然仰靠在施术者身上。

(2) 施术者端提的动作应注意避免患者肩关节的过度外展,可以适当夹紧患者肩锁处发力。

【临床应用】

该手法主要应用于急性或慢性损伤引起的颈胸椎关节筋出槽、骨错缝,表现为颈胸段疼痛,屈伸活动不利,颈胸椎棘上压痛明显等。

十七、颈胸椎俯卧位旋推法

【操作方法】

患者俯卧位,双手自然置于体侧。以右侧为例,患者头旋向右侧,施术者右手从上方勾握住患者下颌部,右前臂置于患者颞部以固定其颈椎。左手置于患者右肩,发力时左手向外推(图3-52,视频3-52)。

反侧亦然。

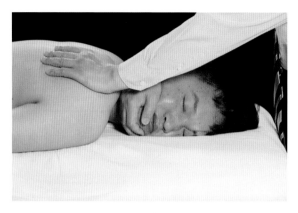

视频 3-52
颈胸椎俯
卧位旋推
法

图 3-52 颈胸椎俯卧位旋推法

【技术要领】

应当注意分推的手发力的方向应向外,即患者的下肢方向,而不是向床的方向下压。

【临床应用】

该手法主要应用于急性或慢性损伤引起的颈胸椎关节筋出槽、骨错缝,表现为颈胸段疼痛,屈伸活动不利,颈胸椎棘上压痛明显等。

十八、颈胸椎仰卧位拔伸法

【操作方法】

患者仰卧位,施术者站于患者头侧。该手法分为以下三种拔伸法(图3-53,视频3-53)。

(1) 弧线变量拔伸:以双手除拇指外剩余四指着力,沿后正中线,由颈根部向枕部,两手交替拔伸。

(2) 定点持续拔伸:双手交叠,在第三、四颈椎间托起患者颈椎弧度,施术者重心后移,以一定力量做持续的拔伸。

(3) 定点间歇拔伸:双手交叠,在第三、四颈椎间托起患者颈椎弧度,小幅度拉动,当感觉患者处于放松状态,骤然发力牵拉颈椎。

【技术要领】

(1) 弧度变量拔伸时,发力应柔和、缓慢、持续,力量不能浮于表面。双手交替操作3~5次。

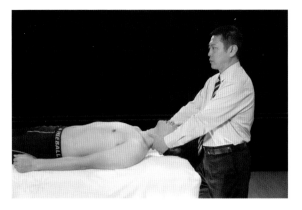

视频3-53
颈胸椎仰
卧位拔伸
法

图 3-53　颈胸椎仰卧位拔伸法

（2）定点持续拔伸时,应以双手吸定患者第三、四颈椎间,可适当拉动患者,患者双足被轻轻拉动,以此时的力度持续拔伸约 10 秒。

【临床应用】

该手法主要应用于急性或慢性损伤引起的颈胸椎关节筋出槽、骨错缝,表现为颈胸段疼痛,屈伸活动不利,颈胸椎棘上压痛明显等。

十九、颈椎中段坐位旋提法

【操作方法】

以调整右侧为例,患者坐位,自然放松,施术者立其右后方,以胸部抵于患者右侧肩背部,引导患者主动前屈、右旋、左侧屈颈椎,至极限位,施术者左手掌扶按患者枕项部,起固定作用,右上肢半屈肘部,以前臂近肘部托于患者左侧颈部,在患者没有任何抵抗的情况下,向右上方做短促的提旋动作,此时可闻及一连串"咔哒"声。同理,可做调整左侧手法(图 3-54-A、图 3-54-B,视频 3-54)。

【技术要领】

（1）首先,需要明确筋出槽、骨错缝的发生部位位于颈椎中段($C_3 \sim C_6$)一侧或两侧。

（2）通常情况下,只需调整患侧。

（3）发力前,引导患者主动活动至极限位,在没有任何抵抗的情况下再行发力。

（4）发力宜短促、迅速,力度适度,力的方向朝向患侧后上方。

（5）无论有无闻及"咔哒"声响,每个部位只做 1 次调整即可。

【临床应用】

适用于颈椎中段筋出槽、骨错缝,可见于落枕、颈椎病、颈椎间盘突出症、

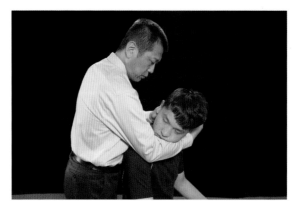

图 3-54-A　颈椎中段坐位旋提法 1

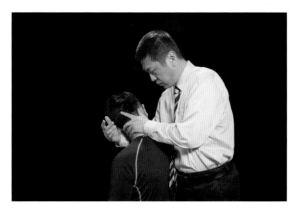

图 3-54-B　颈椎中段坐位旋提法 2

视频 3-54
颈椎中段
坐位旋提
法

颈项部肌筋膜炎、颈源性疾病等。表现为颈项肩臂疼痛、麻木,部位可及手指,病理性神经刺激定位于 $C_3 \sim C_6$ 脊神经根;颈部活动不利;$C_3 \sim C_6$ 椎旁一侧或两侧压痛,患侧一个或多个节段动态触诊终末感增强;X 线平片或 CT 三维重建可见 $C_3 \sim C_6$ 关节突关节位置关系异常、棘突投影不共线、生理弧度异常改变等。

二十、颈椎中段坐位旋转法

【操作方法】

患者坐位,保持放松。以调整右侧为例,施术者立于患者右后方,左手扶其后枕部,右手托其下颌部,引导患者做颈椎前屈、右旋、略左侧屈活动,至极限位置时,稍作停顿,在患者放松的瞬间即可做一个短促的发力,可闻及"咔哒"样弹响声。同理可对左侧颈椎中段进行调整(图 3-55-A、图 3-55-B,视频 3-55)。

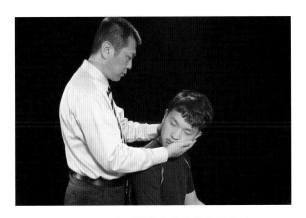

图 3-55-A　颈椎中段坐位旋转法 1

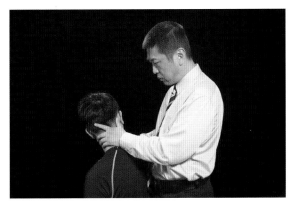

图 3-55-B　颈椎中段坐位旋转法 2

视频 3-55
颈椎中段
坐位旋转
法

【技术要领】

（1）通过治疗前评估,明确筋出槽、骨错缝的发生部位位于颈椎中段（$C_3 \sim C_6$）一侧或两侧。

（2）通常情况下,只需调整患侧。

（3）发力前,引导患者主动活动至极限位,在没有任何抵抗的情况下再行发力。

（4）发力宜短促、迅速,力度适度,力的方向沿着横断面绕脊柱纵轴向右旋转。

（5）无论有无闻及"咔哒"声响,每个部位只做 1 次调整即可。

【临床应用】

适用于颈椎中段筋出槽、骨错缝,可见于落枕、颈椎病、颈椎间盘突出症、颈项部肌筋膜炎、颈源性疾病等。表现为颈项肩臂疼痛、麻木,部位可及手指,病理性神经刺激定位于 $C_3 \sim C_6$ 脊神经根;颈部活动不利; $C_3 \sim C_6$ 椎旁一侧或两侧压痛,患侧一个或多个节段动态触诊终末感增强;X 线平片或 CT 三维重建可见 $C_3 \sim C_6$ 关节突关节位置关系异常、棘突投影不共线、生理弧度异常改变等。

二十一、颈椎中段仰卧位旋转法

【操作方法】

患者仰卧位,施术者坐或立于患者头端。以调整左侧为例,施术者引导患者在中立位下左旋颈椎,左手托住患者左侧耳后颞部,右手轻按于患者右侧颌面部,当患者颈椎左旋至极限位置时,稍作停顿,在患者没有任何抵抗的情况下,两手协同,做一个短促的发力,可闻及"咔哒"样声响。同理可进行右侧调整(图 3-56,视频 3-56)。

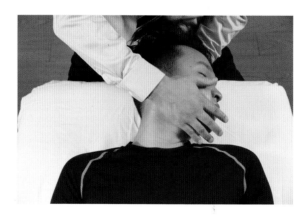

视频 3-56

视频 3-56
颈椎中段
仰卧位旋
转法

图 3-56 颈椎中段仰卧位旋转法

【技术要领】

(1)实施调整手法前,通过评估明确筋出槽、骨错缝的发生部位位于颈椎中段($C_3 \sim C_6$)一侧或两侧。

(2)通常情况下,只需调整患侧。

(3)发力前,引导患者主动活动至极限位,在没有任何抵抗的情况下再行发力。

(4)发力时两手协同,施力宜短促、迅速、力度适度,力的方向是沿着横断面绕脊柱纵轴方向旋转。

(5)无论有无闻及"咔哒"声响,每个部位只做 1 次调整即可。

【临床应用】

适用于颈椎中段筋出槽、骨错缝,可见于落枕、颈椎病、颈椎间盘突出症、颈项部肌筋膜炎、颈源性疾病等。表现为颈项肩臂疼痛、麻木,部位可及手指,病理性神经刺激定位于 $C_3 \sim C_6$ 脊神经根;颈部活动不利; $C_3 \sim C_6$ 椎旁一侧或两侧压痛,患侧一个或多个节段动态触诊终末感增强;X 线平片或 CT 三维重建可见 $C_3 \sim C_6$ 关节突关节位置关系异常、棘突投影不共线、生理弧度异常改变等。

二十二、颈椎上段坐位旋推法

【操作方法】

患者坐位,保持放松。以调整右侧为例,施术者立于患者右后方,胸部抵住其右侧肩背部,左手拇指指腹着力,抵按于棘突右侧面,右手屈肘,前臂托住下颌部右侧面,引导患者前屈、右旋、左侧屈颈椎,至极限位置时,稍作停顿,在患者没有任何抵抗的情况下,两手协同,做一个短促发力,可闻及一声"咔哒"样弹响声。同理,可调整左侧(图 3-57,视频 3-57)。

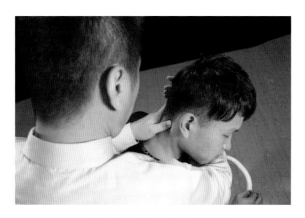

视频 3-57
颈椎上段
坐位旋推
法

图 3-57　颈椎上段坐位旋推法

【技术要领】

(1) 首先,通过评估确认筋出槽、骨错缝的发生部位位于颈椎上段($C_1 \sim C_3$),并明确椎体旋转或侧向移位的方向。

(2) 通常情况下,只需针对旋转或侧向移位的相反方向做单侧调整。

(3) 发力前,引导患者主动活动至极限位,在没有任何抵抗的情况下再行发力。

(4) 发力时两手协同,施力宜短促、迅速,力度适度,拇指发力的方向是沿着横断面向前平推、前臂发力方向是绕脊柱纵轴方向旋提。

(5) 椎体旋转为主时,拇指着力部位宜靠近棘突末端侧面;椎体侧向移位为主时,拇指着力部位宜靠近棘突根部侧面。

(6) 无论有无闻及"咔哒"声响,每个部位只做 1 次调整即可。

【临床应用】

适用于颈椎上段筋出槽、骨错缝，可见于落枕、颈椎病、颈椎间盘突出症、项枕部肌筋膜炎、颈源性疾病等。表现为颈项、项枕或侧面头部疼痛、眩晕、脑鸣、耳鸣、视物昏花等，病理性神经刺激定位于 $C_1 \sim C_3$ 脊神经根；颈部旋转活动不利；$C_1 \sim C_3$ 椎旁一侧或两侧压痛，患侧一个或多个节段动态触诊终末感增强；X 线平片或 CT 三维重建可见寰枢关节、$C_2 \sim C_3$ 关节突关节位置关系异常、齿状突不居中、棘突投影不共线、生理弧度异常改变等。

二十三、寰枕关节坐位旋推法

【操作方法】

患者坐位，保持放松。以调整右侧为例，施术者立于患者右后方，胸部抵住其右侧肩背部，左手拇指指腹着力，抵按于寰椎右后方与枕骨的间隙处，右手屈肘，前臂托住下颌部右侧面，引导患者前屈、右旋、左侧屈颈椎，至极限位置时，稍作停顿，在患者没有任何抵抗的情况下，两手协同，做一个短促发力，可闻及"咔哒"样弹响声。同理，可调整左侧（图 3-58，视频 3-58）。

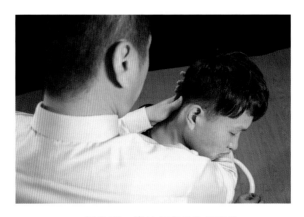

视频 3-58
寰枕关节坐位旋推法

图 3-58　寰枕关节坐位旋推法

【技术要领】

（1）手法调整之前，通过评估明确筋出槽、骨错缝的发生部位位于寰枕关节。

（2）通常情况下，只需针对患侧做单侧调整。

（3）发力前，引导患者主动活动至极限位，在没有任何抵抗的情况下再行发力。

（4）发力时两手协同，施力宜短促、迅速，力度适度，拇指发力和前臂发力的合力方向是绕脊柱纵轴方向向后上方旋提。

（5）无论有无闻及"咔哒"声响，每个部位只做 1 次调整即可。

【临床应用】

适用于寰枕关节筋出槽、骨错缝,可见于落枕、颈椎病、项枕部肌筋膜炎、颈源性疾病等。表现为颈项、项枕或侧面头部疼痛、眩晕、脑鸣、耳鸣、视物昏花等,病理性神经刺激定位于枕下项枕大神经、耳后神经穿出深筋膜处;颈部活动不利;寰椎椎旁和枕骨下缘一侧或两侧压痛,患侧寰枕关节动态触诊终末感增强;X 线平片或 CT 三维重建可见寰枕关节等。

第三节 点 穴 手 法

一、点揉内合阳

【操作方法】

内合阳穴位于小腿后区,腘横纹中点向下 2 寸再向内 1 寸,腓肠肌内侧头。为足太阳膀胱经小腿部腧穴。

患者取俯卧位,施术者立于对侧身旁。以左手拇指指腹着力,右手托起脚踝关节,与床面呈 15°角,左手拇指指腹用力按揉,持续按压 10~15 秒,重复 3~5 次(图 3-59,视频 3-59)。

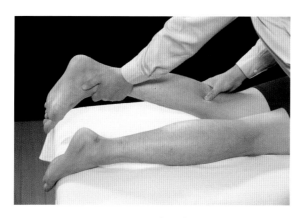

视频3-59

视频 3-59
点揉内合阳

图 3-59 点揉内合阳

【技术要领】

(1)右手托起脚踝关节,与床面呈 15°角左右,放松腓肠肌;左手拇指吸定内合阳穴。

(2)缓慢加力,以患者感到酸、胀、痛、麻,能耐受而不出现身体躲避为度。

(3)点法后宜用揉法放松局部,以避免气血积聚或点法所施部位的局部软组织损伤,注意保护患者皮肤;切忌暴力。

【临床应用】

（1）腓肠肌、腘肌等筋膜、肌肉损伤；足太阳膀胱经的经筋损伤或经络阻滞证。

（2）腰脊强痛、下肢痿痹、疝气、崩漏等，出现以足太阳膀胱经循行部位为主的症状时，可以采用点揉内合阳进行治疗。

二、点按急脉

【操作方法】

急脉穴位于腹股沟区，横平耻骨联合上缘，前正中线旁开2.5寸，当气冲穴外下方腹股沟处。为足厥阴肝经腹股沟部腧穴。

患者取仰卧位，施术者立于对侧身旁。以右手中指指腹着力，按在患者急脉穴，左手叠在右手上辅助用力按压穴位，持续按压10~15秒，重复3~5次（图3-60，视频3-60）。

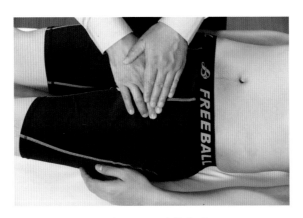

视频 3-60
点按急脉

图 3-60 点按急脉

【技术要领】

（1）身体略前倾，借整体力量，两手协同用力。

（2）缓慢加力，以患者感到酸、胀、痛、麻，能耐受而不出现身体躲避为度。

（3）切忌快速的冲击力或暴力。

【临床应用】

（1）耻骨肌、闭孔外肌等筋膜、肌肉损伤；足厥阴肝经的经筋损伤或经络阻滞证所致的少腹痛、疝气、阴挺等。

（2）气血不畅所致下肢痹痛、麻木、不遂等，出现以足厥阴肝经循行部位为主的症状时，可以采用点按急脉进行治疗。

三、点按上天枢

【操作方法】

天枢穴位于腹部,横平脐中,前正中线旁开 2 寸。为足阳明胃经腹部腧穴。

患者取仰卧位,施术者立于同侧或对侧身旁。以右手中指指腹着力,按在患者天枢穴上方,左手中指叠在右手上辅助用力按压穴位,持续按压 10~15 秒,重复 3~5 次(图 3-61,视频 3-61)。

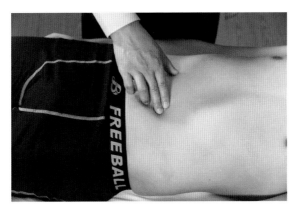

视频3-61

视频 3-61
点按上天
枢

图 3-61　点按上天枢

【技术要领】

(1) 身体略前倾,借整体力量,两手协同用力。

(2) 配合呼吸,以腹式呼吸为例,吸气时稍减力度,以能感受到轻度抵抗力为度,忌快速的冲击力、暴力或与呼吸相抵抗。

(3) 缓慢加力,以患者感到酸、胀、痛、麻,能耐受而不出现身体躲避为度。

【临床应用】

(1) 腹外斜肌、腹内斜肌、腹横肌、腹直肌、腹直肌鞘等紧张与痉挛;足阳明胃经的经筋损伤证如腹胀、腹痛、便秘、腹泻、痢疾等胃肠疾病。

(2) 气机不畅、气血亏虚所致的腰痛、下肢痿痹、转筋、肥胖、月经不调、痛经、遗尿等,出现以足阳明胃经循行部位为主的症状时,可以采用点按上天枢进行治疗。

四、点按章门

【操作方法】

章门穴位于侧腹部,在第 11 肋游离端之下际。为足厥阴肝经在侧腹部腧穴,是脾之募穴,脏会,肝经、胆经之交会穴。

患者取侧卧位,面对施术者,施术者立于身旁。以右手中指指腹着力,找到第十一浮肋末端章门穴,左手放在右手上辅助用力,持续按压 10~15 秒,重复 3~5 次(图 3-62,视频 3-62)。

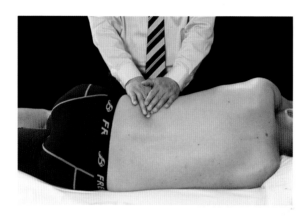

视频 3-62
点按章门

图 3-62　点按章门

【技术要领】

(1) 身体略前倾,借整体力量,两手协同用力。

(2) 缓慢加力,以患者感到酸、胀、痛、麻,能耐受而不出现身体躲避为度。

(3) 切忌快速的冲击力或暴力。

【临床应用】

(1) 腹外斜肌、腹内斜肌、腹横肌等筋膜、肌肉损伤所致腰痛不得转侧;带脉为病出现"腹满,腰溶溶如坐水中"的症状;足厥阴肝经的经筋损伤或经络阻滞证的治疗。

(2) 脏会穴,调节五脏,治疗腹痛、腹胀、肠鸣、腹泻、呕吐等胃肠病症;胁痛、黄疸等肝胆病症等,出现以足厥阴肝经循行部位为主的症状时,可以采用点按章门进行治疗。

五、点按腰眼

【操作方法】

腰眼穴位于腰区,横平第 4 腰椎棘突下,后正中线旁开 3.5 寸凹陷中。为背部经外奇穴。

患者取俯卧位,施术者立于同侧身旁。以右手拇指指腹着力,按患者腰眼处,左手拇指放在右手拇指上,双手一起用力向下按压,持续按压 10~15

秒,重复 3~5 次(图 3-63,视频 3-63)。

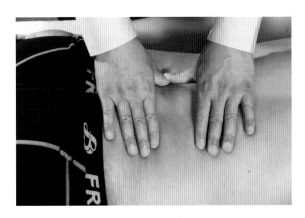

视频3-63

视频 3-63
点按腰眼

图 3-63　**点按腰眼**

【技术要领】

(1) 身体略前倾,借整体力量,两手协同用力。可做与身体纵轴方向一致的左、右方向的点按。

(2) 缓慢加力,以患者感到酸、胀、痛、麻,能耐受而不出现身体躲避为度。

(3) 切忌快速的冲击力或暴力。

【临床应用】

(1) 胸腰筋膜、背阔肌腱膜、髂肋肌、腰方肌等筋膜、肌肉损伤所致腰痛;背部经外奇穴损伤、经络阻滞证。

(2) 月经不调、带下、虚劳等症,可以采用点按腰眼进行治疗。

六、点按肾俞旁

【操作方法】

肾俞穴位于脊柱区,第 2 腰椎棘突下,后正中线旁开 1.5 寸。为肾之背俞穴,是足太阳膀胱经在腰背部的腧穴。

患者取俯卧位,施术者立于同侧身旁。以右手拇指指腹着力,按患者肾俞穴外下方,左手拇指放在右手拇指上,双手一起用力向下按压,持续按压 10~15 秒,重复 3~5 次(图 3-64,视频 3-64)。

【技术要领】

(1) 身体略前倾,借整体力量,两手协同用力。

(2) 缓慢加力,以患者感到酸、胀、痛、麻,能耐受而不出现身体躲避为度。

脊柱
手法医学

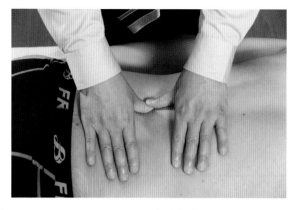

视频3-64

视频 3-64
点按肾俞
旁

图 3-64　点按肾俞旁

（3）切忌快速的冲击力或暴力。

【临床应用】

（1）胸腰筋膜、背阔肌腱膜、竖脊肌等筋膜、肌肉损伤所致腰痛；足太阳膀胱经经筋损伤、经络阻滞证。

（2）腰背部急性或慢性损伤、腰椎间盘突出等所致腰膝酸痛，肾虚不纳所致月经不调、带下、耳鸣、耳聋、泄泻、气喘等，出现以足太阳膀胱经循行部位为主的症状时，可以采用点按肾俞旁进行治疗。

七、点拨气户

【操作方法】

气户穴位于胸部，相当于锁骨下缘，前正中线旁开 4 寸。为足阳明胃经在胸部的腧穴。

患者取仰卧位，施术者立于对侧身旁。以右手中指指腹着力，按在患者气户穴，左手中指叠在右手上辅助用力按压穴位，同时加"拨"动作。持续按压 10~15 秒，重复 3~5 次。或患者取坐位，施术者立于同侧身旁。以右手中指指腹着力，左手贴患者肩膀后背，点按气户穴，同时加"拨"动作。持续按压 10~15 秒，重复 3~5 次。"拨"法即适当用力做与肌纤维垂直方向的来回拨动（图 3-65-A、图 3-65-B，视频 3-65-A、视频 3-65-B）。

【技术要领】

（1）患者取平卧位，施术者身体略前倾，借整体力量，两手协同用力；患者取坐位，以右侧为例，施术者以右手中指指腹着力，左手贴患侧肩膀后背，施术者两手相对用力。

（2）先按后拨，用力由轻渐重，平稳持续地施力，使刺激力量充分传到机

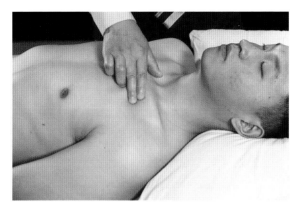

图 3-65-A　点拨气户(仰卧位)

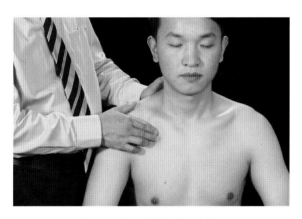

图 3-65-B　点拨气户(坐位)

视频 3-65-A　点拨气户(仰卧位)　　　视频 3-65-B　点拨气户(坐位)

体组织深部。

（3）拨动时按压力应垂直于肌腹、肌腱、条索。

（4）切忌快速的冲击力或暴力。

【临床应用】

（1）胸大肌、肋间外肌等筋膜、肌肉损伤；足阳明胃经的经筋损伤或经络阻滞证。

（2）颈项肩背部急性或慢性损伤、颈椎病、咳喘、胸痛、乳痈等,出现以足阳明胃经循行部位为主的症状时,可以采用点拨气户进行治疗。

八、点按天宗

【操作方法】

天宗穴位于肩胛骨冈下窝内,相当于肩胛下角与肩胛冈间垂直连线的上 1/3 与中 1/3 的交界处,为手太阳小肠经肩胛部腧穴。

患者取俯卧位,施术者立于同侧身旁。以拇指指腹着力,另一拇指叠压其上,持续按压 10~15 秒,重复 3~5 次(图 3-66,视频 3-66)。

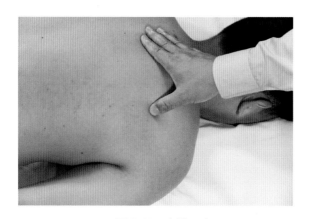

视频 3-66
点按天宗

图 3-66 点按天宗

【技术要领】

（1）身体略前倾,借整体力量,两手协同用力。

（2）缓慢加力,以患者感到酸、胀、痛、麻,能耐受而不出现身体躲避为度。

（3）切忌快速的冲击力或暴力。

【临床应用】

（1）肩胛下窝、斜方肌等筋膜、肌肉损伤;手太阳小肠经的经筋损伤或经络阻滞证。

（2）颈项肩背部急性或慢性损伤、落枕、颈椎病、肩关节周围炎、胆囊炎等,出现以手太阳小肠经循行部位为主的症状时,可以采用点按天宗进行治疗。

九、点按肩贞

【操作方法】

肩贞穴位于肩关节后下方,相当于腋后纹头直上 1 寸处。为手太阳小肠经肩胛部腧穴。

　　患者取侧卧位,面对施术者,施术者立于对侧身旁。以右手中指指腹着力,按在患者肩贞穴处,左手放在右手上辅助用力,持续按压 10～15 秒,重复 3～5 次。或取俯卧位,施术者立于同侧身旁。以左手拇指指腹着力,按在患者肩贞穴处,右手拇指放在左手拇指上,双手一起用力向下按压,持续按压 10～15 秒,重复 3～5 次(图 3-67-A、图 3-67-B,视频 3-67-A、视频 3-67-B)。

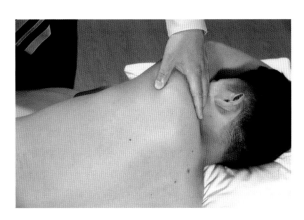

图 3-67-A　点按肩贞(侧卧位)

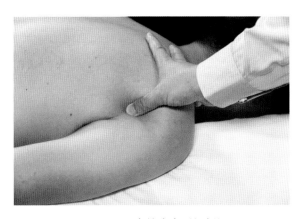

图 3-67-B　点按肩贞(俯卧位)

视频 3-67-A　点按肩贞(侧卧位)　　　　视频 3-67-B　点按肩贞(俯卧位)

【技术要领】

（1）身体略前倾，借整体力量，两手协同用力。若及条索状物可在其垂直方向作弹拨松解。

（2）缓慢加力，以患者感到酸、胀、痛、麻，能耐受而不出现身体躲避为度。

（3）切忌快速的冲击力或暴力。

【临床应用】

（1）三角肌、肱三头肌、大圆肌、背阔肌等筋膜、肌肉损伤；手太阳小肠经的经筋损伤或经络阻滞证。

（2）颈项肩背部急性或慢性损伤引起肩背疼痛，手臂痛麻不举等，出现以手太阳小肠经循行部位为主的症状时，可以采用点按肩贞进行治疗。

十、点按肩井

【操作方法】

肩井穴位于肩胛区，第7颈椎棘突与肩峰最外侧点连线之中点。为足少阳胆经在肩上的腧穴。是胆经、三焦经、阳维脉之交会穴。

患者取俯卧位，施术者立于头端。以同侧拇指指腹着力，点按患者肩井穴，持续按压10~15秒，重复3~5次。或患者取坐位，施术者立于同侧。以对侧拇指指腹着力，点按患者肩井穴，持续按压10~15秒，重复3~5次（图3-68-A、图3-68-B，视频3-68）。

【技术要领】

（1）手掌空虚，指腹吸定，腕关节要自然放松，动作灵活而轻巧。

（2）指间关节宜伸直，以加大接触面积，不可屈指用指端、指甲抠掐。

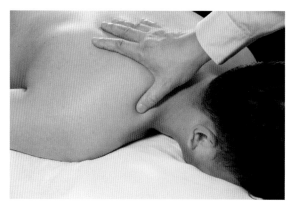

图 3-68-A　点按肩井（俯卧位）

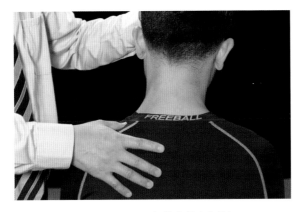

视频 3-68
点按肩井

图 3-68-B 点按肩井（坐位）

（3）拿揉动作要由轻到重，再由重到轻，平稳过渡，以患者感到酸、胀、痛、麻，但能耐受而不出现身体躲避为度。

（4）切忌快速的冲击力或暴力。

【临床应用】

（1）斜方肌、肩胛提肌等筋膜、肌肉损伤；足少阳胆经的经筋损伤或经络阻滞证。

（2）颈椎病、颈肩综合征、乳腺炎、胆囊炎、呕吐、鼻衄、睑腺炎、小儿外感发热等病症，出现以足少阳胆经循行部位为主的症状时，可以采用拿揉肩井进行治疗。

（3）肩井穴是胆经、三焦经、阳维脉之交会穴，又足少阳胆经与足太阳膀胱经交会于环跳穴，坐骨神经痛常表现为膀胱经与胆经分布区的疼痛，拿揉肩井可治疗坐骨神经痛、膝关节炎、髂胫束综合征、癔病性瘫痪等下肢疾患。

十一、点拨中府

【操作方法】

中府穴位于胸部，横平第 1 肋间隙，锁骨下窝外侧，前正中线旁开 6 寸。为手太阴肺经在胸部的腧穴。是肺之募穴，肺经、脾经之交会穴。

患者取仰卧位，施术者立于对侧身旁。以右手中指指腹着力，按在患者中府穴，左手中指叠在右手上辅助用力按压穴位，同时加"拨"动作，持续按压 10~15 秒，重复 3~5 次。或患者取坐位，施术者立于同侧身旁。以右手中指指腹着力，左手贴患者肩膀后背，点按中府穴，同时加"拨"动作，持续按压 10~15 秒，重复 3~5 次。"拨"法即适当用力做与肌纤维垂直方向的来回拨动（图 3-69-A、图 3-69-B，视频 3-69-A、视频 3-69-B）。

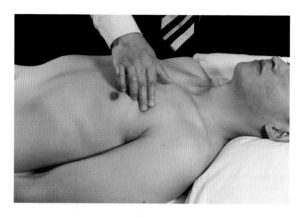

图 3-69-A　点拨中府 (仰卧位)

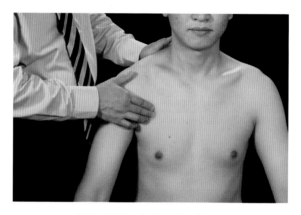

图 3-69-B　点拨中府 (坐位)

视频 3-69-A　点拨中府 (仰卧位)　　　　视频 3-69-B　点拨中府 (坐位)

【技术要领】

（1）患者取平卧位,施术者身体略前倾,借整体力量,两手协同用力;患者取坐位,以右侧为例,施术者以右手中指指腹着力,左手贴患侧肩膀后背,施术者两手相对用力。

（2）先按后拨,用力由轻渐重,平稳持续地施力,使刺激力量充分传到机体组织深部。

（3）拨动时应垂直于肌腹、肌腱、条索。

（4）中府穴下方肌肉偏薄，稍稍施力，切忌快速的冲击力或暴力。

【临床应用】

（1）胸大肌，胸小肌等筋膜、肌肉损伤；手太阴肺经的经筋损伤或经络阻滞证。

（2）胸痛、肩背痛、咳嗽、气喘、肺炎、腹部胀满等，出现以手太阴肺经循行部位为主的症状时，可以采用点拨中府进行治疗。

十二、拿拨极泉

【操作方法】

极泉穴位于腋窝部，腋窝中央，腋动脉搏动处。为手少阴心经在腋窝部的腧穴。

患者取仰卧位，施术者立于对侧身旁，将患者手臂抬起至头顶。以右手中指指腹着力，按在患者极泉穴，大拇指指腹和虎口掌侧部位抓住胸大肌。中指持续按压10~15，重复3~5次。或患者取坐位，施术者立于对侧身旁。将患者手臂抬起至头顶。以右手中指指腹着力，按在患者极泉穴。持续按压10~15秒，重复3~5次。"拨"法即适当用力做与肌纤维垂直方向的来回拨动（图3-70-A、图3-70-B，视频3-70-A、视频3-70-B）。

【技术要领】

（1）手臂抬起至头顶，以右手中指指腹着力，顶住腋窝最深处。

（2）用力均匀和缓，缓慢加力，以整个腋窝酸胀，有麻电感向前臂、指端放射或上肢抽动为度。

（3）宜大拇指指腹和虎口掌侧部位抓住胸大肌，辅助用力。

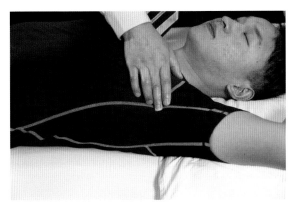

图3-70-A　拿拨极泉（仰卧位）

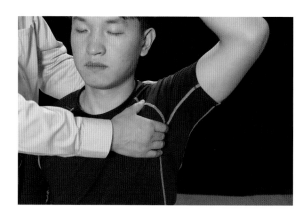

图 3-70-B　拿拨极泉（坐位）

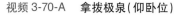

视频 3-70-A　拿拨极泉（仰卧位）　　　　　视频 3-70-B　拿拨极泉（坐位）

【临床应用】

（1）背阔肌、大圆肌等筋膜、肌肉损伤；手少阴心经的经筋损伤或经络阻滞证。

（2）颈项肩背部急性或慢性损伤、肩周炎、落枕、臂丛神经损伤、肋间神经痛所致肩臂疼痛，上肢不遂、冠心病、肺心病、神经官能症所致心痛、心悸、胸闷气短、胁肋疼痛等，出现以手太阴肺经循行部位为主的症状时，可以采用拿拨极泉进行治疗。

十三、拿揉合谷

【操作方法】

合谷穴位于手背部，第 1、2 掌骨间，约当第 2 掌骨桡侧缘中点。为手阳明大肠经在手背部的腧穴。

患者取坐位。施术者以拇指指腹着力，按住患者合谷穴，余四指放于尺侧辅助用力，拇指持续按压 10~15 秒，重复 3~5 次（图 3-71，视频 3-71-A、视频 3-71-B）。

【技术要领】

（1）手掌空虚，指腹吸定，腕关节要自然放松，动作灵活而轻巧。

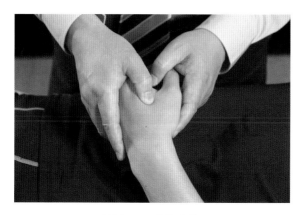

图 3-71 拿揉合谷

视频 3-71-A 拿揉合谷（坐位）

视频 3-71-B 拿揉合谷（仰卧位）

（2）指间关节宜伸直,以加大接触面积,不可屈指用指端、指甲抠掐。

（3）拿揉动作要由轻到重,再由重到轻,平稳过渡,以有酸胀感为佳。

（4）切忌快速的冲击力或暴力。

【临床应用】

（1）骨间背侧肌、拇收肌等筋膜、肌肉损伤;手阳明大肠经的经筋损伤或经络阻滞证。

（2）肩臂疼痛、手指肿痛、麻木、半身不遂;鼻衄、齿痛、痄腮;热病,无汗,多汗;经闭,滞产;腹痛,便秘;中风、中暑、虚脱所致的晕厥等病症,出现以手阳明大肠经循行部位为主的症状时,可以采用拿揉合谷进行治疗。

十四、点拨风府

【操作方法】

风府穴位于颈后区,枕外隆凸直下,两侧斜方肌之间凹陷中。为督脉在颈后部腧穴。是督脉与阳维脉之交会穴。

患者取俯卧位,施术者立于身旁。以左手拇指指腹着力,按在患者风府穴,持续按压 10~15 秒,重复 3~5 次(图 3-72,视频 3-72)。

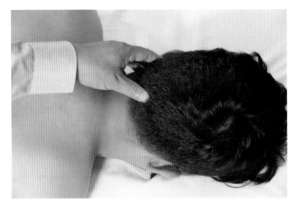

视频 3-72
点拨风府

图 3-72 点拨风府

【技术要领】

（1）患者低头，施术者左手扶患者额头，辅助用力。

（2）缓慢加力，以患者感到酸、胀、痛、麻，能耐受而不出现身体躲避为度。

（3）点法后宜用揉法放松局部，以避免气血积聚或点法所施部位的局部软组织损伤，注意保护患者皮肤；切忌暴力。

【临床应用】

（1）项韧带、棘间韧带、黄韧带等筋膜、肌肉损伤；督脉的经筋损伤或经络阻滞证如颈椎病、落枕、眩晕头痛、脑转耳鸣等。

（2）督脉循行至风府入脑，故出现中风后遗症、癫痫等神志病；是阳维脉之交会穴，出现腰腿痛、咽喉肿痛、鼻衄等症，可以采用点揉风府进行治疗。

十五、点振百会

【操作方法】

百会穴位于头部，前发际正中直上 5 寸。为督脉在头顶部的腧穴，是督脉与手足三阳经之交会穴。

患者取仰卧位，施术者立于头侧。将患者头部摆正，大拇指指腹着力，按在患者百会穴，持续按压 10~15 秒，重复 3~5 次。或者患者坐位，使患者腰背挺直，抬头。中指指腹着力按百会穴，持续按压 10~15 秒，重复 3~5 次（图 3-73，视频 3-73-A、视频 3-73-B）。

【技术要领】

（1）仰卧位将患者头部摆正，坐位使患者腰背挺直，抬头以方便取穴。点揉的方向应垂直于受术者体表。

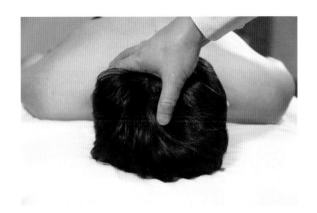

图 3-73　点振百会

视频 3-73-A　点振百会(仰卧位)　　　视频 3-73-B　点振百会(坐位)

（2）吸定百会,不能在皮肤表面有摩擦运动。由轻而重,平稳持续地施力。

（3）点揉的幅度要适中,不宜过大或过小。

【临床应用】

（1）督脉沿脊上行入络于脑,分支络肾贯心,经由百会输精气入脑,能安神健脑,益髓养心,治疗眩晕、惊悸、失眠,健忘等症。

（2）百会是督脉经穴,总督一身之阳,能贯通诸阳经,可治疗肛脱,腹泻等气虚阳损之证;百会为百脉聚会之处,可通调气机,治顽固性呃逆,腰腿痛;百会穴为足厥阴肝经与督脉交会穴,点揉百会可平肝息风,疏散外风,治疗眩晕、头痛、耳鸣、癫痫等症。

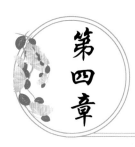

第四章 导引练功

传统伤科流派多是武医结合，一些代表性的推拿流派也皆强调推拿功法训练，根据既往经验，功法训练可以增强施术者的体质，提高手法诊治的"功力"，即技巧性；同时，有选择地指导患者练功，在恢复筋骨功能，调畅气血方面，也具有不可替代的作用。两者训练的侧重点有所不同，但又遵循着一些共性的原则与要求。

第一节　基本原则与要求

一、基本原则

（一）循序渐进

导引练功的"功"，即功夫、时间的意思，所谓功到自然成。尤其对于初学者而言，需要有充分的思想准备，练功是一个比较漫长的循序渐进过程，通过持续不断地积累，才能够慢慢理解并掌握练功要领，体会到练功的效用，如果急于求成，急功近利，不按照正常的程序练习，往往欲速则不达，甚至出现不良的练功反应，适得其反。

具体来说，包括练功难度由浅入深、由简单到复杂，练功量由小到大、由少到多，练功时间由短到长、由疏到密，练功方式由动到静、由外到内等。

在疾病急性发作期，通常不宜进行复杂、量大、难度较高的功法练习，而且要密切监控、评估，根据病情变化适时调整练功处方。亚急性期和慢性期，在评估的基础上拟订合适的练功处方，练习一段时间后，根据功效反应逐渐调整练功量和功法难度。

（二）动静结合

根据功法的外在表现形式，可以将功法分为动功和静功两大类。动静结合，是指在功法选择上应兼顾动功和静功，不可偏执于一端。

动功，侧重于外在的筋、骨、皮的训练；静功，侧重于内在的"一口气"的训练。动静结合,也是内练与外练结合,体现了传统功法强调全面性和整体性训练的特点。

通常情况下,初习功法宜从动功开始,以外练为主,这样容易上手,不易出偏,当然也要控制好练功量。随着功法训练的深入,对于练功要领和技巧的掌握渐渐纯熟,已经形成了比较良好的练功习惯,则可以逐步融入一些静功、内练的内容,动功与静功有机结合地进行练习,最终过渡到以静功练习为主。

动和静又是相对的,不可截然分开。外形动,内在的心神宜保持宁静;外形静,而内在的气血则一刻不停地在动。在练功的不同阶段,动功和静功训练的侧重点有所不同,而动静结合原则是贯穿于始终的。

(三) 练养相兼

练,是指按照功法技术要求进行练习、操练和训练。养,是指适当休息、调养,包括饮食、起居、情志、劳作等日常生活的各个方面。练养相兼,就是要处理好功法训练与休息调养之间的关系,两者兼顾,避免专注其一而忽视其他。

首先,初学初练阶段,在练功技术要领掌握还不纯熟的时候,或是动功练功量过大、静功用意念过重时,往往在练功以后感到疲劳,需要适当休息调养。对于慢性病患者或素体虚弱者,尤其要注意这一点。

其次,通过一定休息调养,保持身心轻松、精力旺盛的状态,也可以保证练功质量,提高练功效能。

其三,经过一段时间的功法训练,功夫渐渐纯熟以后,如果能将练功的要领和体会融入日常生活的各个方面,在养中练、练中养,练与养融为一体,则是练养相兼的最高要求和境界。

(四) 顺其自然

自然,有两层意思。一是指自然界的自然,二是指自然而然的状态。

天地之间构成自然,其运行变化有着内在固有的规律,如寒来暑往、花开花落、日升日降、五行生克等。顺其自然,是指练功过程中,应该主动适应和利用自然界阴阳更迭、互根互用的作用规律,调整和安排练功内容、练功方式等,《黄帝内经》中"春夏养阳、秋冬养阴"的论述即此意。

功法练习过程中,身体内环境会发生变化,出现一定的练功反应,因人而异,各种各样,甚至千奇百怪,不可思议,特别是疾病患者,反应更为强烈。这就要求在练功之初做好充分的思想准备,一旦出现练功反应,泰然处之,切勿惊慌。通常情况下,不在意这些反应,它就会渐渐淡化、消失;反之,越是在意它,反应受到意念的强化,就不容易消除,甚至引发更强烈的反应。因此,顺其自然而然的练功状态是一种比较安全的处置原则。

二、基本要求

(一) 一般要求

1. **身心并调**　是指将外在有形身体和内在无形心神的调整与锻炼有机结合,并驾齐驱。通过对外在有形机体的调整训练,能够使筋骨系统保持良好的协调性和柔顺性,有效抵御六淫之邪的侵袭,耐受并及时修复劳倦损伤。

2. **松静自然**　在导引练功锻炼的过程中要求始终处于宁静、轻松和舒适的状态。身体放松,要求做到松而不懈,紧而不僵,精神放松,恬淡虚无,宁神静气。

3. **灵活准确**　在导引练功的练习中不死板的模仿动作姿势,要求在动作形式基本符合练习要领和规范的前提下,一定要结合自身的生理和心理特点,针对不同的动作姿势或练习的不同阶段,因人、因时、因地制宜,灵活的调整功法的难度和练习强度,以练习后身心不甚疲劳,精神状态饱满为佳。

4. **缓慢柔和**　在练习中要求动作不僵不拘,轻松自如,缓慢柔和,舒展大方,虚实分明,动静有序,在符合人体各关节生理活动的前提下尽量多方位和广角度的练习,充分发挥功法动作对全身各关节或软组织"抻筋拔骨"的作用。

5. **意气合一**　在练习中要求做到心到意到,意到气到,气到力到,意气相随,心息相依,使动作、意念和呼吸达到高度的协调统一。

(二) 核心技术要素

导引练功的功法种类数以万计,表现形式各种各样,就其核心的操作技术要领可以概括为三个方面,即调身、调息和调心,并逐步过渡到三调和一。

1. **调身**　是指身体姿势的调整和锻炼,包括坐、立、卧、行四种情况。古人将其要求高度概括为坐如钟、立如松、卧如弓、行如风。

(1) 坐如钟:日常生活中或是初学打坐者,比较好的坐姿是平坐。首先,要调整好凳子的高度,坐下去的时候正好保持小腿与地面垂直,大腿与地面平行。若凳子太高,要将脚下垫高;若凳子太低,则将臀部垫高。然后,再来调整身体,两脚平行,似同肩宽;髋部放松,重心下沉;虚膝实足,十趾抓地;虚灵顶劲,头正身直,目视前方;沉肩垂肘,含胸拔背,直腰蓄腹;两手掌心向下,自然放于大腿上面,也可以双手重叠,掌心向内,置于腹前。

如果需要伏案工作,则只是将两手置于桌面上做各种操作,身体的其他部分应尽量保持上面的要求。

要保持良好的坐姿,背部尽量不要依赖椅子的靠背,特别是所谓根据人体工程学原理制作的带着各种曲线的靠背椅,背部依赖靠背,而腰部远离靠背,腰背部呈斜线反倒会引起腰酸背痛等一系列健康问题。正确的坐法是,只坐在凳子前面一半或1/3的部分,如果累了,可以站起来活动一下;或者索性坐到凳子底部,整个腰背部与椅背贴住。

经过一定时间练习,筋的柔顺性比较好了以后,可以改用盘坐练习,具体又分为自然盘、单盘和双盘。

(2) 立如松:立如松的核心要点是要求站立时保持身体重心居中而不偏移,脊柱正直,两脚可以并拢或分开,两手自然垂于身体两侧,也可重叠置于腰部或腹部。

从练功夫的角度,则要求两脚平行,分开站立,与肩等宽;髋部放松,重心下坠;虚膝实足,十趾抓地;虚灵顶劲,头正身直,目视前方,舌舔上腭;沉肩垂肘,含胸拔背,直腰蓄腹。这是练习站桩养生功在调身方面的基本要求。根据不同的练习目的和习惯,对手臂的要求有所不同。

(3) 卧如弓:人的一生约有1/3的时间是躺在床上度过的,什么样的睡姿更加有利于缓解疲劳和养生? 或是将练功与睡眠融为一体,应该怎么理解和实施"卧如弓"呢?

首先,"卧如弓"指的是侧卧位睡姿,左侧卧和右侧卧都可以,如果年纪比较大、心脏功能较差的人,则以右侧卧为主,适当减少长时间左侧卧。

其次,要把枕头调整好。枕头的材质宜软硬适度,具有一定的支撑硬度,又可以自然塑形;枕头的高度,应该在侧睡的时候与自己一侧的肩膀宽度差不多高,这样枕头的高度正好与肩宽匹配,脖子就不会向左或右倾斜,基本上处于中立位置,比较容易放松而缓解疲劳。要避免将枕头压于肩下。

其三,下肢有两种摆法,以右侧卧为例,一种姿势是右腿尽量屈膝屈髋,左腿稍微屈膝屈髋,左膝内侧置于右脚跟内侧面;另一种姿势是双腿同步屈膝屈髋,屈曲程度以舒适为度。右手掌心向上置于脸部前面的枕头上,左手掌心向下置于髋部。腰背部微微屈曲。

有研究表明,侧卧状态下身体比较容易放松,有助于更快地进入深睡眠。如果每天能够保持深睡眠状态3~5小时,即可完全消除一天的疲劳,而不一定非要睡足8小时。

(4) 行如风:当一位熟悉的人从远处走来,在还没有看清楚面容时,单凭走路的姿态,基本上就能认出这个人是谁。这说明一个人的步态是有其固定特征的。同时,步态也是可以变化和调整的,如步履轻盈、步态沉重、步履蹒跚等。有意识地去训练自己走路的姿态,形成正确的步态习惯,也是一种健身和养生的方法。经过反复实践和考证,这里的"风"指的是动力,比喻在身体后面仿佛有一股风推着向前走。这种感觉在走上坡路时最为明显,后脚必须用力蹬,人才能前行。如果把这种状态用在走平路的时候,注意力集中在后脚,每一步都是后脚稍微用点儿力后蹬,就达到"行如风"的要求了。

新近的医学研究也表明,走路是一种十分有效的健身和辅助治疗方法,它可以促进身体新陈代谢,增加肌肉力量和关节灵活性,保持身体平衡与协调能力,加强心脏功能,良性调节血糖和血脂水平,减缓大脑衰老进程。与跑跳类运动、球类运动、游泳、借助于器械的训练方式相比,走路更为安全、有效和方便。

2. **调息** 是指呼吸的调整和锻炼。呼吸,也叫吐纳,通过呼吸运动、吐故纳新、调畅气机,有益于增进体内气的功能,促进气血运行,保持经络通畅,维系身体健康。

生命赖以生存的气来自于三个方面,一是禀赋于父母,谓之先天元气;二是化生于饮食,谓之水谷之气;三是来自于呼吸,谓之自然清气。由此可见,呼吸锻炼不失为一种养生保健、防病治病的好方法。

关于吐纳之术的具体内容,可谓名目繁多,流派纷呈,比如胸式呼吸、腹式呼吸、顺式呼吸、逆式呼吸、间歇呼吸、停顿呼吸、数息、胎息等,但究其最为核心的关键技术,则应该是呼吸的频率和节奏,根据《灵枢·五十营》篇的记载,人的呼吸频率维持在一定的常数,既可以保证气的摄入量,又不至于无谓地消耗能量。这个呼吸常数就是每昼夜 13 500 次,用 1 天 24 小时的计时方法来进行换算,每分钟的呼吸次数为:13 500/(24×60)= 9.375 次;每次呼吸的时间为:(24×60×60)/13 500 = 6.4 秒。

按照西医学的研究,成年人生理状态下每分钟的呼吸频率为 16~20 次,比《黄帝内经》记载的呼吸频率差不多快了一倍,这是一个值得深入研究的有趣问题。

呼吸频率的训练是至关重要的。按照每次呼吸时间 6.4 秒为标准,只要控制好吸气 3 秒、呼气 3 秒,中间停顿 0.4 秒,即可达到要求。当然,这是一个理想的标准状态,也不要过度追求,否则容易引起憋气。要慢慢练习,逐渐适应,最后在坐、立、行、卧的各种状态下都能够保持呼吸平稳,就把练功自然融入到了日常生活起居之中。

3. **调心** 是指对心神的调摄和锻炼。一般分为"松"和"净"两个阶段。

首先要放松紧张的情绪、精神和思想,可以借助于呼气环节默念"松""放松"等文字,发挥自我心理暗示效应,就会渐渐达到心身放松的状态。

在放松状态下,心情便会平静,凝神一处,心神安定。但在较长时间处于安定状态之中时,也可能会出现各种各样的练功反应,此时不可分心耗神,还是要定住一念,并慢慢淡化这最后的一念,由静转入净,才算是达到一种理想的入功状态。这种状态可遇而不可求,真正是功到自然成。

4. **三调和一** 是指调身、调息、调心三者同步同时而没有先后次序地自然发生。这也是一种理想的练功状态和境界,需要通过长时间的训练才有可能实现。

功法训练时,一般由调身或调息的某一调入手,结合调息、调身和调心进行锻炼,逐步达到三调和一。

三、练功处方

导引练功要想取得理想的效果,除了科学地、系统地安排练习内容外,还必须因人而宜安排各自适宜的练功量。

练功量是指人体在练功过程中所能完成的生理负荷量,具体包括强度、密度、时间、数量和练功项目特性等,改变这些因素中的任何一个因素,都会使练功效果受到影响。强度是指练功过程中运动的程度,这个要求以练功者各自体质及生理适应程度而定,不可一概而论。密度是指单位时间内重复练习的次数,训练中常以密度作为一个因素来表示练功量的大小,所以密度在练功量中反映时间与次数的关系,也是练功量中一个重要的环节。时间因素是指在一次练功中,应考虑练功的总时间,单一功法完成的时间,上一次练习与下一次练习之间的间歇时间以及练习中完全休息的时间等。数量是指一次练功中重复练习的量或练习的总量,练功中没有一定的数量就没有一定的质量,也就没有良好的效果。练功项目特性是指导引练功的方法不同而对人体的影响作用也不同,所以在安排练功量时也应考虑这个因素。练功量诸因素间是相互依存的,只有在全面考虑这些因素的基础上,才能因人而异制订适合自身情况的运动量,从而保证良好的效果。

四、注意事项

(一) 基本注意事项

练习者尽量保持练功之处空气流通,光线明暗适宜,以环境好的室外练功为佳,尽量穿宽松的衣服,不佩戴手表、首饰等物品,不要赤脚直接站在水泥地面上,宜站在泥土、地毯或者木板上,避免当风练功,练完后不可马上用冷水洗澡,半小时后才可进行,宜用温水,不可过饥或过饱练功,饭前或饭后一小时不宜练功,练完功后不可立即进食,情绪不平静或身心疲劳时,不可勉强练功,练功时一定要注意呼吸顺畅,自然呼吸,呼吸频率保持一致,不受外界因素影响,不要人为地去调节呼吸,练习可根据自己的时间或疾病情况而定,灵活选择练习动作,不可强求练功效果,尽量做到心平气和,无欲无求,在疲劳、女子经期或孕期等特别情况下不宜练功,练功结束时,应做全身或局部的整理放松运动,以消除疲劳,促进体力恢复。

(二) 饮食方面注意事项

饮食力求多样化,不可偏食,少食油炸类、糯米类食物,身体虚弱或肠胃不佳者禁吃此类。在练功期间少接触烟、酒、咖啡及刺激类食品,尽可能少食或不食性味偏苦、寒、凉、燥、热及生冷瓜果等食物或饮品,少吃宵夜,尤忌暴饮暴食,其对脾胃的损伤甚为严重。

（三）起居方面注意事项

起居有常,尽量不要熬夜,按时起床,练功要适可而止,动静适当,不可为追求效果而强力为之,以防造成运动伤害,身体过劳或睡眠不足时,一定要保持静养或者休息,脑力劳动偏多者,宜多锻炼四肢和脊柱。

（四）情绪方面注意事项

一般来说,练习者应当心境平和,恬淡虚无,不可与人斤斤计较,也不可急躁,必须脚踏实地,循序渐进和持之以恒地进行练习。

（五）练功时间和地点注意事项

一般来讲,导引练功的锻炼对时间没有严格的要求,如有条件尽量选择一个固定的时间进行练习,有利于使自己养成习惯,能够比较快速地进入状态,练功地点一般选择在环境安静,通风条件良好,空气清新,地面干燥、软硬适中的室内或室外。

第二节　施术者练功

导引练功,对手法工作者而言,可以增强身体素质,增强手法的耐力和功力,提高手法技能和临床应用水平,从而充分发挥手法的临床疗效。手法的学习和应用不仅需要掌握手法的操作技巧,而且更重要的是领悟和掌握手法的内涵。松解理筋类手法在临床操作时要求持久、有力、均匀、柔和、深透,刚柔并济,而整骨合缝类手法在施术时要求稳、准、巧、快,以轻巧的寸劲,瞬间完成整复动作。结合功法练习,使手法操作过程中更加容易做到心到意到、意到气到、气到力到。

一、站桩初阶

（一）三圆式

【姿势与动作】

两脚平行站立,与肩同宽,两手上提,合抱于腹前,掌心向内,手指相对;保持头正身直,沉肩垂肘,含胸拔背,直腰收腹,松胯屈膝,脚趾抓地;舌抵上腭,目视前方,面带微笑,调匀呼吸,收功(图4-1-A,视频4-1-A)。

【呼吸与意念】

练习时要求呼吸慢细匀长,意守环抱之球,用意要松,若有若无,绵绵若存。

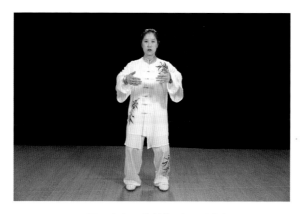

图 4-1-A　站桩初阶（三圆式）

【功效与应用】

具有舒筋通络，平衡阴阳，扶正祛邪的功效。

能够提高手法施术者肩、肘、腕、指、髋、膝、踝、趾等关节及相关肌肉、韧带的力量和韧性。

（二）撑抱式

【姿势与动作】

两脚平行站立，与肩同宽，两手上提，合抱于腹前，掌心向内，手指相对，距离肩部 33cm 左右；保持头正身直，沉肩垂肘，含胸拔背，直腰收腹，松胯屈膝，脚趾抓地；舌抵上腭，两目平视前方，调匀呼吸，收功（图 4-1-B，视频 4-1-B）。

【呼吸与意念】

练习时要求呼吸慢细匀长，随着姿势体位从高位向低位过渡，呼吸调整应加深、加长。意守环抱之球，用意要松，若有若无，绵绵若存。

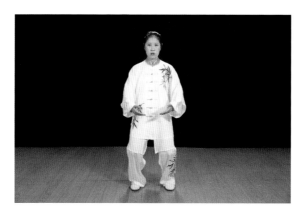

图 4-1-B　站桩初阶（撑抱式）

【功效与应用】

具有疏通经脉,强筋健骨,扶正祛邪的功效。

重点锻炼手法施术者肩、肘、腕、指、髋、膝、踝、趾等关节与相关肌肉、韧带的力量和韧性。

二、易筋经·卧虎扑食

【姿势与动作】

两脚并步直立,全身放松,两目平视前方,沉肩垂肘,含胸拔背,直腰收腹,两手自然下垂;左脚向前迈一大步,右腿蹬直,成左弓箭步,双手由腰侧向前做扑伸动作,手与肩同高,掌心向前,腕关节尽量背伸,手呈虎爪状;双手直掌撑地至左足两侧,呈跟背相叠,身体向后收回提臀,双足踏紧,臀高背低,胸腹收紧,双臂伸直,蓄势待发;头、胸、腹、腿依次紧贴地面,向前呈拱形探送,抬头挺胸,沉腰收臀,双目前视,再由腿、腹、胸、头依次紧贴地面,向后呈弧形收还,至臀高背低位,蓄势收紧,于臀高背低位时,换左右足位置,如前起伏往返操作;于臀高背低位时,右足从左脚跟上落下,向前迈半步,左脚跟上半步,两足成并步,缓缓起身,双手收回于两侧(图4-2,视频4-2)。

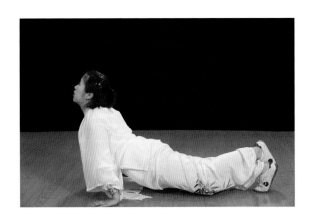

视频 4-2
易 筋 经 ·
卧 虎 扑 食

图 4-2　易筋经·卧虎扑食

【呼吸与意念】

呼吸用鼻吸口呼法,两手扶地,变前弓后箭步时,用意调匀呼吸。撑起、后缩吸气;下俯、前冲呼气。意念凝注前方,有向前扑捉之感。

【功效与应用】

具有增强指力、臂力、腰力以及壮腰强肾,伸筋健骨,舒筋通络的功效。

重点锻炼手法施术者手指、上肢各肌群、胸大肌、腹肌、腰背肌及下肢各肌群。

三、易筋经·韦陀献杵第二势

【姿势与动作】

两脚分开站立,稍宽于肩,两手至身体两侧向上抬起,掌心向下,保持水平;头正身直,肩肘放松,含胸拔背,直腰收腹,松胯屈膝,脚趾抓地;舌抵上腭,两目平视,面带微笑,调匀呼吸,收功(图4-3,视频4-3)。

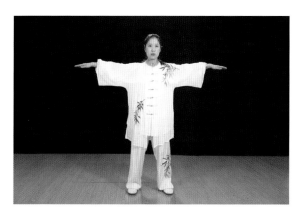

视频4-3

视频 4-3
易筋经·
韦陀献杵
第二势

图 4-3　易筋经·韦陀献杵第二势

【呼吸与意念】

练习时宜自然呼吸,意念集中于两掌内劳宫穴及足趾部。练纯熟后改用腹式呼吸,在吸气时意念集中于内劳宫穴,呼气时意念集中于足跗趾大敦穴。

【功效与应用】

具有增强臂力、腿力以及宽胸理气,疏通经脉,平衡阴阳的功效。

重点锻炼上臂三角肌、肱三头肌、前臂伸肌群、股四头肌及趾伸肌群等。

四、少林内功·前推八匹马

【姿势与动作】

两脚分开站立,稍宽于肩,两手上提至腰间,掌心向上,四指并拢,拇指分开,呈八字掌,马裆势;两掌上提肩前,用力向前推出,四指指端向前,拇指向上,掌心相对,向肩前收回,落于腰间,收回(图4-4-A、图4-4-B,视频4-4)。

【呼吸与意念】

练习时要求思想集中,呼吸自然,不要屏气。

【功效与应用】

具有增强两臂蓄劲、指力以及宽胸理气,健脾养胃,疏通三焦的功效。

重点锻炼肱三头肌等肌群的力量,以增强手臂、指端之力。

脊柱
手法医学

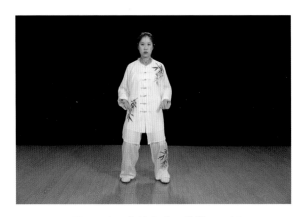

图 4-4-A　少林内功·前推八匹马 1

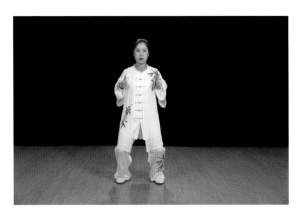

图 4-4-B　少林内功·前推八匹马 2

视频 4-4
少林内功·
前 推 八 匹
马

五、少林内功·倒拽九牛尾

【姿势与动作】

两脚分开站立,稍宽于肩,两掌上提至腰间,掌心向上,四指并拢,拇指分开,呈八字掌,马裆势;两掌上提肩至腰间,用力向前推出,翻掌握拳,用力拉至肩前,变八字掌落于脚间,收功(图 4-5-A、图 4-5-B,视频 4-5)。

【呼吸与意念】

练习时要求思想集中,以意引气,意气相随,呼吸自然。

【功效与应用】

具有增强两臂的旋劲、掌力、握力以及疏通经络,调和气血,扶正祛邪的功效。

重点锻炼肩胛下肌、胸大肌、背阔肌、大圆肌、肱二头肌、肱桡肌以及旋前

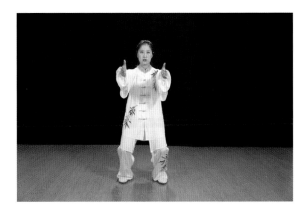

图 4-5-A　少林内功·倒拽九牛尾 1

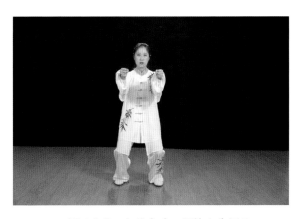

视频 4-5

视频 4-5
少林内功·
倒拽九牛
尾

图 4-5-B　少林内功·倒拽九牛尾 2

圆肌等肌群。

六、太极·云手

【姿势与动作】

左云手,上体左转,重心左移,右脚向左脚并拢,两腿屈膝半蹲,两脚平行向前成小开立步;左手经头前向左划弧运转,掌心逐渐向外翻转,右手向下、向左划弧运转,掌心渐渐转向内,视线随左手运转;右云手,上体右转,重心右转,左脚向左横开一步,脚尖向前;右手经头前向右划弧运转,掌心逐渐由内转向外,左手向下、向右划弧,停于右肩前,掌心渐渐翻转向内,视线随右手运转;左云手,动作同前;收功(图 4-6-A~图 4-6-D,视频 4-6)。

【呼吸与意念】

练习时要求意念集中,呼吸自然,不要屏气。

脊柱
手法医学

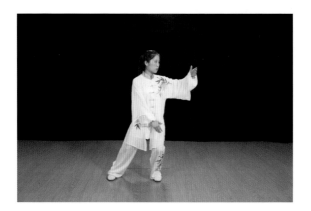

图 4-6-A　太极·云手 1

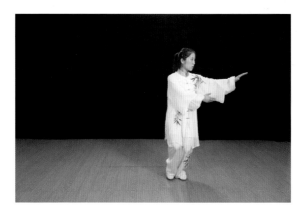

图 4-6-B　太极·云手 2

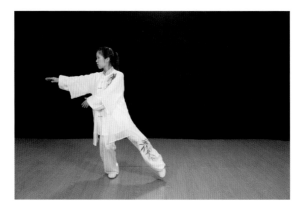

图 4-6-C　太极·云手 3

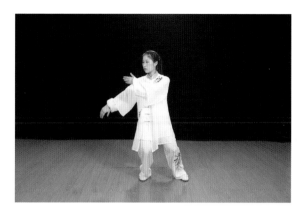

视频 4-6
太极·云手

图 4-6-D　太极·云手 4

【功效与应用】

具有增强两臂、腕的旋劲,提高身体的平衡能力以及强筋健骨,疏通经脉,调理脏腑的功效。

重点锻炼肱二头肌、肱三头肌、三角肌、胸大肌、背阔肌、大圆肌、竖脊肌、下肢的股四头肌及小腿三头肌等肌群。

七、太极·揽雀尾

【姿势与动作】

右揽雀尾,后坐扣脚,收脚抱球,转体上步,弓步掤臂,摆臂后捋,转体搭手,弓步前挤,转腕分手,后坐引手,弓步前按;左揽雀尾,转体撤手,后坐扣脚,收脚抱球,转体上步,弓步掤臂,摆臂后捋,转体搭手,弓步前挤,转腕分手,后坐引手,弓步前按(图 4-7-A~图 4-7-H,视频 4-7)。

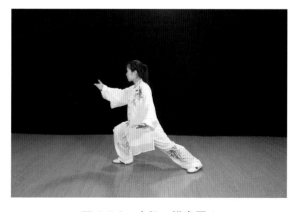

图 4-7-A　太极·揽雀尾 1

237

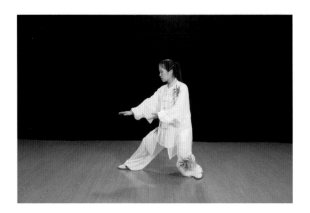

图 4-7-B　太极·揽雀尾 2

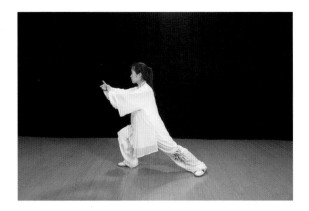

图 4-7-C　太极·揽雀尾 3

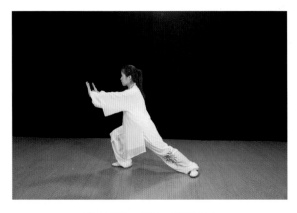

图 4-7-D　太极·揽雀尾 4

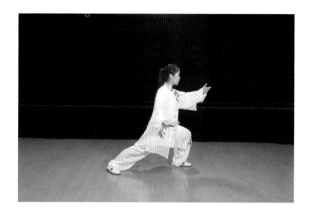

图 4-7-E　太极·揽雀尾 5

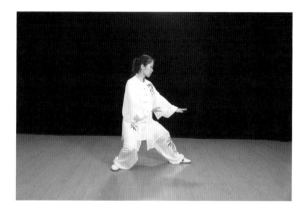

图 4-7-F　太极·揽雀尾 6

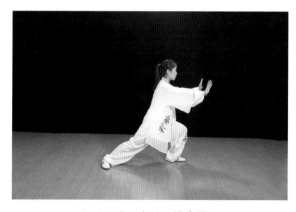

图 4-7-G　太极·揽雀尾 7

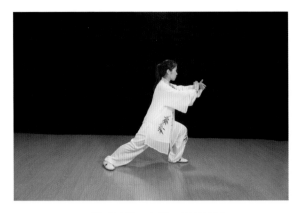

视频 4-7
太极·揽
雀尾

图 4-7-H　太极·揽雀尾 8

【呼吸与意念】

练习时要求意念集中,呼吸自然,不要屏气。

【功效与应用】

具有增强臂、腕的旋劲,提高身体的平衡能力以及强筋健骨,疏通经脉,调理脏腑的功效。

重点锻炼肱二头肌、肱三头肌、三角肌、胸大肌、背阔肌、大圆肌、竖脊肌、腰方肌、腰大肌、髂腰肌、下肢的股四头肌及小腿三头肌等肌群。

八、静坐初阶

(一)端坐

【姿势与动作】

坐在凳子的前三分之一,调整高度,保持大腿与地面平行,小腿与地面垂直,两脚分开,与肩同宽;调整身体,保持头正身直,沉肩垂肘,含胸拔背,直腰收腹,两手掌心向下,放于大腿上面;舌抵上腭,两目微闭,面带微笑,调匀呼吸,缓慢降低呼吸频率(图 4-8,视频 4-8-A)。

【呼吸与意念】

练习时要求意念集中,呼吸均匀、自然。

【功效与应用】

具有宁心安神,通经活络,调理脏腑的功效。

重点锻炼身体的精气神。

(二)盘坐

【姿势与动作】

自然盘、单盘、双盘,臀部适当垫高,双掌重叠,左手向上,右手在下,大拇指接触,两拇指指尖相对;保持头正身直,沉肩垂肘,含胸拔背,直腰收腹,舌

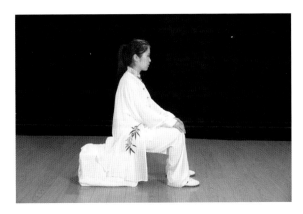

图 4-8　静坐初阶

视频 4-8-A　　静坐初阶 1　　　　　视频 4-8-B　　静坐初阶 2

抵上腭,两目微闭,面带微笑,调匀呼吸,缓慢降低呼吸频率(视频 4-8-B)。

【呼吸与意念】

练习时要求意念集中,呼吸均匀、自然。

【功效与应用】

具有宁心安神,通经活络,调理脏腑的功效。

重点锻炼身体的精气神。

第三节　患 者 练 功

导引练功,对患者练习而言,具有强筋壮骨、调和气血、疏通经络、平衡阴阳、扶正祛邪和延年益寿的功效。

一、擎天柱地

【姿势与动作】

双脚分开站立,一手握住另一手腕部,自身体前面上提,在胸前翻掌向上,举过头顶,手心向上,两臂尽量贴近耳部,保持 1~2 分钟。

可以保持身体原地不动,也可以缓慢走动。握腕之手每半分钟左右交换 1 次(图 4-9-A~图 4-9-C,视频 4-9)。

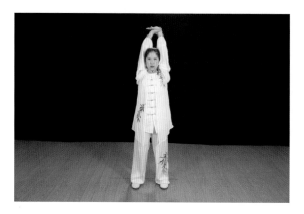

图 4-9-A　擎天柱地 1

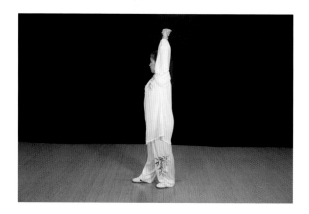

图 4-9-B　擎天柱地 2

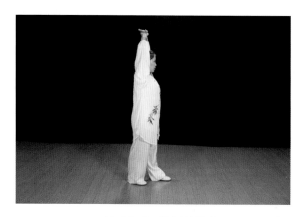

视 频 4-9
擎天柱地

图 4-9-C　擎天柱地 3

【呼吸与意念】

保持自然呼吸,呼吸的频率可以比平时稍慢一些,不要屏气。

意想手向上、脚向下牵拉身体,无限延伸,仿佛撑开天地。

【功效与应用】

具有舒展肩臂、腰背、躯干侧面部位筋脉和疏肝理气、调畅气机的功效。

可用于长时间久坐、久立和经常弯腰用力之人的预防保健,以及颈椎病、习惯性落枕、肩痛、肩关节周围炎、腰背痛等患者缓解期的康复治疗。也可用于肝失条达、肺失宣降、气机升降失调等证的辅助治疗。

二、运肩拔背

【姿势与动作】

两脚分开站立,以肩关节为中心,连续做一个"上提→后拉→下落→前运"的环形运动,上提、后拉时用力,下落、前运时放松,连续 5~10 圈;再相反方向运肩 5~10 圈(图 4-10-A~图 4-10-C,视频 4-10)。

【呼吸与意念】

自然呼吸,不要屏气;注意力集中在肩背部。

肩部上提至顶点时,感觉颈部向下缩紧。

整个动作连贯、缓慢、匀速,一气呵成,需用心仔细体会一个"运"字。

【功效与应用】

具有舒展肩臂、肩背、肩颈、前胸部位筋脉和疏通手三阴、手三阳及任督二脉、调畅气机的功效,同时促进肩关节的血液循环,改善关节功能。

可用于缓解颈项肩背僵硬、酸痛、疲劳;颈椎病患者经过治疗症状缓解后;颈肩部日常保健。颈椎病急性发作时暂不要做。

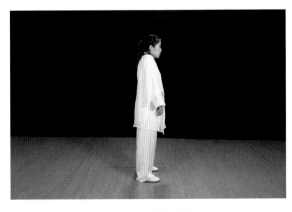

图 4-10-A 运肩拔背 1

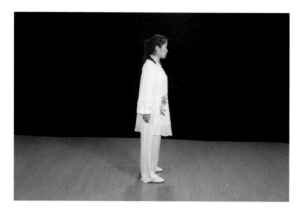

图 4-10-B 运肩拔背 2

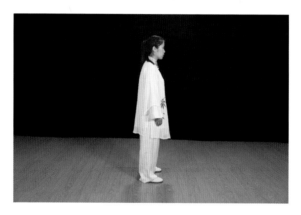

图 4-10-C 运肩拔背 3

视频 4-10
运肩拔背

三、左顾右盼

【姿势与动作】

两脚分开站立,与肩同宽。头部缓缓向左后转,动作略停,目视左斜后方,停顿 3 秒。头部缓缓回正,目视前方,然后缓缓向右后转,动作略停,目视右斜后方,停顿 3 秒。头部缓缓回正,目视前方(图 4-11-A、图 4-11-B,视频 4-11)。

【呼吸与意念】

自然呼吸,不要屏气;眼睛尽量看身体后面的最远处。

【功效与应用】

具有舒展颈部筋脉,刺激颈部大椎穴,鼓舞阳气的作用。加强眼肌的活动能力与神经调节能力。

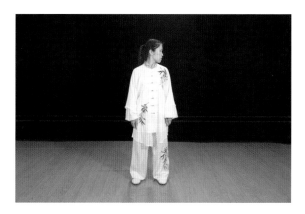

图 4-11-A　左顾右盼 1

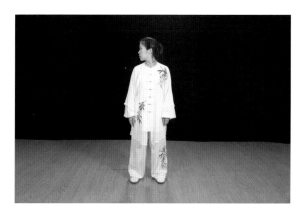

视 频 4-11
左顾右盼

图 4-11-B　左顾右盼 2

可用于缓解颈项部僵硬、酸痛、疲劳,颈椎病患者经过治疗症状缓解后;颈肩部日常保健。颈椎病急性发作时暂不要做。也可用于近视眼、飞蚊症、视野缺损等的治疗和保健。

四、乾坤运转

【姿势与动作】

身体左转,同时,两手分开向左右分推,立掌,四指并拢,拇指用力分开,目视身体后方左手;转头,目视右手;身体转正,双手合十于胸前。身体右转,同时,两手分开向左右分推,立掌,四指并拢,拇指用力分开,目视身体后方右手;转头目视左手;身体转正,双手合十于胸前(图 4-12-A、图 4-12-B,视频 4-12)。

【呼吸与意念】

转身、转头时吸气,推掌时呼气。注意力集中于动作和呼吸,呼吸与肢体

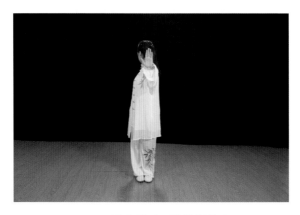

图 4-12-A 乾坤运转 1

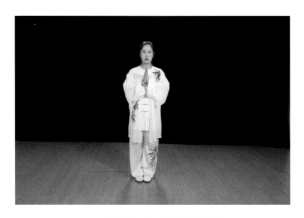

图 4-12-B 乾坤运转 2

视频 4-12
乾坤运转

动作保持协调,不要屏气。

【功效与应用】

伸展腕臂肩背部筋脉,通过脊柱的回旋,增大前胸后背及肋间肌的活动范围,起到柔筋通络、调畅气血的作用。

可用于长时间久坐、久立和经常弯腰用力之人的预防保健,以及颈椎病、习惯性落枕、肩痛,以及不明原因的胸闷气短等的治疗与保健。也可用于肝失条达、肺失宣降、气机升降失调等证的辅助治疗。

五、仰卧抬腿

【姿势与动作】

仰卧体位,两腿伸直并拢,一边吸气一边上抬,吸气末正好抬到最高点,然后停住不动,把气完全呼掉;然后一边吸气一边落下,吸气末正好落到床面。

简便方法:仰卧体位,两腿伸直并拢,一边吸气一边上抬,吸气末正好抬到最高点;然后一边呼气一边落下,呼气末正好落到床面(图 4-13,视频 4-13)。

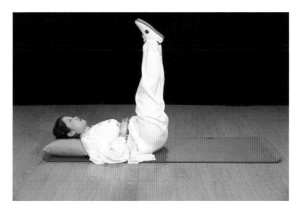

视频 4-13
仰卧抬腿

图 4-13　仰卧抬腿

【呼吸与意念】 呼吸与动作协调配合,注意力集中在腰腹部,控制好节奏,匀速起落。

【功效与应用】

具有舒展腹部、腰背部、臀部、盆底部位筋脉和疏通膀胱经、督脉,补肾壮腰的功效。

腰酸不适,腰肌劳损;腰椎间盘突出症、椎体滑脱症、椎管狭窄症等病症经过治疗处于缓解期的患者;腰部日常保健。也可以用于肾阳不固、肾气虚衰,以及女性月经疾病的日常保健。

六、双手攀足

【姿势与动作】

端坐位,双腿伸直并拢,自然弯腰身体前屈,两手握住腿部最远的地方,接着抬头前探,下巴尽量去接近脚尖,保持 5~10 秒,回到坐位,此为 1 次(图 4-14,视频 4-14)。

【呼吸与意念】

整个过程自然呼吸,不要屏气。注意力集中在腰腿部。动作宜舒缓柔和,顺势而为,不可用猛力、暴力。

【功效与应用】

具有舒展腰背部、臀部位筋脉和疏通膀胱经、督脉,补肾壮腰的功效。

腰酸不适,腰肌劳损;腰椎间盘突出症、椎体滑脱症、椎管狭窄症等病症

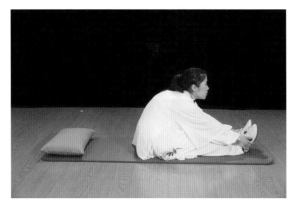

视频 4-14
双手攀足

图 4-14　双手攀足

经过治疗处于缓解期的患者;腰部日常保健。也可以用于肾阳不固、肾气虚衰的日常保健。

七、天地交泰

【姿势与动作】

站立位,双脚并拢,两手自身体两侧向上,合于头顶上方,手指相扣,掌心向下;双手下压,同时弯腰至极限位置,两手抱于腿后或足跟部,抬头前探,起身;两手托腰,身体后仰,身体直立;先身体后仰,再头部后仰,恢复身体直立;屈膝屈髋至半蹲位置,身体直立(图 4-15-A~图 4-15-G,视频 4-15)。

【呼吸与意念】

保持呼吸平稳,气息畅顺,抬头前探、身体和头部后仰时呼气。注意力集中在动作和呼吸上面。动作转换宜慢不宜快,连贯平稳;抬头前探、身体和头

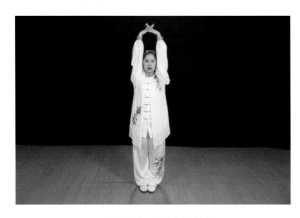

图 4-15-A　天地交泰 1

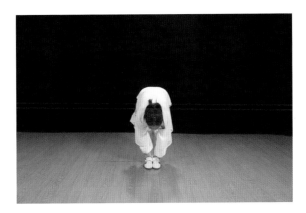

图 4-15-B　天地交泰 2

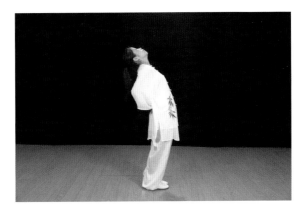

图 4-15-C　天地交泰 3

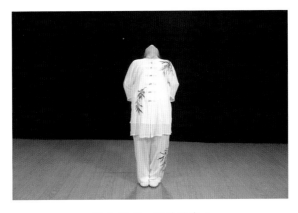

图 4-15-D　天地交泰 4

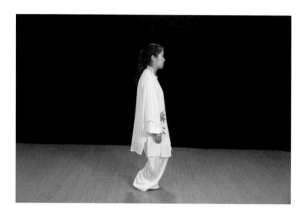

图 4-15-E　天地交泰 5

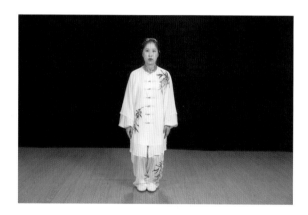

图 4-15-F　天地交泰 6

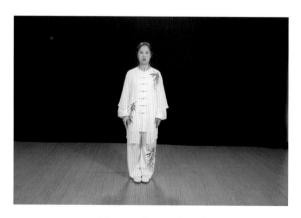

视频4-15

视频 4-15
天地交泰

图 4-15-G　天地交泰 7

部后仰,以及半蹲位时可分别停留 10 秒左右。

【功效与应用】

伸展身体前面和后面的筋脉,具有柔筋通络、畅达气血、疏通经络的功效。

可用于长时间久坐、久立和经常弯腰用力之人的预防保健,以及各种脊柱疾病及脊柱相关疾病的康复治疗。也可用于气机不畅、筋脉拘挛的日常保健。

八、仰卧双撑

【姿势与动作】

仰卧位,保持颈下、腰下垫枕支撑,后枕部接触床面,两掌交叠,合于腹上,左掌在内,右掌在外。身体放松,调匀呼吸,缓慢降低呼吸节奏,舌抵上腭,双目微闭(图 4-16,视频 4-16)。

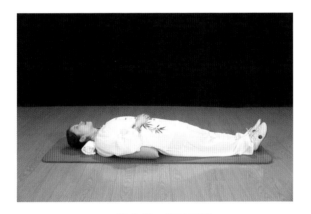

视频 4-16
仰卧双撑

图 4-16　仰卧双撑

【呼吸与意念】

身体放松,意念专注于呼吸,渐渐减慢呼吸频率,可默念"1、2、3"吸气,停顿 1 秒,再默念"1、2、3"呼气。

【功效与应用】

具有改善筋骨关系,调畅气血运行的作用。调整呼吸有利于促进气血运行,保持经络通畅,维系身体健康。

可用于长时间久坐、久立和经常低头、弯腰用力之人的预防保健,以及各种脊柱疾病及脊柱相关疾病的康复治疗。也可用于气机不畅、各种内脏虚损的日常保健。

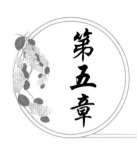

第五章 常见病症

第一节 颈 痛

颈痛是指颈、项部疼痛,伴颈部活动不利为主要症状的一组临床症候群。可表现为颈项部牵涉缺盆、胸前、项枕、两肩、上背部疼痛,颈部主动和被动活动受限,颈部僵硬、板滞,颈肌张力增高甚至痉挛,持续时间长短不一,病情轻者适当休息后可自行缓解,重者反复持续发作,需要医治。

落枕、项背部肌筋膜炎、胸廓出口综合征、前斜角肌综合征、颈型颈椎病、颈椎退行性改变、颈椎间盘突出症等以颈痛为主诉者,可参考本节诊治。

【病因病机】

颈部肌肉及周围组织慢性积累性损伤,加之退变,在早期阶段,对分布其间的椎窦神经感觉纤维构成刺激,其向中枢发放传入冲动,经脊髓节段反射的途径,导致颈项部和肩胛骨区域肌肉出现紧张状态,出现该区域的肌紧张性疼痛。椎间盘退变,纤维环结构的部分破坏、椎间盘组织的轻度膨出及椎骨骨质的轻度增生,会加剧这一病理过程。

中医学认为,颈痛与督脉、手足太阳经和手少阳经经络不畅密切相关;经筋受损,筋脉拘急,气血阻滞不通,或寒湿凝滞,经脉闭阻,皆可引起颈痛一证。

【诊断要点】

(1) 颈项部疼痛,疼痛范围可涉及颈枕、颈肩、项背、缺盆、上肢等部位,疼痛性质可表现为酸胀、僵硬、板滞、疼痛等。

(2) 颈部屈伸、侧屈、左右旋转不利。

(3) 疼痛部位肌张力增高,可触及硬结或条索状物,伴压痛。

(4) 颈夹肌、半棘肌、斜方肌张力明显增高,肩胛提肌、菱形肌、冈下肌、大小圆肌处可触及硬结、条索状改变,伴压痛。

(5) 可有落枕、颈项部劳损或受凉史。

(6) 颈部 X 线平片检查,可见颈椎生理弧度减小、变直或反弓,钩椎关节间隙左右欠对称,棘突投影不共线等。

脊柱手法医学

（7）排除椎管内和椎体的肿瘤与感染等引起的颈痛。

【临床评估】

考虑到手法治疗的特异性和针对性，区分上、中、下三段进行临床评估。

1. 颈枕部与颈椎上段一般涉及寰枕关节和第1~3颈椎。

（1）常伴有枕部、耳后、颞部、头顶、前额、面部酸楚、胀麻、疼痛，耳鸣耳聋、视物昏花等症状。

（2）可见颈部旋转不利。

（3）触诊颈枕部、颈项部、颈肩缺盆部位和寰枕关节、第1~3颈椎关节，可出现压痛和关节终末感增强。

（4）颈椎X线片或CT三维重建可见：①寰枕、寰枢关节位置关系异常（包括齿状突不居中、寰椎侧块与枢椎椎体间隙左右不对称、寰椎或/和枢椎旋转或/和侧向位移、枢椎前倾或/和后仰）。②第2、第3颈椎棘突投影左右偏移。③颈椎曲度异常（包括弧顶上移或下移、曲度变直、反弓、S型改变、第1~3颈椎节段曲折、中断或阶梯状改变）。④第2、第3颈椎关节突关节位置关系异常（下关节突突入椎间孔）。以上至少1项表现异常。

2. 颈椎中段一般涉及第3~6颈椎。

（1）常伴有颈项、缺盆、肩臂、上肢与手部桡侧部酸胀、疼痛、麻木等症状。

（2）可见颈部侧屈、旋转、屈伸不利。

（3）触诊颈项部、颈肩缺盆部位和第3~6颈椎椎旁，可出现压痛和关节终末感增强。

（4）颈椎X线片或CT三维重建可见：①第3~6颈椎棘突投影左右偏移。②颈椎曲度异常（包括弧顶上移或下移、曲度变直、反弓、S型改变、第3~6颈椎节段曲折、中断或阶梯状改变）。③第3~6颈椎关节突关节位置关系异常（下关节突突入椎间孔）。以上至少1项表现异常。

3. 颈椎下段与胸椎上段一般涉及第6、第7颈椎及第1、第2胸椎。

（1）疼痛部位常出现在项根部、颈肩部、上背部、肩胛部，常伴有上肢及手部尺侧酸胀、疼痛、麻木，头晕、头胀等症状。

（2）可见颈部屈伸、侧屈、旋转不利。

（3）触诊颈项、颈肩缺盆部位及第6~7颈椎、第1、第2胸椎椎旁，可出现压痛和关节终末感增强，少数情况下触诊背部肩胛区域和胸椎椎旁也可出现压痛。

（4）颈椎X线片或CT三维重建可见：①第6颈椎至第2胸椎棘突投影左右偏移。②颈椎曲度异常（包括弧顶上移或下移、曲度变直、反弓、S型改变、第 6 颈椎至第 2 胸椎节段阶梯状改变)。③第 6 颈椎至第 2 胸椎关节突关节位置关系异常(下关节突突入椎间孔)。以上至少 1 项表现异常。

【手法治疗】

1. 颈椎上段与颈枕部

(1) 颈枕部一指禅推法结合颈枕部拨揉法。

(2) 颈项部一指禅推法结合颈项部拨揉法。

(3) 颈前部拨揉法、缺盆部拨揉法。

(4) 颈枕部勾揉/拨法、颈项部勾揉/拨法、颈项部勾推法。

以上每个部位各操作 1~2 分钟。

(5) 根据定位、定向评估结果,选择颈椎上段坐位旋推法、寰枕关节坐位旋推法,每次 1 项,进行治疗。

(6) 颈枕部拨揉法,点拨太阳、角孙,点振百会等,每穴操作 1 分钟左右。

2. 颈椎中段

(1) 颈项部一指禅推法结合颈项部拨揉法。

(2) 颈肩部一指禅推法结合颈肩部拨揉法、颈肩部㨰法。

(3) 缺盆部拨揉法结合颈前部拨揉法、拿揉手三里、拿揉合谷。

(4) 颈项部勾揉/拨法、颈项部勾推法。

以上每个部位各操作 1~2 分钟。

(5) 根据定位评估结果,选择颈椎中段坐位旋提法、颈椎中段仰卧位旋转法、颈胸椎仰卧位拔伸法,每次 1 项,进行治疗。

(6) 颈肩部推法或颈肩部叩击法,操作 1 分钟左右。

3. 颈椎下段与胸椎上段

(1) 颈肩部一指禅推法结合颈肩部拨揉法、颈肩部㨰法。

(2) 背部㨰法结合背部拨揉法、点按肩井、点按天宗。

(3) 颈项部一指禅推法结合颈项部拨揉法。

(4) 肩井部拨揉法、颈前部拨揉法、缺盆部拨揉法。

以上每个部位各操作 1~2 分钟。

(5) 根据定位评估结果,选择胸椎中段俯卧位扳按法、颈胸椎坐位胸抵端提法或颈胸椎俯卧位旋推法,每次 1 项,进行治疗。

(6) 颈肩部擦法、背部擦法或颈肩部叩击法、背部叩击法,操作 1 分钟左右。

【日常调护】

(1) 急性发作期,适当控制颈部活动;调整枕头软硬度和高度,以舒适为度。

(2) 亚急性期和缓解期,选择擎天柱地、运肩拔背、左顾右盼、乾坤运转等1~2项进行练习。

（3）注意避免颈项部受冷和长时间低头姿势。

（4）必要时,配合中药外敷或内服,或药食两用之品进行调治。

第二节　颈　臂　痛

颈臂痛是指以颈、肩、臂、手部疼痛为主要症状的一组临床症候群,表现为颈、肩、臂、手部牵涉痛或触电样放射痛,也可伴有手臂麻木、无力、酸胀等症状。

颈椎病、颈椎间盘突出症、胸廓出口综合征、肩胛上神经卡压症、前斜角肌综合征等表现为以颈、肩、臂、手疼痛为主者,可以参考本节进行诊治。

【病因病机】

颈部及上肢的解剖特点与功能联系密切,颈部软组织损害者常诱发同侧肩、肘、臂部软组织损害。颈椎的退变也是颈臂痛常见的原因。通常表现在颈椎间盘退行性改变,纤维环的透明变性、纤维增粗、排列紊乱,出现裂纹,细小裂纹可逐渐扩大,产生裂隙,髓核通过纤维环的裂隙突向边缘,也可穿过后纵韧带裂隙进入椎管,压迫硬膜囊、神经根和脊髓;退变的椎间盘,缓冲能力下降,椎间隙变窄,颈椎生物力学改变,颈椎小关节应力平衡失调,小关节的上下关节面发生错缝,长期磨损致使关节突增生、肥大,形成小关节处的关节炎,可导致关节间隙变窄,椎间孔前后径、上下径均变窄,刺激脊神经根和脑脊膜返支窦椎神经;椎体相邻的骨面和骨缘为适应应力的改变,在应力集中处出现骨赘,引起一系列病理改变,如椎体以及关节突周围的骨刺,椎间盘的变性、纤维环破裂、髓核突出,椎管内韧带的肥厚,韧带-椎间盘间隙的肉芽组织反复创伤、劳损刺激下机化、骨化或钙化,刺激或者压迫神经根、椎动脉、脊髓。

颈椎间孔外的神经血管卡压,由于退变或者解剖的异常,颈部前、中斜角肌痉挛肿胀或者位移,使斜角肌间隙狭窄而压迫臂丛神经血管;经常的肩部劳损致使肩胛上、下横韧带的劳损增厚、水肿,至肩胛切迹和冈盂切迹的容量变小,使其间行走的肩胛上神经受压。

本病的直接病变部位在筋骨,又涉及气血、营卫、经络、脏腑等,由风寒湿邪,乘虚入侵,痹阻颈肩臂部经络,筋脉不舒,发为筋结筋挛;气血瘀滞,血不循经,瘀血停积,气机受阻,不通则痛;气血亏虚,血不养筋,筋脉拘急而痛;虚劳致损,肾气不足,阳气虚弱,筋弛筋纵致痛;或筋偏出槽,骨节错缝,筋不能束骨,皆可引起颈臂痛症。

【诊断要点】

（1）颈、肩、臂、手部疼痛。通常有颈、肩、臂及手部牵涉样、触电样放射疼痛,可伴上肢、手指麻木、酸胀、肌力下降等。一侧发病居多。

（2）颈部屈伸、侧屈活动不利,以后伸、向患侧屈活动受限者居多。

（3）患侧椎旁、颈横纹、缺盆区域、小圆肌出口区域等部位压痛明显,常可诱发或加剧上肢放射痛或麻木。

（4）头部叩击试验、患侧臂丛神经牵拉试验、椎间孔挤压试验可呈阳性。

（5）可有落枕、患侧提拉重物、外感风寒、长时间低头等病史。

（6）颈部影像学检查,可见颈椎生理弧度消失或反弓、棘突投影不共线、颈椎间盘突出、患侧颈椎间孔骨性狭窄等表现。

（7）排除肩关节周围炎、肱骨外上髁炎、腕管综合征、椎管内和椎体的肿瘤与感染等引起的颈臂痛。

【临床评估】

根据上肢疼痛区域偏于桡侧还是尺侧,病变部位有所不同。

1. 颈椎中段病变部位通常累及第3~6颈椎。

（1）由颈部、缺盆、肩上与肩前部、上臂和前臂桡侧、手掌桡侧至拇指、食指、中指酸胀、疼痛、麻木。

（2）可伴有肱二头肌的肌力和反射改变。

（3）可见颈部侧屈、旋转、屈伸不利。

（4）触诊颈项部、第3~6颈椎椎旁,出现关节终末感增强伴压痛,提示为根性疼痛;触诊患侧颈横纹、颈肩缺盆部位,出现结节样改变伴压痛,提示为干性疼痛。

（5）颈椎X线可见:①颈椎曲度异常（包括弧顶上移或下移、曲度变直、反弓、S型改变、第3~6颈椎节段曲折、中断或阶梯状改变）。②第3~6颈椎棘突投影左右偏移,椎体后缘连线异常。③椎间隙变窄。④关节突关节增生。⑤项韧带出现钙化。CT或MRI可见:①颈椎第3~6椎间盘膨出、突出或髓核脱出。②黄韧带增厚。③后纵韧带钙化或骨化。

2. 颈椎下段与胸椎上段病变部位通常累及第6、第7颈椎与第1、第2胸椎。

（1）由颈项部、肩部、肩胛部,经上臂、前臂、手掌部尺侧,至小指、环指、中指出现酸胀、疼痛、麻木。

（2）肱三头肌肌力和手部肌肉握力减弱,可有肱三头肌肌腱反射减弱和消失。

（3）可见颈部侧屈、旋转、屈伸不利。

（4）触诊颈项部、第6、第7颈椎与第1、第2胸椎椎旁,出现关节终末感增强伴压痛,提示根性疼痛;触诊背部肩胛区域、小圆肌出口区域,出现结节样改变伴压痛,提示干性疼痛。

（5）颈椎 X 线可见：①颈椎曲度异常（包括弧顶上移或下移，曲度变直，反弓，S 型改变，第 6 颈椎至第 2 胸椎节段曲折、中断或阶梯状改变）。②第 7 颈椎棘突投影左右偏移，椎体后缘连线异常。③椎间隙变窄。④关节突关节增生。⑤项韧带出现钙化。CT 或 MRI 可见：①第 6 颈椎~第 1 胸椎椎间盘膨出、突出或髓核脱出。②黄韧带增厚。③后纵韧带钙化或骨化。

【手法治疗】

1. 颈椎中段病变部位通常累及第 3~6 颈椎。

（1）颈项部拨揉法结合颈项部一指禅推法。

（2）颈前部拨揉法结合缺盆部拨揉法。

（3）点按肩井、拿拨极泉、拿揉合谷。

（4）颈肩部一指禅推法、颈肩部拨揉法结合颈肩部㨰法。

（5）或配合颈项部勾揉/拨法、颈项部勾推法。

以上每个部位各操作 1~2 分钟。

（6）根据定位评估结果，选择颈椎中段坐位旋提法、颈椎中段坐位旋转法、颈椎中段仰卧位旋转法、颈胸椎仰卧位拔伸法，每次 1 项进行治疗。

（7）颈肩部擦法或颈肩部叩击法，操作半分钟左右。

2. 颈椎下段与胸椎上段病变部位通常累及第 6、第 7 颈椎与第 1、第 2 胸椎。

（1）颈项部拨揉法结合颈项部一指禅推法。

（2）颈肩部拨揉法、颈肩部一指禅推法结合颈肩部㨰法。

（3）点按肩贞、点按天宗。

（4）背部㨰法结合背部拨揉法。

以上每个部位各操作 1~2 分钟。

（5）根据定位评估结果，选择胸椎中段仰卧位抵压法、胸椎中段俯卧位扳按法、胸椎中段坐位膝抵拉提法、颈胸椎坐位胸抵端提法或颈胸椎俯卧位旋推法，每次 1 项进行治疗。

（6）颈肩部擦法、背部摩法、背部擦法或颈肩部叩击法、背部叩击法，操作 1 分钟左右。

【日常调护】

（1）急性发作期，适当控制颈部、肩部和手臂活动；调整睡枕软硬度和高度，以舒适为度。

（2）亚急性期和缓解期，可选择太极云手、运肩拔背、乾坤运转、左顾右盼中 1~2 项进行练习。

（3）注意避免颈项部受冷和长时间低头姿势，以及肩关节、手臂的受凉和负重。

（4）必要时,配合服用调畅气机、补益肝肾、益气养血、散寒通络的中药或药食两用之品进行调治。

第三节　颈性头痛

颈性头痛是指颈枕部牵涉头部疼痛,伴颈部活动不利为主要症状的一组临床症候群。可表现为颈部牵涉后枕部、前额部、颞部、眼眶或耳前区域疼痛,颈部主动和被动活动受限,颈部僵硬、板滞,颈肌张力增高甚至痉挛,持续时间长短不一,病情轻者适当休息后可自行缓解,重者反复持续发作,需要医治。

神经-血管性头痛、偏头痛、三叉神经痛、不明原因头痛等病症,可参考本节诊治。

【病因病机】

颈椎及其周围组织慢性积累性劳损、退行性改变,特别是枕骨下缘短小肌肉长时间处于异常应力状态下,肌张力持续增高,甚至肌肉痉挛,对穿行其间的枕大神经和枕小神经产生挤压性刺激,两者与眶上神经、颞神经及其伴行的枕动脉均有广泛交通,可引起上述神经、血管分布区域内的酸胀、疼痛、麻木等症状。这些颈神经的感觉纤维支配范围可向前延伸到前额部、颞部、眶下部,受到卡压或炎症性刺激时,可出现牵涉性头痛、耳鸣、眼胀、嗅觉和味觉改变等。此外,第1、第2和第3颈神经后支离开椎管后,穿行于肌肉组织内,当肌肉等组织发生炎症、缺血、损伤、挤压或刺激神经时,可引发颈源性头痛。

中医学认为,督脉、足太阳膀胱经、足少阳胆经、手少阳三焦经、手太阳小肠经、手阳明大肠经和足阳明胃经等,经过颈项部上连后枕、巅顶、两颞、前额、耳前和鼻咽部位,某一经络感受风寒湿邪,闭阻经脉,或局部筋骨积累性损伤,筋出槽、骨错缝累及经脉,其相应的循行部位即会发生不通则痛的情况。

【诊断要点】

（1）颈部、项枕部牵涉至头部疼痛,间歇性或持续性发作。

（2）颈椎旋转、侧屈、屈伸活动不利。

（3）枕骨下缘、乳突下缘、颞部和寰枕关节、寰枢关节、第2~5颈椎关节突关节间隙压痛。

（4）旋颈试验可呈阳性。

（5）可有长时间低头或姿势异常、落枕、颈项部受冷等病史。

（6）颈部影像学检查可见骨性结构、椎间盘退变或椎动脉发育性异常等表现。

（7）排除颅内器质性病变、高血压病、颅脑损伤后遗症等。

【临床评估】

病变部位通常累及颈椎中上段、寰枢关节、寰枕关节等。

（1）颈椎、颈项、项枕部疼痛，范围可涉及后枕、巅顶、颞部、前额、眼眶周围等，疼痛性质可表现为胀痛、隐痛、刺痛、跳痛、重滞疼痛等，可伴有耳鸣或脑鸣、头昏或头晕、视物昏花、嗅觉或味觉异常等症状。

（2）颈部旋转、屈伸、侧屈等主动和被动活动受限，活动时可诱发或加重头痛等症状。

（3）触诊枕骨下缘、乳突下缘、枕部、头部、颞部及颈部周围督脉、足太阳膀胱经、足少阳胆经、手少阳三焦经、手太阳小肠经、手阳明大肠经、足阳明胃经等循行部位，可发现结节样改变伴压痛。

（4）触诊寰枕关节、寰枢关节和第2~5颈椎关节突关节间隙，可发现结节样改变、终末感增强，且伴有压痛。

（5）颈椎X线片或CT三维重建可见：①寰枕、寰枢关节位置关系异常（包括齿状突不居中、寰椎侧块与枢椎椎体间隙左右不对称、寰椎或/和枢椎旋转或/和侧向位移、枢椎前倾或/和后仰）。②第2~5颈椎棘突投影左右偏移。③颈椎曲度异常（包括弧顶上移或下移、曲度变直、反弓、S型改变、颈椎第1~5节段曲折、中断或阶梯状改变）。④第2~5颈椎关节突关节位置关系异常（下关节突突入椎间孔）。至少1项表现异常。

【手法治疗】

（1）颈枕部拨揉法结合颈枕部一指禅推法。

（2）颈项部拨揉法结合颈项部一指禅推法。

（3）点拨风府、风池、完骨、翳风。

（4）或者配合颈枕部勾揉/拨法、颈项部勾揉/拨法、颈项部勾推法。

以上每个部位各操作1~2分钟。

（5）根据定位、定向评估结果，选择颈椎上段坐位旋推法、寰枕关节坐位旋推法或颈椎中段坐位旋转法、颈椎中段仰卧位旋转法，每次1项进行治疗。

（6）点振百会法、颈肩部叩击法，操作半分钟左右。

【日常调护】

（1）急性发作期，适当控制颈部活动；调整睡枕软硬度和高度，以舒适为度。

（2）亚急性期和缓解期，选择擎天柱地、运肩拔背、左顾右盼、乾坤运转中的1~2项，以及仰卧双撑进行练习。

（3）注意避免颈项部受冷和长时间低头姿势。

（4）必要时，根据具体情况配合服用中药或药食两用之品进行调治。

第四节 颈 性 眩 晕

颈性眩晕是指因颈部活动或体位改变而诱发的以眩晕为主要症状的一组临床症候群。可表现为头脑昏沉、头目昏蒙、天旋地转,常伴有恶心、呕吐、冷汗、甚者一过性晕厥,一般持续时间较短,随着颈部位置的复原可自行缓解。

颈椎病、高血压病或疑似梅尼埃病、良性发作性位置性眩晕、精神心理性头晕、耳石症等以眩晕、头晕或头昏为主诉者,可参考本节诊治。

【病因病机】

颈性眩晕发病原因不明,病理机制复杂。一般认为,椎动脉的颅外段受颈项部结构退变、椎体失稳的影响,导致椎-基底动脉血流障碍,加之颈部感受器和前庭中枢紊乱,是引发颈性眩晕的直接原因,其中,椎动脉 V1 段和 V3 段是最常见的受累部位;颈部交感神经激惹是引起椎-基底动脉血供异常的另一重要原因。血管粥样硬化、颈部外伤、颈椎椎体和椎动脉解剖结构变异等都是重要的潜在发病条件。

就全身情况而言,气机失调,清阳不升,浊阴不降,清窍蒙蔽;肝肾亏虚,水不涵木,肝阳上亢,肝风内动;或气血亏虚,或寒湿凝滞,经脉闭阻,脑髓失养,皆可引起眩晕一证。

【诊断要点】

(1) 头晕或眩晕伴随颈部疼痛。

(2) 头晕或眩晕多出现在颈部活动后。

(3) 多伴有冷汗、恶心、呕吐、心慌、恐惧等症状。

(4) 部分患者颈扭转试验阳性。

(5) 多有颈部外伤或劳损史。

(6) 颈部影像学检查异常,如颈椎生理弧度消失或反弓、椎体不稳、椎间盘突出等。

(7) 排除其他非颈椎原因。

【临床评估】

1. 颈椎下段与胸椎上段通常情况下涉及第6、第7颈椎与第1、第2胸椎。

(1) 常伴有项根部、颈肩部、上背部、肩胛部、上肢及手部尺侧酸胀、疼痛、麻木等症状。

(2) 可见颈部侧屈、旋转、屈伸活动受限。

(3) 触诊颈项、颈肩、缺盆部位,可见结节样改变伴压痛;触诊第6、第7颈椎、第1、第2胸椎椎旁,可出现关节终末感增强伴压痛,少数情况下触诊背部肩胛区域和胸椎椎旁也可出现压痛。

（4）颈椎 X 线片或 CT 三维重建可见：①第 6 颈椎~第 2 胸椎棘突投影左右偏移。②颈椎曲度异常（包括弧顶上移或下移、曲度变直、反弓、S 型改变、第 6 颈椎~第 2 胸椎节段曲折、中断或阶梯状改变）。③第 6 颈椎~第 2 胸椎关节突关节位置关系异常（下关节突突入椎间孔）。至少 1 项表现异常。

2. 颈椎中段通常情况下涉及第 3~6 颈椎。

（1）常伴有颈项、缺盆、肩臂、上肢与手部桡侧部酸胀、疼痛、麻木等症状。

（2）可见颈部侧屈、旋转、屈伸活动受限。

（3）触诊颈项部、颈肩、缺盆部位，可见结节样改变伴压痛；触诊第 3~6 颈椎椎旁，可出现关节终末感增强伴压痛。

（4）颈椎 X 线片或 CT 三维重建可见：①第 3~6 颈椎棘突投影左右偏移。②颈椎曲度异常（包括弧顶上移或下移、曲度变直、反弓、S 型改变、第 3~6 颈椎节段曲折、中断或阶梯状改变）。③第 3~6 颈椎关节突关节位置关系异常（下关节突突入椎间孔）。至少 1 项表现异常。

3. 颈椎上段与颈枕部通常情况下涉及第 1~3 颈椎和寰枕关节。

（1）常伴有枕部、耳后、颞部、头顶、前额、面部酸楚、胀麻、疼痛，耳鸣耳聋、视物昏花等症状。

（2）可见颈部旋转活动受限。

（3）触诊颈枕部、颈项部、颈肩、缺盆部位，可见结节样改变伴压痛；触诊第 1~3 颈椎及寰枕关节，可出现关节终末感增强伴压痛。

（4）颈椎 X 线片或 CT 三维重建可见：①寰枕、寰枢关节位置关系异常（包括齿状突不居中、寰椎侧块与枢椎椎体间隙左右不对称、寰椎或/和枢椎旋转或/和侧向位移、枢椎前倾或/和后仰）。②第 2、第 3 颈椎棘突投影左右偏移。③颈椎曲度异常（包括弧顶上移或下移、曲度变直、反弓、S 型改变、颈椎第 1~3 节段曲折、中断或阶梯状改变）。④第 2、第 3 颈椎关节突关节位置关系异常（下关节突突入椎间孔）。至少 1 项表现异常。

【手法治疗】

1. **颈椎下段与胸椎上段**

（1）颈肩部一指禅推法结合颈肩部拨揉法、颈肩部㨰法。

（2）背部㨰法结合背部拨揉法、点按肩贞、点按天宗。

（3）颈项部一指禅推法结合颈项部拨揉法。

（4）缺盆部拨揉法、颈前部拨揉法、点拨气户、点拨中府。

以上每个部位各操作 1~2 分钟。

（5）根据定位评估结果，选择胸椎中段仰卧位抵压法、胸椎中段俯卧位扳按法、胸椎中段坐位膝抵拉提法、颈胸椎坐位胸抵端提法或颈胸椎俯卧位旋推法,每次 1~2 项进行治疗。

（6）颈肩部擦法、背部摩法、背部擦法或颈肩部叩击法、背部叩击法,操作 1 分钟左右。

2. 颈椎中段

（1）颈项部一指禅推法结合颈项部拨揉法。

（2）颈肩部一指禅推法结合颈肩部拨揉法、颈肩部擦法。

（3）缺盆部拨揉法结合颈前部拨揉法、拿拨极泉、拿揉合谷。

（4）颈项部勾揉/拨法、颈项部勾推法。

以上每个部位各操作 1~2 分钟。

（5）根据定位评估结果,选择颈椎中段坐位旋提法、颈椎中段坐位旋转法、颈椎中段仰卧位旋转法、颈胸椎仰卧位拔伸法,每次 1~2 项进行治疗。

（6）颈肩部擦法、或颈肩部叩击法操作 1 分钟左右。

3. 颈椎上段与颈枕部

（1）颈枕部一指禅推法结合颈枕部拨揉法。

（2）颈项部一指禅推法结合颈项部拨揉法。

（3）颈前部拨揉法、缺盆部拨揉法。

（4）颈枕部勾揉/拨法、颈项部勾揉/拨法、颈项部勾推法。

以上每个部位各操作 1~2 分钟。

（5）根据定位、定向评估结果,选择颈椎上段坐位旋推法、寰枕关节坐位旋推法,每次 1 项进行治疗。

（6）颈枕部拨揉法、点拨风府、点振百会,操作 1 分钟左右。

【日常调护】

（1）急性发作期,适当控制颈部活动;调整睡枕软硬度和高度,以舒适为度。

（2）亚急性期和缓解期,选择擎天柱地、运肩拔背、左顾右盼、乾坤运转中的 1~2 项,以及仰卧抬腿进行练习。

（3）注意避免颈项部受冷和长时间低头姿势。

（4）必要时,配合服用调畅气机、补益肝肾、益气养血、散寒通络的中药或药食两用之品进行调治。

第五节　项 背 痛

项背痛是指以项部、上背部、肩胛部持续性或间断性僵硬、疼痛为主要症状的一组临床症候群。有时背痛可牵彻到胸部,所以又称之为"胸背痛"。

胸椎小关节紊乱症、胸胁屏气伤、胸椎棘上和棘间韧带损伤、项背部肌肉损伤、项背部肌筋膜炎、特发性脊柱侧凸症和曲度异常、纤维肌痛综合征等，以项背痛为主要表现者，可参考本节诊治。

【病因病机】

因直接或间接性外力作用于项背部，造成局部肌肉、筋膜、韧带、神经等组织损伤，或进一步引起骨性结构异常改变，加之增龄性的退行性病变、骨质疏松等，皆可引发项背部疼痛等症状。

中医学认为，风寒湿邪侵袭，入于经络，气血受阻；或异常外力持续作用，筋骨受损，致筋出槽、骨错缝，血瘀气滞，闭阻经脉；或年老体弱，肝肾亏虚，气血不足，筋脉失养。皆可引起项背部气机升降失常，经脉闭阻不通，而出现疼痛等症。

【诊断要点】

（1）项背部持续性或间歇性疼痛。

（2）可伴有颈项、项背、腰背部活动不利。

（3）胸椎棘突间或椎旁压痛。

（4）可有项背损伤、劳损或受凉史。

（5）胸椎影像学检查可见骨性结构异常和退行性改变等。

（6）排除心脏、胆囊、胰腺及其他内脏病变引起的牵扯背痛，骨质疏松性骨痛、椎管内占位、椎体破坏性病变等。

【临床评估】

（1）项背部疼痛，范围可涉及项根部、颈肩部、上背部、肩胛部、腰背部、胁肋部等；疼痛性质可表现为隐痛、胀痛、窜痛、牵涉痛、刺痛等。

（2）颈项部、项背部、腰背部活动受限。

（3）触诊第 7~12 胸椎棘突间、椎旁、竖脊肌、肩胛骨周围等部位，可见结节样改变，且伴压痛。

（4）可出现脊柱叩击痛。

（5）胸椎 X 线片可见：①棘突投影左右偏移；②胸椎曲度异常（包括弧顶上移或下移、曲度变直、反弓、S 型改变）；③关节突关节位置关系异常。至少1 项表现异常。

【手法治疗】

（1）背部拨揉法、背部㨰法结合腰部㨰法。

（2）点按天宗、肩贞、膈俞、章门。

（3）背部肘推法、腰部肘推法结合背部摩法。

以上每个部位各操作 1~2 分钟。

（4）捏脊法，操作 3~5 遍。

（5）背部和腰部擦法，透热为度。

（6）根据定位评估结果，选择胸腰椎侧卧位旋转法、胸腰椎坐位旋推法、胸椎中段仰卧位抵压法、胸椎中段俯卧位扳按法、胸椎中段坐位膝抵拉提法、颈胸椎坐位胸抵端提法、或颈胸椎俯卧位旋推法，每次 1 项，进行治疗。

【日常调护】

（1）急性发作期，适当控制项背部活动；调整床垫软硬度和高度，以舒适为度。

（2）亚急性期和缓解期，选择运肩拔背、双手攀足、乾坤运转、天地交泰中的 1~2 项，以及八段锦、太极云手等进行练习。

（3）注意避免项背部受冷和姿势不良。

（4）必要时，配合服用具有调畅气机、散寒通络功效的中药或药食两用之品进行调治。

第六节　胁 肋 痛

胁肋痛是指脊背部牵涉一侧、或两侧胁肋部疼痛为主要症状的一组临床症候群。疼痛可表现为窜痛、胀痛、隐痛、刺痛，严重时，剧烈运动、喷嚏、咳嗽、深呼吸可引起疼痛加重。

胸胁屏气伤、肋骨软骨炎、肋间神经痛、胸部损伤性疼痛、胸椎小关节紊乱、疑似胆囊炎等，表现以脊背部牵涉胁肋部疼痛为主诉者，可参考本节诊治。

【病因病机】

胁肋痛发病原因不明，病理机制复杂。从解剖上看，胸脊神经由 12 对组成，由相应的脊髓节段发出。胸脊神经的前支，上 11 对行走于肋间，称为肋间神经，第 12 胸神经前支行于 12 肋的下方，称为肋下神经。肋间神经一般不形成神经丛。在肋角处，肋间神经和血管穿过肋间内肌，在肋间内肌和肋间外肌之间，紧贴肋沟下缘前行，肋间血管被肋沟保护，但是肋间神经仍行走于肋沟下缘，可在病毒感染、机械损伤、邻近组织或器官病变后，造成肋间神经被压迫、刺激，出现炎性反应而引发疼痛。

胁肋为肝、胆经脉所循行之处，本病之发生无论是外感六淫之邪或内伤七情之因，均与肝、胆经脉病变有密切关系。具体可分为四个方面：①情志不舒，或抑郁，或暴怒气逆，导致肝脉不畅，肝气郁结，气机阻滞，不通则痛，发为胁痛。②肝郁气滞，久可及血，引起血行不畅，瘀血停留，或跌仆闪挫，恶血不化，致瘀血阻滞胁络，不通则痛，而成胁痛。③风寒湿热之邪，侵袭蕴结肝胆，肝胆疏泄不利，气机阻滞，不通则痛，而成胁痛。④猝然遭受外力，伤及肝胆经脉，经气别行，或郁滞不舒，引发胁肋疼痛。

【诊断要点】

（1）脊背部牵涉沿一侧或两侧胁肋部疼痛，疼痛性质可以表现为窜痛、胀痛、隐痛、刺痛、烧灼样疼痛等。

（2）严重时,转侧活动、咳嗽、喷嚏、深呼吸等使疼痛加重;或疼痛区域向腹部、胸口或是内脏区域扩散。

（3）有感受风寒、情绪刺激、外伤、或用力不当史。

（4）相应节段胸椎椎旁压痛或叩击痛,肋间隙或肋骨下缘结节样改变伴压痛。

（5）除外可能引起胁肋痛的其他疾病,如心肺器质性疾病、急性白血病、带状疱疹等。

（6）胸椎影像学检查排除骨折、胸椎结核、肿瘤、胸椎间盘突出等病症。

【临床评估】

1. 胸椎上段筋出槽、骨错缝　通常情况下涉及第 3~7 胸椎。

（1）可伴有嗳气、胸闷,或是瘀血症状。

（2）可伴有呼吸受限、患侧肩部上举受限或是转动时伴有肌腱弹响声。

（3）触诊胁肋部位可出现压痛,也可伴有背部肩胛区域、脊旁或是竖脊肌压痛。

（4）多无明显影像学改变,但需胸椎 CT 片排除骨折、胸椎结核、肿瘤、胸椎间盘突出症等。

2. 胸椎下段筋出槽、骨错缝　通常情况下涉及第 8~12 胸椎及第 1、第 2 腰椎。

（1）可伴有腹胀、妇女月经不调,或瘀血、黄疸等症状。

（2）可伴有腰部左右旋转不利。

（3）触诊胁肋部位可出现压痛,也可伴有脊旁、竖脊肌或第三腰椎横突压痛。

（4）多无明显影像学改变,但需胸椎 CT 片排除骨折、胸椎结核、肿瘤、胸椎间盘突出症等。

【手法治疗】

1. 胸椎上段筋出槽、骨错缝

（1）俯卧位,背部拨揉法。

（2）背部㨰法结合背部拨揉法,作用于肩胛骨内侧缘。

（3）点按天宗、拿拨极泉。

（4）背部肘推法。

（5）侧卧位,胁肋部揉拨法。

以上每个部位各操作 1~2 分钟。

（6）根据定位评估结果,选择胸椎中段仰卧位抵压法、胸椎中段俯卧位扳按法、胸椎中段坐位膝抵拉提法,每次 1 项,进行治疗。

（7）背部摩法、背部擦法或背部叩击法，操作1分钟左右。

2. 胸椎下段筋出槽、骨错缝

（1）俯卧位，背部拨揉法、腰部揉拨法。

（2）背部㨰法结合腰部㨰法。

（3）点按章门、点按腰眼。

（4）背部肘推法、腰部肘推法。

（5）侧卧位，胁肋部揉拨法。

以上每个部位各操作1~2分钟。

（6）根据定位评估结果，选择胸腰椎侧卧位旋转法、胸腰椎坐位旋推法、胸椎中段仰卧位抵压法、胸椎中段俯卧位扳按法、胸椎中段坐位膝抵拉提法，每次1项，进行治疗。

（7）背部摩法、背部擦法、腰部摩法、腰部擦法或背部叩击法、腰部叩击法，操作1分钟左右。

【日常调护】

（1）急性发作期，适当控制肩背部活动。平时以健侧卧位为主，帮助损伤修复。

（2）亚急性期和缓解期，选择擎天柱地、运肩拔背、左顾右盼、乾坤运转中的1~2项进行练习。

（3）日常起居应调畅情志，避免风寒淋雨，避免不当用力，保持正确的坐卧行立的姿势。

（4）必要时，配合服用疏肝理气、散寒通络、活血化瘀的中药或药食两用之品进行调治。

第七节　腰　　痛

腰痛是指以腰骶部疼痛为主要症状的一组临床症候群。疼痛部位主要涉及腰部正中、脊柱一侧或两侧、骶髂部，有时涉及臀部、腹部等部位，伴有腰部活动不利等。

急性腰扭伤、慢性腰肌劳损、第三腰椎横突综合征、椎间盘源性腰痛、腰椎退行性病变、腰椎管狭窄症、腰椎滑脱症、血清阴性脊柱关节病、腰骶部肌筋膜炎等，以腰骶痛为主要临床表现者，可参考本节诊治。

【病因病机】

腰部肌肉如腰大肌、腰方肌、竖脊肌、背阔肌、多裂肌、回旋肌、横突间肌、骶棘肌，以及关节突关节的关节囊、棘间和棘上韧带、腰骶部筋膜等，在直接或间接暴力、慢性持续性异常应力作用下，或因椎间盘退变、脱水，先天性或发育性结构异常、局部力学环境恶化，或因其他物理性、化学性损伤，引起肌纤维损伤、断裂、挛缩、局部出血、水肿，刺激或挤压神经引起疼痛，如果未得到及时有效治疗，则可形成一定范围的瘢痕，引起组织粘连，而转为慢性腰痛的重要诱发和加重因素。

中医学认为，腰骶部感受风寒湿等外邪，邪气侵淫经脉筋骨，或筋骨遭受暴力、劳力所伤，皆可引起局部气血运行不畅，引发疼痛；或因年老体衰，肝肾亏虚，或因久病不愈，伤及肾精，肾府失固，则腰痛频发。

【诊断要点】

（1）腰骶部疼痛：疼痛范围可涉及腰部脊柱正中、椎旁一侧或两侧、骶部正中区域、一侧或两侧髂后上棘区域、臀部、腹部等；疼痛性质可表现为酸胀、酸痛、隐痛、钝痛、刺痛、牵涉痛等。

（2）腰部屈伸、侧屈、旋转不利。

（3）疼痛部位可见肌张力增高，并可触及筋结、或条索状物，伴压痛。

（4）触诊腰椎棘突、棘突间、椎旁、第三腰椎横突区域、腰骶关节、骶髂关节、臀上皮神经分布区域、臀大肌和臀中肌髂嵴附着点等，可见一处或多处筋结，伴压痛。

（5）可有急性扭伤、慢性劳力、感受风寒湿等外邪的病史。

（6）影像学检查可见腰椎生理弧度改变、棘突投影不共线、侧凸等骨性结构变化，椎间隙变窄、椎间盘脱水或膨出、骨赘形成等退行性变化。

（7）排除腹腔、盆腔内器质性病变，骨性损伤和破坏，腰椎间盘突出症等。

【临床评估】

1. 腰部筋出槽、骨错缝

（1）腰椎正中、椎旁一侧或两侧疼痛。

（2）腰椎屈伸、侧屈、旋转活动受限。

（3）触诊第 1~5 腰椎棘突、棘突间、椎旁、第三腰椎横突区域，一处或多处呈现筋结，伴有压痛。

（4）腰椎 X 线平片或 CT 三维重建，可见腰椎生理弧度异常改变、侧凸、椎间隙狭窄，一个或多个椎体旋转、侧向或前后移位，前纵韧带、后纵韧带或黄韧带钙化，关节突关节骨赘形成；MRI 检查见一个或多个椎间盘脱水、膨出等。

2. 腰骶关节筋出槽、骨错缝

（1）腰骶关节处一侧或两侧疼痛。

（2）腰部活动受限，以后伸受限居多。

（3）触诊第 5 腰椎~第 1 骶椎间隙、椎旁，一处或多处呈现张力增高、筋结形成,伴有压痛。

（4）腰椎 X 线平片或 CT 三维重建,可见第 5 腰椎～第 1 骶椎间隙狭窄,第 5 腰椎椎体旋转、侧向或前后移位,前纵韧带、后纵韧带或黄韧带钙化;骨盆正位 X 线片,可见骨盆呈现旋转、侧向或前后移位;MRI 检查见第 5 腰椎～第 1 骶椎椎间盘脱水、膨出等。

3. 骶髂关节筋出槽、骨错缝

（1）骶髂关节区域一侧或两侧疼痛。

（2）腰骶部活动受限,以前屈受限居多。

（3）触诊骶髂关节区域,患侧一处或多处呈现张力增高、筋结形成,伴有压痛。

（4）骨盆正位 X 线片,可见骨盆呈现旋转、侧向或前后移位,骶髂关节间隙基本正常。

4. 臀部筋出槽

（1）臀部一侧或两侧疼痛。

（2）腰骶部活动受限,以前屈、向健侧侧屈或旋转受限居多。

（3）触诊臀上皮神经分布区域,臀大肌、臀中肌和臀小肌的髂嵴附着区域,患侧一处或多处呈现张力增高、筋结形成,伴有压痛。

（4）骨盆正位 X 线片,可见骨盆、骶髂关节间隙基本正常。

【手法治疗】

1. 腰部筋出槽、骨错缝

（1）腰部拨揉法、结合腰部㨰法。

（2）点按腰眼、肾俞旁。

（3）腰部肘推法、结合腰部摩法、擦法。

以上每个部位各操作 1～2 分钟。

（4）根据定位评估结果,选择腰椎中段侧卧位旋转法、腰椎中段坐位旋推法、腰椎俯卧位牵抖法,每次 1 项,进行操作治疗。

（5）腰部叩击法,操作 1 分钟左右。

2. 腰骶关节筋出槽、骨错缝

（1）腰部、骶部拨揉法,结合腰部、骶部㨰法。

（2）点按腰眼、肾俞旁。

（3）腰部、骶部摩法,腰部、骶部擦法,结合腰部肘推法。

以上每个部位各操作 1～2 分钟。

（4）根据定位评估结果,选择腰骶关节侧卧位旋牵法、腰骶关节俯卧位扳按法、腰骶关节俯卧位推摇法、腰骶关节坐位旋推法、腰椎站立位背颠法、腰椎俯卧位牵抖法,每次 1 项,进行操作治疗。

（5）腰部、骶部叩击法，操作 1 分钟左右。

3. 骶髂关节筋出槽、骨错缝

（1）骶部拨揉法，结合骶部搓法。

（2）点按腰眼、肾俞旁。

（3）骶部摩法、骶部擦法。

以上每个部位各操作 1~2 分钟。

（4）根据定位评估结果，选择骶髂关节侧卧位旋牵法、骶髂关节仰卧位旋髋法，每次 1 项，进行操作治疗。

（5）骶部叩击法，操作 1 分钟左右。

4. 臀部筋出槽

（1）臀部拨揉法，结合臀部肘压法。

（2）点按环跳、八髎、腰眼。

（3）臀部、骶部、腰部摩法、推法、擦法。

（4）臀部、骶部、腰部叩击法。

以上每个部位各操作 1~2 分钟。

【日常调护】

（1）急性发作期，应适当控制腰部活动；调整床垫软硬度，以舒适为宜。

（2）亚急性期和缓解期，选择仰卧抬腿、双手攀足、天地交泰、仰卧双撑中的 1~2 项进行练习。

（3）注意避免下肢受冷和长时间弯腰姿势。

（4）必要时，配合中药外敷或内服，或药食两用之品进行调治。

第八节　腰　腿　痛

腰腿痛是指以一侧腰腿部疼痛为主要症状的一组临床症候群。疼痛部位主要涉及一侧腰部和腿部，亦有单纯腰部或腿部疼痛者，伴有腰部活动不利等。

腰椎间盘突出症、椎间盘源性腰痛、腰椎退行性病变、腰椎管狭窄症、腰椎滑脱症、腰肌劳损等，以腰腿痛为主要临床表现者，可参考本节诊治。

【病因病机】

腰椎间盘纤维环破裂，髓核突出、脱出甚至脱落入椎管内，首先会在局部继发免疫级联反应，大量炎性细胞聚集，充血水肿，并且造成局部微环境呈酸性，对腰脊神经根产生化学性刺激，引发烧灼样、触电样疼痛。继之，突出的髓核如果未能及时还纳或重吸收，则有可能与神经根发生粘连，继续刺激、挤压神经根，引起腰部连及下肢放射痛或牵涉痛，甚至麻木。同时，可伴有运动神经损伤,而出现足趾、足背跖屈、背伸肌力下降或丧失。

在腰椎间盘突出之前的一段时间里,多裂肌、回旋肌等维持某一运动单元稳定性的核心肌群在异常应力持续作用下,发生慢性损伤,局部运动单元稳定性下降,椎间盘内应力增加,是引发髓核突出的重要因素;椎间盘突出后,进一步加剧了局部力学环境的恶化,多裂肌、回旋肌会在较短时间里发生脂肪浸润和萎缩,突出节段及其相邻节段运动单元活动障碍,从而形成恶性循环,临床上则表现为持续性反复发作的腰腿疼痛。

腰大肌、腰方肌、竖脊肌、背阔肌、横突间肌、骶棘肌、关节突关节、关节囊、棘间和棘上韧带、腰骶部筋膜等腰骶部肌肉、筋膜、关节囊的急性或慢性损伤,也是重要的诱发和加重因素。

中医学认为,风寒湿邪外袭腰骶臀部,督脉及足太阳膀胱经、足少阳胆经受邪,闭阻经脉;或异常应力持续作用于腰臀部,或暴力、劳力伤及筋骨;皆可引起局部及其相应经脉循行部位气血运行不畅,筋骨关系失和,出现筋出槽、骨错缝等病理损害,而引发疼痛。

【诊断要点】

(1) 腰腿疼痛:疼痛范围包含腰部、臀部、腿部后面或外侧、足部。多数表现为一侧腰腿痛,也有以腰痛或腿痛为主者。疼痛性质为烧灼样、触电样放射痛或牵涉痛等。

(2) 腰部屈伸、侧屈、旋转不利。

(3) 疼痛部位可见肌张力增高、肌肉挛缩,并可触及筋结、或条索状物,伴压痛。

(4) 触诊腰椎椎旁、臀部梨状肌体表投影区等部位,可见一处或多处筋结,伴压痛,并可诱发或加剧下肢放射痛、或牵涉痛。

(5) 多有感受风寒湿等外邪、慢性劳力、急性扭伤的病史。

(6) 影像学检查可见腰椎生理弧度改变、棘突投影不共线、侧凸等骨性结构变化,椎间隙变窄、椎间盘脱水或突出、骨赘形成等退行性变化。

(7) 排除腹腔、盆腔内器质性病变,骨性损伤和破坏,椎管内占位性病变,马尾神经和下肢运动损伤等。

【临床评估】

1. 腰部筋出槽、骨错缝

(1) 腰部、臀部及下肢一侧疼痛为主。

(2) 腰椎屈伸、侧屈、旋转活动受限。

(3) 触诊第3~5腰椎椎旁、第三腰椎横突、腰眼区域,一处或多处呈现筋结,伴有压痛,并可诱发或加重下肢放射痛、或牵涉痛。

(4) 腰椎X线平片或CT三维重建,可见腰椎生理弧度异常改变、侧凸、椎间隙狭窄,椎间盘突出,一个或多个椎体旋转、侧向或前后移位,前纵韧带、后纵韧带或黄韧带钙化,关节突关节骨赘形成;MRI 检查见一个或多个椎间盘脱水、膨出、突出、或脱出等。

2. 腰骶关节筋出槽、骨错缝

（1）腰骶部、臀部、下肢、足部一侧疼痛为主。

（2）腰部活动受限,以后伸受限居多。

（3）触诊第 5 腰椎~第 1 骶椎间隙、椎旁、腰眼,一处或多处呈现张力增高、筋结形成,伴有压痛,可诱发或加剧下肢放射痛、或牵涉痛。

（4）腰椎 X 线平片或 CT 三维重建,可见第 5 腰椎~第 1 骶椎间隙狭窄,第 5 腰椎椎体旋转、侧向或前后移位,椎间盘突出,前纵韧带、后纵韧带或黄韧带钙化;骨盆正位 X 线片,可见骨盆呈现旋转、侧向或前后移位;MRI 检查见第 5 腰椎~第 1 骶椎间盘脱水、膨出、突出或脱出等。

3. 臀部筋出槽

（1）臀部一侧疼痛为主。

（2）腰骶部活动受限,以前屈、向健侧侧屈或旋转受限居多。

（3）触诊臀部梨状肌体表投影区域,呈现张力增高、筋结形成,伴有压痛,可诱发或加剧下肢放射痛或牵涉痛。

（4）骨盆正位 X 线片,可见骨盆、骶髂关节间隙基本正常。

【手法治疗】

1. 腰部筋出槽、骨错缝

（1）腰部拨揉法结合腰部擦法。

（2）点按腰眼、肾俞旁、第三腰椎横突、内合阳、承山、照海。

（3）腰部肘推法结合腰部摩法、擦法。

以上每个部位各操作 1~2 分钟。

（4）根据定位评估结果,选择腰椎中段侧卧位旋转法、腰椎中段坐位旋推法、腰椎俯卧位牵抖法,每次 1 项,进行操作治疗。

（5）腰部叩击法,操作 1 分钟左右。

2. 腰骶关节筋出槽、骨错缝

（1）腰部、骶部拨揉法结合腰部、骶部擦法。

（2）点按腰眼、肾俞旁、内合阳、承山、照海。

（3）腰部、骶部摩法,腰部、骶部擦法,结合腰部肘推法。

以上每个部位各操作 1~2 分钟。

（4）根据定位评估结果,选择腰骶关节侧卧位旋牵法、腰骶关节俯卧位扳按法、腰骶关节俯卧位推摇法、腰骶关节坐位旋推法、腰椎站立位背颠法、腰椎俯卧位牵抖法,每次 1 项,进行操作治疗。

（5）腰部、骶部叩击法，操作 1 分钟左右。

3. 臀部筋出槽

（1）臀部拨揉法，结合臀部肘压法。

（2）点按内合阳、承山、环跳、八髎、腰眼。

（3）臀部、骶部、腰部摩法、推法、擦法。

（4）臀部、骶部、腰部叩击法。

以上每个部位各操作 1~2 分钟。

【日常调护】

（1）急性发作期，应适当控制腰部活动，可卧床或用腰围固定 2 周左右；调整床垫软硬度，以舒适为宜。

（2）亚急性期和缓解期，选择仰卧抬腿、双手攀足、天地交泰、仰卧双撑中的 1~2 项进行练习。

（3）注意避免下肢受冷、长时间弯腰及用力。

（4）必要时，配合中药外敷或内服，或药食两用之品进行调治。

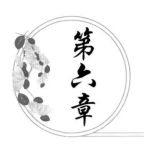

第六章 研究范围和方法

第一节　学科体系构建

手法,古称"按跷""按摩",明清以后,以"推拿"名之。《素问·异法方宜论》云:"导引按跷者,亦从中央出也。"唐代王冰注曰:"按,谓抑按皮肉;跷,谓捷举手足。"可以看出,"按"和"跷"是技术特点迥异的两类手法,以之作为徒手治疗技术的统称。按、摩、推、拿也是手法的不同名称,它们的共同特点是施术者运用一定的技术技巧,通过手作用于受术者而达到医疗保健效果,因此,皆可统称之为手法。

一、手法医学雏形隐现

(一) 手法诊疗渊源流长

手法是最古老的医疗保健方法之一。最初可能是出于本能,比如跌伤、磕碰时,便会不由自主地用手去抚摸,以缓解疼痛。之后,渐渐积累经验,在技术上不断成熟,并有了理论指导。据《汉书·艺文志》记载,秦汉时期有《黄帝岐伯按摩经》一书,虽内容已佚,但从书名可以看出它应该是一部关于手法诊疗的专著,与其成书年代相似的《黄帝内经》,其中《素问》主要讲理论,《灵枢》重点述针灸,按摩独立其外而成专著,可见当时手法诊疗成就之一斑。

唐太医署设有按摩博士、按摩师等职位;明太医院始设按摩科,为十三科之一。手法诊疗在官方医疗机构中逐渐享有学科独立的地位。如今,这一古老的医疗保健方法又一次焕发出青春,社会需求迅猛增长,相信其必将造福更多的人。

(二) 手法技术纷呈和理论假说多元

在手法诊疗的发展过程中,一方面,手法操作技术不断发展和创新,种类繁多,其中,不乏同名异法或异名同法者;因口口相传,师徒相授,也形成了一些独具特点的手法流派,如一指禅推拿流派、𢭆法推拿流派、内功推拿流派、伤科手法流派、武术手法流派、点穴手法流派等。

另一方面,手法理论呈现出多元化的特点,目前,占据主导地位的还是中医学阴阳五行、藏象、经络、腧穴、气血理论,近年来,也涌现出一些新的理论假说或学说,如生物全息律、足部反射区、生物信息反馈调节、神经-内分泌-免疫调节、生物力学等。

二、手法医学体系重构任重道远

为了手法医学自身发展的需要和提升手法诊疗品质,重新构筑系统完整的手法医学体系,势在必行。这里就以下几个关键问题进行一些讨论。

(一) 关于手法的临床评价

手法的临床评价包括有效性和安全性两个方面。有效性评价的指标选择,应充分考虑手法的作用特点,如患者主观症状的变化可采用自评量表,对于量表的信度、效度和反应度等先期进行研究;对于理筋、整骨、点穴等手法的治疗效应,可以采用触诊结合影像学测量的方法进行评价。

安全性评价的目的,是发现手法治疗可能的潜在风险,这是以往临床研究的薄弱环节。国内外已有研究报道,手法特别是脊柱整骨手法的不良反应发生率虽然不高,可一旦发生后果非常严重,应引起高度重视。

既然手法治疗具有相对特异性的适应证,也存在一定的潜在风险,那么,手法治疗前评估就显得十分重要和必要,也就是说,在手法治疗前通过临床评估,发现并排除禁忌证,找准最佳适应证,才能使安全性和有效性得到保障,真正实现手法的精准治疗。

(二) 关于手法正骨还是整骨的思辨

按照传统观点,手法治疗可以使损伤离位的筋骨重新归位,名之曰"正骨",特别是《医宗金鉴》单列《正骨心法要旨》为一册,并开宗明义地说:"手法者诚正骨首务哉",更加强化了手法具有正骨作用的概念,以至于当代仍有不少医疗机构以"正骨"来命名。

手法治疗是否能够使损伤离位的筋骨完全回正,以达到解剖复位,长期以来,其评判标准主要以施术者手摸心会和患者的主观症状、功能活动等为依据。而随着 X 线等影像技术在临床上运用和迅速普及,手法治疗在绝大多数情况下并未使骨性结构得到解剖复位,这种情况首先出现在骨折等创伤性疾病的治疗中,因此对手法的正骨作用产生了质疑。

对于脊柱筋出槽、骨错缝而言,颈腰椎生理弧度改变、寰枢关节、颈椎钩椎关节和关节突关节等位置关系异常都是临床常见现象,手法治疗前后,在测量数据上可以显示出有统计学意义的变化,但肉眼读片所能看到的解剖结构恢复到完全对称状态却十分罕见。临床上,有患者为了追求解剖结构的"正",多方求医,反复地进行所谓的手法正骨,以致出现医源性损伤,甚至带来了心理疾患,这种现象应该引起专业手法医师的深思和反省。

与"正骨"相近且常常混用的"整骨"一词,细细推敲起来则更为合理。"正"重点强调的是治疗目标,而"整"则更多的是在描述治疗过程。运用手法"力"的作用,调整损伤筋骨的位置关系,使其"复于旧",但并非达到解剖结构完全对称的"正",而是一种筋骨和合的动态平衡状态,功能活动也随之恢复正常。因此,作为描述手法治疗基本作用的专业术语,"整骨"较之"正骨"更为合理。

再从筋骨关系来分析,《素问·五脏生成》说:"诸筋者皆属于节",与骨和关节紧密相连的筋,一旦损伤则易发生肌纤维挛缩和绞索,尤其是仅跨过一至两个椎体的多裂肌、回旋肌,处于比较深的层次,损伤后则引起某一运动单元功能活动异常,当整骨手法使椎体位置发生移动时,即可牵拉这些短小肌肉,使挛缩和绞索的肌纤维得以松解,因此,手法整骨治疗过程中同时产生了松解理筋的作用,甚至可以将整骨手法的治疗目标理解为更主要的是松解理筋,这恰恰契合了筋主骨从、筋为骨用,筋骨损伤、治筋为重的中医学学术思想。

(三)关于手法理论假说的建模

手法理论假说多元化,在一定历史阶段对于手法临床应用可以起到积极的指导作用,但长此以往并不利于手法医学体系完善,况且,部分假说还有互为矛盾之处。需要对各理论假说进行建模,通过深入研究,最终证实或证伪假说,完善手法医学理论体系。

脊柱筋出槽、骨错缝假说,是手法理筋、整复的理论基础,其核心内涵是筋骨关系失和,表现为脊柱某一运动单元的活动范围下降,即被"卡"住了。通过一定方式的外部连接装置,将脊椎关节固定,并造成其一定范围的移位,就可以在一定程度上模拟脊柱筋出槽、骨错缝的病理状态,并借此深入研究手法理筋、整骨的作用机制。

(四)关于手法的力学效应研究

根据传统的观点,手法主要是通过"气"和"力"两个层次来发挥作用的,限于研究技术和条件,针对手法力的研究比较具有可行性。具体包括两方面。

一方面是关于手法运动学和动力学研究,其目的是阐明手法本身的力学特征。另一方面,是研究手法力的效应,也就是在手法力的作用下,人体局部生物力学环境发生了怎样的改变,以及这种改变的生理、病理学意义是什么?目前,运用三维有限元建模技术进行这方面的研究,尚处于探索阶段。

(五)关于手法的生物学调控机制研究

手法作用于人体,历来被认为具有局部和整体两方面的调节作用。其整体调节作用,可能是手法作为一种触觉刺激,通过上行传入纤维刺激大脑中枢,再由大脑皮质进行信息整合,通过下行传出纤维对相应病变组织器官功能进行调节来实现的。这一假说在以往动物实验模型研究中得到部分证实。近年来,功能磁共振技术的成熟,为开展这方面的人体研究提供了新的手段和可能性。

(六) 关于手法规范化研究

基于上述研究成果的有机整合,将有助于实现手法技术规范化研究的突破。过往一些所谓手法技术规范化研究,比较注重手法操作的定量化研究,但最终无法指导临床实际工作。

首先阐明各手法或手法组合的临床作用特点、适应证、慎用证和禁忌证,并在一定层次上理解其作用机制,着眼于手法操作步骤和核心技术的规范化,才有能实现手法诊疗的安全、有效和稳定,即良好的重现性和可控的质量保障。

第二节 基础研究模型

为了深入研究脊柱的生理病理学机制,常见的脊柱基础研究模型可大体分为实验动物模型、三维有限元模型及脊柱运动学模型三大类,下面分别加以叙述。

一、实验动物模型

目前已经用于建立脊柱模型的动物包括:鼠、兔、犬、羊、猪、狗、猴、狒狒等十余种。灵长类的猴、狒狒与人类在解剖生理上尤为接近,最适合做脊柱动物模型,但由于动物实验伦理和经济因素的限制,难以广泛应用。而鼠、兔由于经济性较好,在既往研究中应用较多,研究也表明鼠、兔也可建立可靠、可操作、可重复的脊柱模型。无论选择哪种动物,理想的脊柱动物模型应满足以下条件:①建立的模型真实有效;②符合伦理学要求;③具有可操作性、可重复性和经济性;④与人类脊柱疾病的病理过程具有相似性。

以往的脊柱动物模型多集中于研究椎间盘退变、脊髓损伤、脊柱融合等,对于研究脊柱手法的借鉴意义不是很大。现有研究表明,脊柱筋出槽、骨错缝假说,是手法理筋整复治疗脊柱疾病的理论基础,其核心内涵是筋骨关系失和,表现为脊椎功能单元的活动范围下降,即骨关节正常的间隙或相对位置以及筋的形态结构、空间位置发生了细微的异常改变,并引起相应关节活动范围受限的一种病理状态。其临床特征包括脊柱筋、骨、节等结构解剖位置关系异常(结构异常)和/或脊柱关节生理活动功能异常(功能异常)两方面的内容。因此我们可以通过一定方式的外部连接装置,将脊椎关节固定,并造成其一定范围的移位,就可以在一定程度上模拟脊柱筋出槽、骨错缝的病理状态,并借此深入研究手法理筋整骨的作用机制。

为此,我们秉承脊柱筋出槽、骨错缝假说的核心内涵,根据"椎骨错缝"病机学说的两个基本临床特征:关节错位及关节活动度受限,结合脊柱的生物力学机制,设计出椎体外部连接固定装置(external link fixation system,ELFS),并在此基础上建立了大鼠腰椎骨错缝实验动物模型。

椎体外部连接固定装置(ELFS)如图 6-1 所示,包含棘突附着部件(spinous attachment units,SAU)和外部连接部件(external link units,ELU)两部分,分别由 3 对棘突钢板、2 块连接钢板及其相应的固定用螺栓组成。实验大鼠的 L_4、L_5、L_6 棘突分别被一对棘突钢板夹持固定,体外部分则分别通过 2 块连接钢板将其横向连接起来。

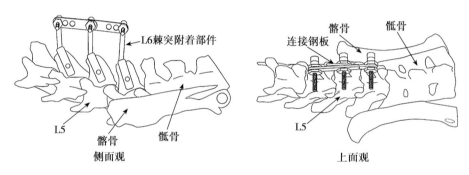

图 6-1　ELFS 设想图

根据 ELFS 设想图,利用外科手术用不锈钢委托某医疗器械公司加工制作成椎体外部连接固定装置,该装置整体结构如图 6-2 所示,各部件详细说明见表 6-1。

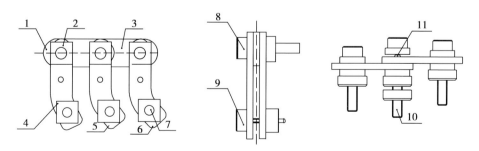

图 6-2　ELFS 结构设计示意图

表 6-1　ELFS 各部件说明

图示序号	代号	名称	数量
1	01	连接钢板 Ⅰ	1
2	02	螺母 Ⅱ	4
3	02	连接钢板 Ⅱ	1
4	05	第四节棘突钢板	2
5	04	第五节棘突钢板	2
6	03	第六节棘突钢板	2
7	01	螺母 Ⅰ	3
8	06	螺钉 Ⅱ	2
9	06	螺钉 Ⅰ	3
10	06	螺钉 Ⅲ	1
11	07	垫圈	5

大鼠腰椎"椎骨错缝"模型的制作:实验大鼠术前 8 小时禁食、禁水。所用手术器具及 ELFS 部件术前一天高压蒸汽灭菌消毒。具体制作流程如下:

(1) 麻醉与备皮:大鼠腹腔 3% 戊巴比妥钠溶液注射麻醉(30mg/kg),待大鼠进入麻醉状态后电推剪剃除腰背部皮毛(避免表皮损伤),手术区域用温肥皂水清洁,乙醚去脂。将其俯卧位固定于手术台上。手术区域及周边 3cm 碘伏消毒,75% 乙醇脱碘。

(2) 铺巾:手术区域铺巾以保持手术区域清洁;大鼠背侧披上洞巾。

(3) 定位:定位 L_6 棘突(平对髂嵴),向上依次定位 L_5、L_4 棘突。

(4) 切开皮肤:在距离脊柱中线外侧大约 2cm,平对 L4~L6 棘突处,做一约 4cm 长的皮肤切口。

(5) 组织分离:钝性分离皮下结缔组织,用刀片紧贴 L_4、L_5、L_6 棘突,将棘突与周围竖棘肌分离,避免伤及关节突关节和副突以及棘上和棘间韧带及组织,暴露 L_4、L_5、L_6 棘突。

(6) 棘突固定钢板的安装:将 10ml 注射器针头和 1ml 注射器针管配合用作打孔针(10ml 注射器针头直径与螺钉 Ⅰ 直径较接近,便于螺钉 Ⅰ 穿入;1ml 注射器针管较细,与螺丝刀相近,便于手持捻转),右手持打孔针,从 L_6 棘突基底部正中上方约 2mm 左右进针,钻出一直径约 1.5mm 的孔隙。在一块 L_6 棘突钢板弯头处的螺丝孔中穿入一枚螺钉 Ⅰ,然后用止血钳夹持,将螺钉 Ⅰ 对准刚才用打孔针钻出的孔隙,持螺丝刀将螺钉 Ⅰ 沿孔隙缓慢拧入(拧入过程中保持螺钉Ⅰ和螺丝刀与棘突相垂直），至螺钉Ⅰ从棘突对侧穿出后将另一块 L_6 棘突钢板套入穿出的螺钉Ⅰ上，接着用止血钳夹持螺母Ⅰ旋进螺钉Ⅰ，并用螺丝刀拧紧（要注意松紧适度，因为用力过大或太紧容易导致棘突断裂或坏死，用力过小螺丝旋不紧则易松脱），L_6 棘突钢板固定完毕。$L_5 \sim L_4$ 棘突钢板的固定，依此类推。

止血钳夹持连接钢板Ⅰ，置于两块 L_4 棘突钢板之间（连接钢板Ⅰ上的圆形螺丝孔对应 L_4 棘突钢板的螺丝孔），将螺钉Ⅱ旋入相对应的圆形螺丝孔中，用螺母Ⅱ固定。将连接钢板Ⅱ置于两块 L_6 棘突钢板之间（连接钢板Ⅱ的圆形螺丝孔对应 L_6 棘突钢板的螺丝孔），将螺钉Ⅱ旋入相对应的圆形螺丝孔中，用螺母Ⅱ固定。将连接钢板Ⅰ与连接钢板Ⅱ的椭圆形螺孔端置于两块 L_5 棘突钢板的左侧，并在连接钢板Ⅰ、Ⅱ和 L_5 棘突钢板之间放置金属垫片，以使 L_5 棘突向右侧偏转，造成 L_5 棘突与 L_4 和 L_6 棘突的不共线。用螺钉Ⅲ和螺母Ⅱ固定。

（7）缝合并清洁伤口：手术区反复三次使用庆大霉素溶液（庆大霉素 2ml 加 0.9%生理盐水 8ml）冲洗，彻底压迫止血，在相邻钢板间，采用间断缝合方法缝合两侧竖棘肌和周围结缔组织，最后缝合皮肤。

（8）假手术组大鼠不植入椎体外部连接固定装置，其他步骤与模型组大鼠同。

（9）术后处理：术后白炽灯照射 1 小时，促使其及早从麻醉状态中苏醒。苏醒后，各组大鼠放入大鼠饲养笼器内单笼饲养。术后肌注庆大霉素 3 天，按人鼠等效剂量计算，25mg/（kg·d）。术后模型组大鼠拍摄 X 线片，观察造模效果。

二、三维有限元模型

计算机科学技术在医学研究领域中一直发挥着重要的作用，随着科技不断地发展，电脑技术也不断提升，使得其在跨学科、多学科交叉研究中所扮演的角色也越来越重要。中医学相关研究，尤其是手法、骨伤研究一直紧跟时代步伐，通过尝试和探索，将中医与数字化技术，计算机科技进行结合已经成为一种必然趋势，这是一门新兴的交叉学科，它涉及除中医学外的人体解剖学、立体几何学、生物力学、材料学、信息学、电子学及机械工程学等领域。手法医学的数字化，可以精确地显示正常或病变骨骼复杂的三维结构，并可进行任意旋转、剖切等观察和操作；可以对重建的三维结构进行测量，获得长度、面积、体积和角度等大量精确的解剖参数；可以用于临床手法的仿真模拟，手法作用结果的观察，辅助诊断、辅助手法操作靶点等方面。

有限元分析法（finite element analysis，FEA）是用来解决工程学和数学物理学的一种数值法,它利用数学近似的方法对真实的物理系统进行模拟,并使用简单而又相互作用的单元来构建系统,从而用有限的未知量来逼近无限未知量的真实系统。它的主导思路是用较为简单的问题代替复杂的问题,然后求解。最初,有限元分析法主要应用于航空器的结构强度计算领域,由于其自身的实用性、方便性和有效性引起了力学研究科学家的浓厚兴趣,依托于计算机技术的快速发展,使得有限元分析法已经扩展到几乎所有的科学技术领域,并得到了广泛的运用。在医学领域,有限元分析法也很早即被引入,经过近几十年的发展,对人体的有限元研究已经从二维到三维,从单一到复杂,从局部到整体进行了不同层面、不同深度的研究,几乎涉及人体主要的器官和组织的有限元模型构建,研究成果亦是硕果累累。中医学结合有限元分析法的研究起步较晚,但发展迅速,目前有限元分析法主要运用于中医骨伤科学,推拿学和手法医学领域。本节就人体颈椎三维有限元模型建立和使用进行简单的举例介绍。

（一）有限元分析相关的软件介绍

有限元相关软件主要分为:三维模型构建软件,有限元前处理软件,有限元分析和后处理软件。目前,市面上能进行有限元分析及有限元相关软件种类繁多,并各有特色和优劣。如:交互式医学软件 Mimics,该软件主要应用是将 CT、MRI 等扫描数据转换为三维模型;逆向工程软件 Geomagic,该软件主要用于将三维模型转换为 NURBS 曲面;CAE 应用软件 Hypermesh,该软件主要是用来进行有限元前处理(网格划分,接触设定,材料属性赋值等);有限元分析及后处理软件 Abaqus,该软件可以对有限元模型进行部分前处理,有限元计算及计算分析等后处理。其他软件诸如:Simpleware,Solidworks,Patran/Nastran,UG,Workbench,Ansys 等均可以用来进行三维有限元模型的构建及有限元计算分析。

（二）颈椎三维有限元模型的构建流程

有限元分析主要分为三个主要步骤:第一,建立一个三维实体模型;第二,建立三维有限元模型;第三,有限元计算和分析。

首先,根据研究目的,筛选符合纳入要求的受试者,通过枕骨底至胸 1 椎体之间区域的 CT 或 MRI 扫描,将获取的二维断层图像以 DICOM(digital imaging and communications in medicine)保存,如图 6-3 所示。

将 DICOM 格式图像数据导入医用交互式软件 Mimics17.0 中,对全颈椎每个骨性结构三维几何重建,将结果以 STL 格式保存。将 STL 格式模型导入逆向工程软件 Geomagic12.0 进行非线性曲面(NURBS)的构建,拟合完成后,得到全颈椎三维有限元模型 $C_1 \sim T_1$ 的实体模型,将模型以 IGES 格式保存。模型构建流程如图 6-4 所示。

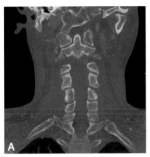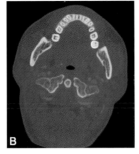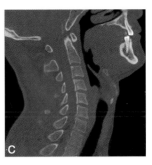

图 6-3　受试者 CT 扫描二维断层多视角图像

（A. 冠状面；B. 横截面；C. 矢状面）

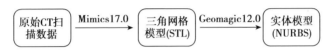

图 6-4　三维几何实体模型的构建流程

在医用交互式软件 Mimics17. 0 操作中，通过界定阈值、区域增长、形成蒙板、编辑，提取模型 $C_1 \sim T_1$ 各个节段，并使用 ReMesh 功能对各个 3D 模型进行初步光顺处理。在 Geomagic12. 0 软件操作中，将 3D 单个模型依次经过点云，多边形，精确模块等模块，对模型进行降噪，修补和填充，绘制特征线，曲面片调整及 NURBS 曲面片拟合处理，得到实体模型。模型构建详细操作如图 6-5-A ~ 图 6-6-E 所示。（以 C_2 建模为例）。

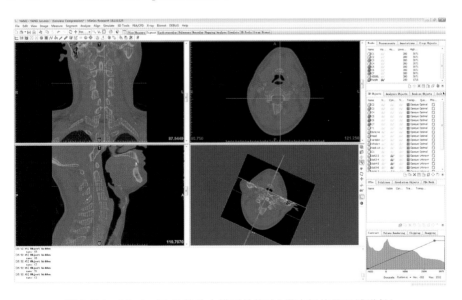

图 6-5-A　Mimics17. 0 软件内模型的构建（界定阈值及区域增长）

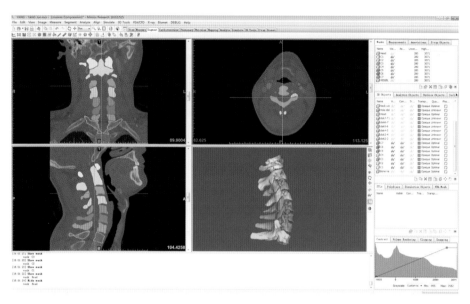

图 6-5-B　Mimics17.0 软件内模型的构建(蒙板形成和编辑)

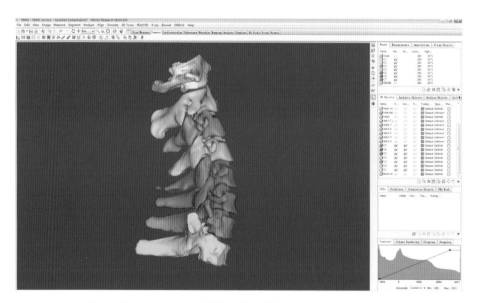

图 6-5-C　Mimics17.0 软件内模型的构建(全颈椎 3D 模型)

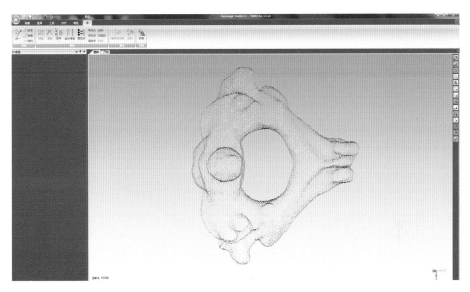

图 6-6-A　Geomagic12.0 软件内模型的构建(点云阶段)

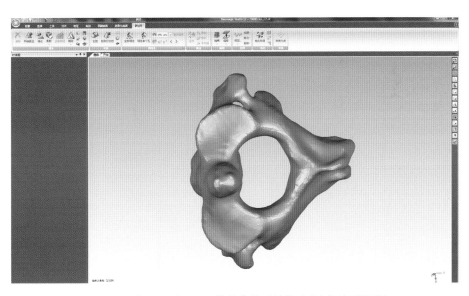

图 6-6-B　Geomagic12.0 软件内模型的构建 B(多边形阶段)

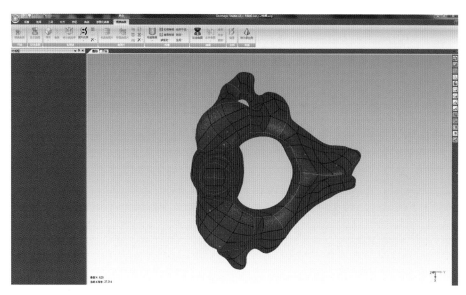

图 6-6-C　Geomagic12.0 软件内模型的构建 C(手绘特征线和构造格栅)

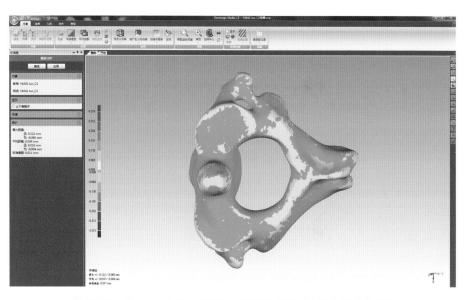

图 6-6-D　Geomagic12.0 软件内模型的构建 D(拟合偏差分析)

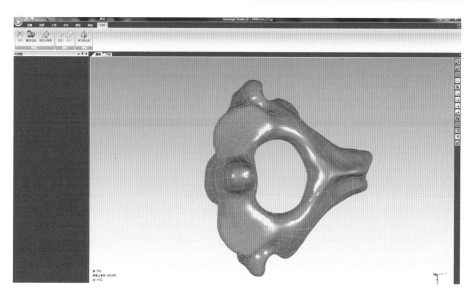

图 6-6-E　Geomagic12.0 软件内模型的构建 E(拟合后的 NURBS 模型)

　　将椎体模型导入有限元分析软件 Abaqus6.13 中,运用其中 Part、Assemble 和 Mesh 模块,构建厚度为 0.1mm 的椎体上下终板和关节软骨模型,以及相邻两终板之间的椎间盘模型(包括纤维环和髓核),如图 6-7-A~图 6-7-C 所示。

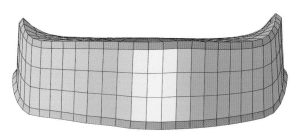

图 6-7-A　各部件模型 A(椎间盘和终板模型正面观)

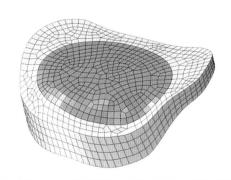

图 6-7-B　各部件模型 B(髓核及纤维环模型)

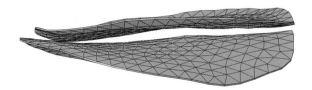

图 6-7-C　各部件模型 C(关节软骨)

然后在有限元软件 Abaqus6.13 的 Part 模块中,参考解剖资料及文献资料,在各个韧带相应的起止点,构建了包括横韧带(transversal ligament)、翼状韧带(alar ligament)、前纵韧带(anterior longitudinal ligament)、后纵韧带(posterior longitudinal ligament)、黄韧带(ligamentum flavum)、关节囊韧带(capsular ligament)、棘突间韧带(interspinous ligament)、棘上韧带(supraspinal ligament)在内的共 8 种韧带(图 6-8-A、图 6-8-B)。

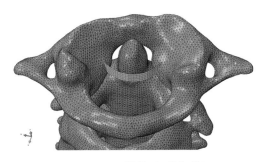

图 6-8-A　韧带模型(横韧带)

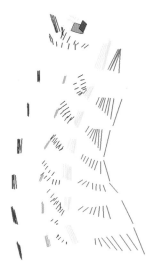

图 6-8-B　韧带模型(整体韧带模型)

通过以上几个步骤,颈椎的三维实体模型基本就构建完成了。此时,该颈椎模型仅仅是一个数字模型,并不能表示和模拟真实的颈椎结构,还需要第二步完善材料属性的赋值及部分边界条件的设定,才能完成整个有限元模型的构建。

第二步,将所有模型导入有限元前处理软件 Hypermesh11.0,在软件中采用缩减积分单元来降低变形较大的工况时单元产生的"沙漏"现象,将 Jacobian(网格质量)控制为 0.6 以上。使用拓扑分区及网格划分功能,皮质骨采用厚度为 1mm 的 C3D6 单元进行划分,松质骨采用 C3D4 单元进行划分,关节软骨及椎体终板均设置 C3D6 单元。椎间盘采用增强沙漏控制的 C3D8R 单元进行划分,横韧带三维缩减积分壳

S4R 单元进行划分,其余韧带均采用只受拉不受压的 TRUSS 单元进行划分。

关节软骨间采用无摩擦面-面接触关系模拟关节间的相互作用,椎间盘和终板之间通过共用终板面网格来实现共节点,从而完成椎体和椎间盘之间的关系设定。

在材料赋值步骤中,模型骨性部分(皮质骨、松质骨和终板)以及 TL 均设置为各向同性的弹性材料。椎间盘(包括纤维环与髓核)和小关节使用不可压缩的超弹性材料定义。因研究不涉及椎间盘内部应力应变的运算与详细观察,故忽略胶原纤维的影响。除 TL 外的所有韧带属性均采用次弹性材料属性进行定义。本模型各个部件详细单元类型和详细材料属性均参考权威文献见表 6-2。

表 6-2　颈椎模型各部件单元类型与材料属性详表

部件	单元类型	杨氏模量(MPa)	泊松比	横截面积(mm²)
骨性结构				
椎体皮质骨	C3D6	10 000	0.3	–
椎体松质骨	C3D4	450	0.23	–
后部骨结构	C3D6	3 500	0.25	–
椎间盘				
纤维环	C3D8R	4.2	0.45	–
髓核	C3D8R	1	0.499	–
韧带				
横韧带	S4R	20	0.4	15
翼状韧带	仅张力,truss 单元	5(<12%)10(>12%)	0.4	20
前纵韧带	仅张力,truss 单元	15(<12%)30(>12%)	0.3	11.1
后纵韧带	仅张力,truss 单元	10(<12%)20(>12%)	0.3	11.3
黄韧带	仅张力,truss 单元	5(<12%)10(>12%)	0.3	46
棘间韧带	仅张力,truss 单元	4(<12%)8(>12%)	0.3	12
囊韧带	仅张力,truss 单元	7(<12%)30(>12%)	0.3	42.2
棘上韧带	仅张力,truss 单元	1(<12%)1.5(>12%)	0.4	13.1
其他				
终板	C3D6	10 000	0.3	–
关节软骨	C3D6	10 000	0.3	面-面无摩擦接触

完成这一步后,一个真正意义上的颈椎三维有限元模型就构建完成了,最终得到的全颈椎三维有限元模型模拟了 8 个椎体,8 种韧带,7 个椎间盘,7 组小关节。外形逼真,清晰完整地模拟了颈椎的几何特性和内在材料属性(图 6-9-A、图 6-9-B)。

(三) 有限元模型的验证方法

正如前面所说,有限元模型的构建仅仅是进行有限元分析的第一步,能

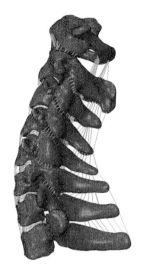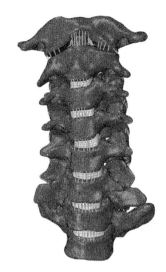

图 6-9-A　完整正常人全颈椎有限
元模型（侧面观）

图 6-9-B　完整正常人全颈椎有限元模
型 B（正面观）

否将该有限元模型运用于研究，则取决于该模型能否通过验证。一般而言，有限元模型的验证最经典的方式是将模型实验数据与离体实验数据进行对比，根据差异调整模型，最终得到能与离体实验一致或相近的有限元模型，该模型才是能够真正用于研究的。目前有一部分有限元模型研究忽略了模型验证过程，这一类研究的研究结果是值得商榷的。

由于离体实验在经费，标本的获取和伦理上有较高的要求和难度，因此，更多研究者倾向于选用第二种验证方式，即文献数据验证法：通过参考多个经典离体实验数据和已经过验证的有限元模型数据，据此作为自己模型的对比数据，进行模型的参数调整，最终得到有效的有限元模型。该方法可以省去亲自做离体实验的步骤，但是也有一定缺陷，通过这种验证方式得到的模型并不能 100% 反映真实研究对象的计算结果。

这两种方式是目前使用最多的有限元验证方法，随着其他辅助工具，技术和仪器的发明和使用，研究者对离体实验的依赖性越来越小，如使用双平面 X 线数据采集系统（biplane X-ray data collection system）便可以很好的替代离体实验。

就颈椎有限元模型验证而言，需要进行颈椎六个正常生理活动角度的验证，分别是：前屈，后伸，左侧弯，右侧弯，左旋转和右旋转，当模型计算数据与对比数据有较好的一致性时，说明模型通过有效性验证了。

（四）颈椎有限元模型的计算和后处理

在有限元分析软件 Abaqus 中，对模型施加位移、集中力、扭矩、耦合力等参数,给出计算条件,经过计算,软件给出最后的结果。有一些医学数据是由软件直接给出的,如应力、位移量等;有一些数据需要二次计算,如椎体相对活动度ROM。研究者可以选择与研究目的相关的参数进行观察和反映最终的结果。

最常用的一个参数是等效应力(von mises 应力),它是目前最主要的三维有限元应力分析方法,使用 von mises 值进行模型最大、最小应力的定量评估。

应力云图又称彩虹图,它可以将模型的每个单元使用不同的颜色表示出来,每一种颜色对应一定的应力值范围,因此,相同彩色区域代表相同应力值的分布范围,通过应力云图可以反应在一定载荷作用下有限元模型的整体和局部应力分布情况。

最后,将有限元模型计算的结果通过不同的图或表形式导出软件,从而完成有限元计算。

(五) 颈椎有限元分析应用举隅

有限元模型可以替代离体实验和在体实验,完成无限次同一实验对象的不同条件研究。具有不可替代的优势,下面举例介绍部分运用于中医骨伤及手法相关的有限元研究。

正常人全颈椎有限元模型在生理活动角度的应力分布特点见图 6-10-A～图 6-10-L。

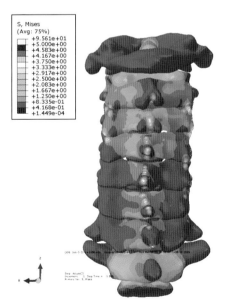

图 6-10-A　颈椎模型在六种工况下(1Nm)模型椎体及椎间盘的应力云图(前屈 1)

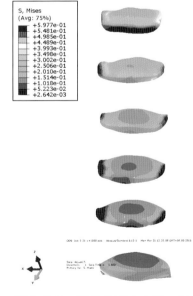

图 6-10-B　颈椎模型在六种工况下(1Nm)模型椎体及椎间盘的应力云图(前屈 2)

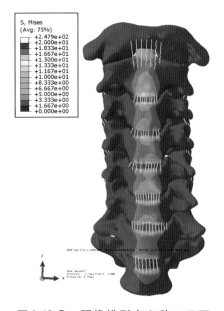

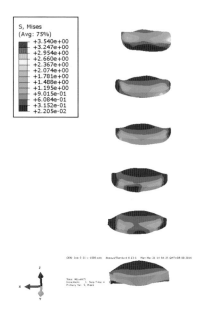

图 6-10-C 颈椎模型在六种工况下（1Nm）模型椎体及椎间盘的应力云图（后伸 1）

图 6-10-D 颈椎模型在六种工况下（1Nm）模型椎体及椎间盘的应力云图（后伸 2）

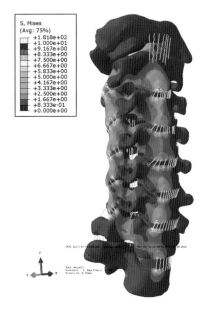

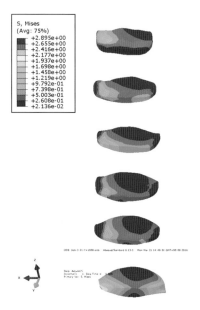

图 6-10-E 颈椎模型在六种工况下（1Nm）模型椎体及椎间盘的应力云图（左侧弯 1）

图 6-10-F 颈椎模型在六种工况下（1Nm）模型椎体及椎间盘的应力云图（左侧弯 2）

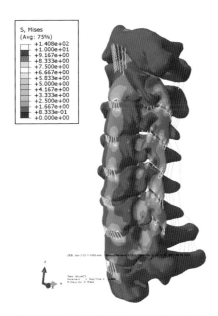

图 6-10-G 颈椎模型在六种工况下
(1Nm) 模型椎体及椎间盘的应力云图
(右侧弯 1)

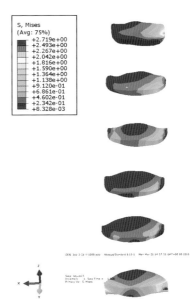

图 6-10-H 颈椎模型在六种工况下
(1Nm) 模型椎体及椎间盘的应力云
图 (右侧弯 2)

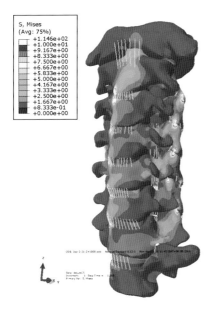

图 6-10-I 颈椎模型在六种工况下
(1Nm) 模型椎体及椎间盘的应力云图
(左旋转 1)

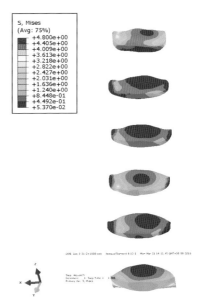

图 6-10-J 颈椎模型在六种工况下
(1Nm) 模型椎体及椎间盘的应力云
图 (左旋转 2)

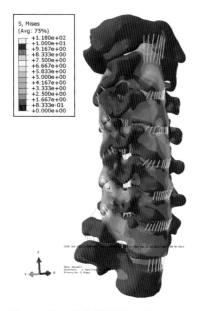 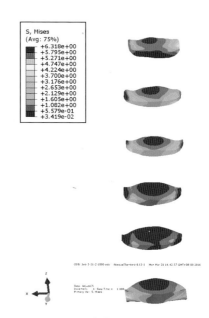

图 6-10-K　颈椎模型在六种工况下（1Nm）模型椎体及椎间盘的应力云图（右旋转 1）

图 6-10-L　颈椎模型在六种工况下（1Nm）模型椎体及椎间盘的应力云图（右旋转 2）

正常人体双侧椎动脉在生理活动角度下应力分布见图 6-11-A～图 6-11-F。

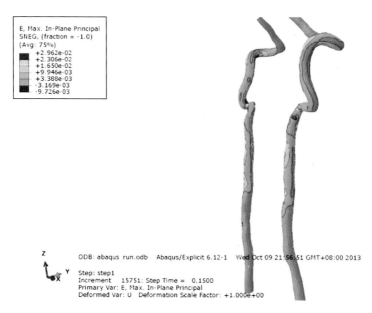

图 6-11-A　正常人椎动脉在各个加载工况下椎动脉表面应力分布（前屈）

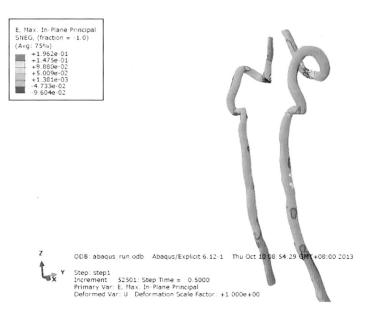

图 6-11-B 正常人椎动脉在各个加载工况下椎动脉表面应力分布(后伸)

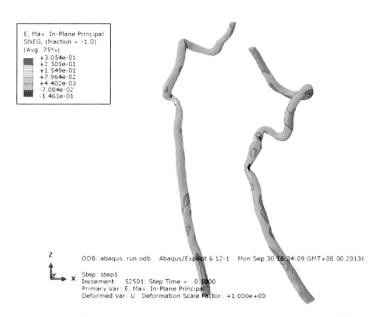

图 6-11-C 正常人椎动脉在各个加载工况下椎动脉表面应力分布(左侧弯)

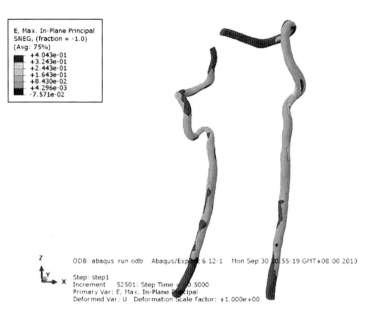

图 6-11-D 正常人椎动脉在各个加载工况下椎动脉表面应力分布（右侧弯）

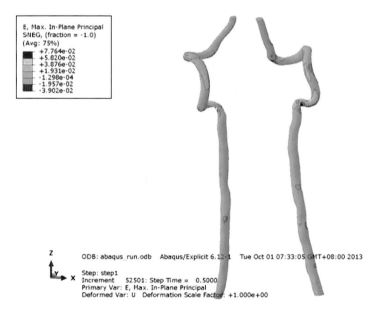

图 6-11-E 正常人椎动脉在各个加载工况下椎动脉表面应力分布（左旋）

294

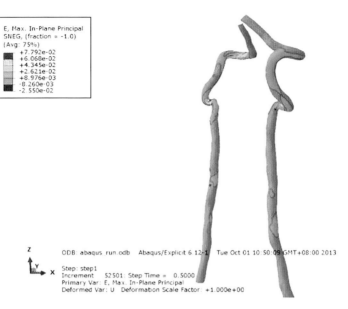

图 6-11-F　正常人椎动脉在各个加载工况下椎动脉表面应力分布（右旋）

颈椎 C_5 "骨错缝" 有限元模型的构建及分析，见图 6-12-A～图 6-13-B。

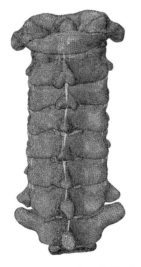

图 6-12-A　正常颈椎模型

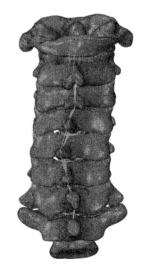

图 6-12-B　"骨错缝" 有限元病理模型

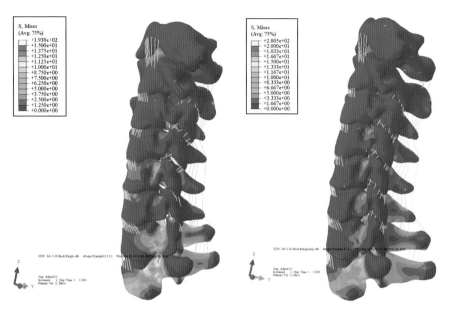

图 6-13-A　正常模型在头部重量载荷下应力云图

图 6-13-B　病理模型在头部重量载荷下应力云图

石氏伤科 C_5 定点旋转扳法的有限元仿真模拟计算，见图 6-14-A～图 6-16-B。

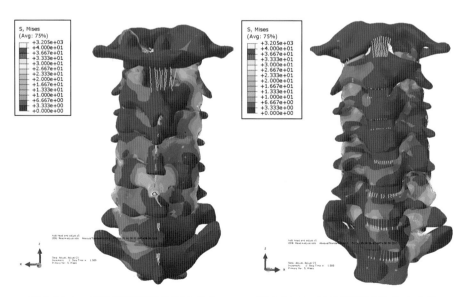

图 6-14-A　手法载荷下椎体应力分布情况（后面观）

图 6-14-B　手法载荷下椎体应力分布情况（前面观）

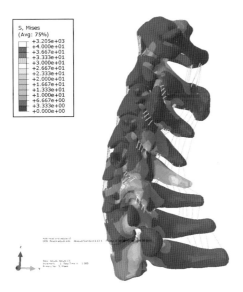

图 6-14-C　手法载荷下椎体应力分布情况(左侧观)

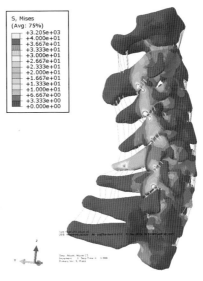

图 6-14-D　手法载荷下椎体应力分布情况(右侧观)

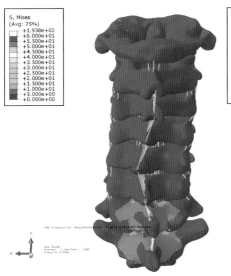

图 6-15-A　手法作用前与后椎体应力分布(手法作用前)

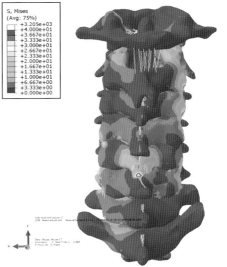

图 6-15-B　手法作用前与后椎体应力分布(手法作用后)

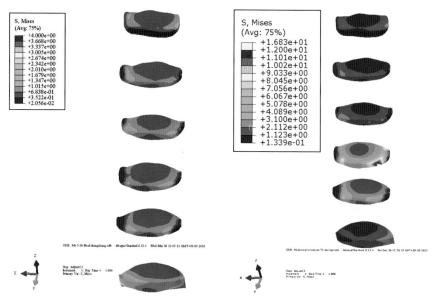

图 6-16-A　手法作用前与后椎间盘应力分布情况（手法作用前）

图 6-16-B　手法作用前与后椎间盘应力分布情况（手法作用后）

21 世纪,各个学科领域技术均在飞速发展,尤其在电子计算机领域,以计算机技术发展为依托的有限元分析技术的演变更是日新月异。有限元分析及技术是一个十分强大的工具,具有十分优越的条件,已然在多学科交叉领域占有重要一席。

当然有限元模型和有限元分析也并不是完美的,它也有一些不足和欠缺,比如在模型构建上,有限元分析一直处于发展阶段,而真正完全接近真实的颈椎仿真模型还难以实现,肌肉、血管等软组织的构建和赋值一直是有限元研究的难点。因此,对于有限元分析的研究,需要针对具体研究目的,合理选择真实参数,结合理论参数,适当对模型进行细化和优化,才能构建一个符合自身研究目的的个体化模型,才能充分发挥有限元分析的优势。

在脊柱有限元发展中,未来将集中在细致化、个性化、准确性和自动化四个方面的完善和提高,因此,在未来研究中,研究者们必须以临床问题为出发点,明确研究目的,合理运用有限元建模方法,建立符合解决临床问题要求的模型,最终通过有限元分析解决临床问题,这样才能体现有限元模型和有限元分析方法在医学研究中的意义。

三、人体脊柱运动学模型的建立

迄今为止,已有大量的研究证实,脊柱退行性疾病的发生发展与脊柱运动学及动力学变化关系十分密切。因此,加强对脊柱在运动过程中生物力学变化的理解有助于临床医师为患者制定出更好的治疗方案。而成功建立人体脊柱运动学模型正是深入研究该病发病机制,从而对其进行有效干预的基础。

(一) 人体脊柱运动学模型的建立

早在 20 世纪 90 年代就有研究人员通过三维运动采集系统对脊柱的运动进行建模,由于受到当时硬件设备的限制,最初的模型仅将脊柱视为一个整体。随着光学采集设备的不断升级与完善,近年越来越多的研究人员对人体脊柱运动学模型进行了改进。Learnidi 通过 C_7、T_2、L_1、L_2、L_5 棘突,双侧髂前上棘,髂后上棘,双侧肩峰等骨性标志点建立脊柱多节段刚体模型并成功将全脊柱模型分为颈椎、胸椎、腰椎三部分。随后,Christe 等研究发现,单纯的将脊柱模型分为颈、胸、腰椎三个部分建立单一的刚体模型只能部分反映脊柱病患者在进行日常活动中的运动学变化,可能忽略了部分重要的生物力学信息,因此该研究者在原有的基础上加入了 T_1、T_6、L_3 棘突的标志点,并在横突旁加入补充标记点,并以此为界将胸腰椎分为上胸椎,下胸椎,上腰椎,下腰椎等多节段模型并进行相应的研究。除胸椎及腰椎模型外,颈椎的运动学变化也引起了科研人员的重视,Konz 通过 C_1、C_5、C_7、T_3、L_1、L_3、S_1 的组合光标(cluster)点将颈椎分为上中下段,建立相应的运动学模型并借此研究颈椎病患者的脊柱运动学变化。目前国外已有学者尝试将 C_7 至 S_1 各节段作为单一的刚体建立脊柱运动学模型,可以预见在不久的将来人体脊柱运动学模型将得到进一步完善。

(二) 脊柱运动学的研究

通过人体脊柱运动学模型的建立,Christe 等发现,相比正常人群,下腰痛患者在进行坐站转移时下腰椎关节(LLS)、腰椎关节(ULS)、下胸椎关节(LTS)、上胸椎关节(UTS)的运动范围以及角加速度均有不同程度的降低,因此建议下腰痛患者在日后的康复过程中需进一步加强此类功能性运动的练习。而 Konz 通过对颈椎运动学模型的建立研究了颈椎病患者在步行时椎体异常活动与躯体平衡与下肢受力的关系。还有研究者通过脊柱病患者上下楼梯,快速行走,急速变向时的脊柱运动学变化进一步揭示了脊柱各个节段在运动时的变化,以及其与上下肢关节间的潜在联系,并借此给予患者相应的治疗建议。此外,也有研究者试图通过脊柱运动模型配合表面肌电图并采用模拟仿真技术对脊柱周边肌肉进行建模,并借此研究脊柱运动时对肌肉的影响并基于结果给予患者不同的治疗方案。而受到场地,设备等硬件条件的限制,目前国内该技术在临床研究的运用相对较少。

人体三维运动学模型的建立作为脊柱生物力学研究中的一种重要工具,

目前正广泛应用于脊柱退行性疾病的运动学分析。一方面通过该模型的建立可精确的分析正常人体行走或坐,站转移等动作时的运动学特征,另一方面通过该手段能揭示各种手法干预前后脊柱各节段的运动学变化。随着该研究方法的不断深入,应将其进一步拓展应用于中医学科各优势技术及运动康复医学领域如:导引,功法练习等对脊柱骨性结构及椎间盘的生物力学影响。

目前人体三维运动模型虽能较为准确的反映人体脊柱的运动学变化,但受到反向动力学的限制,该研究方法对于脊柱各节段的生物力学研究还存在一定的局限性,随着表面肌电图及模拟仿真技术的不断发展,该模型应与前两者有机的结合以便能更为真实,准确的反映全脊柱的运动学特征及其生物力学特性,更好的阐释中医骨伤手法对脊柱生物力学环境改善的的作用机制,为临床实践提供指导性的科学理论依据。

第三节　临床研究设计

高质量临床研究能够为脊柱手法是否有效安全提供强有力的证据,而科学的研究方案设计以及良好的临床试验质量控制措施是高质量临床研究必不可少关键内容,本节将就脊柱手法医学临床研究的上述两项关键内容进行论述。

一、临床研究设计的要素

（一）受试人群的选择
主要包括诊断标准选择及纳入排除标准制定两方面内容。诊断标准选择的优先顺序为:国际公认诊断标准→国内公认诊断标准→行业(学会)公认诊断标准。

纳入排除标准制定要根据研究的实际情况而定,一般纳入标准要包括:①符合诊断标准。②受试者年龄。③病情(疼痛或功能活动等),一般若以疼痛或功能活动障碍为病情者,建议疼痛或功能活动障碍以中度为主,例如疼痛 VAS 评分(10 分制)在 3~7 分之间,因为病情太轻手法治疗的反应度不强,若病情太重又不符合伦理原则。④自愿参加试验并签署知情同意书者。而排除标准制定原则中尤其要注意两条:①排除不适合脊柱手法治疗或脊柱手法治疗禁忌证者。②排除可能影响疗效及安全性评估的因素,如受试者接受过(在清洗期内)或正在接受镇痛或改善功能障碍的治疗等。

（二）对照组的设计
研究目的及可比性是对照组设计的两个原则。所谓研究目的是指在某一项具体研究中脊柱手法预计要解决的最主要问题,如脊柱手法是解决镇痛还是改善功能障碍,若以镇痛为主要目的就要选择以止痛为主的治疗措施(如镇痛药)设计对照组,若以改善功能障碍为主要目的则要设计改善功能的治疗措施(如康复训练等),两者不可混为一谈,因为既往有些研究设计中可见以镇痛为目的的研究中将对照组设计为康复训练,导致研究结论可信度不高。

同时对照组的设计也要注意可比性,尤其要考虑脊柱手法本身的作用特点,如研究脊柱手法对腰椎间盘突出症的镇痛效果,可以选用常规的非甾体类药物,而不是直接设计强效中枢镇痛药,否则研究的可操作性及研究结论都会遇到不少问题。

(三)　疗效指标及观察周期的设计

1. 临床疗效指标的选择　临床疗效指标选择的优先顺序为:国际公认疗效指标>国内公认疗效指标>行业(学会)公认疗效指标。要注意若是国外使用的量表类疗效评价指标不能直接使用,还需要进行正式的汉化版研究,经过信度效度检验且公开发表后方可引用。同时要根据脊柱手法治疗解决的临床主要问题制定主要疗效指标,主要疗效指标的制定非常重要,对研究结论可靠与否,样本量的计算都至关重要,但是在实际临床设计实践中未明确主要疗效指标,或主要疗效指标与次要疗效指标混淆的情况并不少见。

就当前临床试验实际情况来看,脊柱手法治疗疾病多以脊柱退行性疾病如颈椎病、腰椎间盘突出症为主,当然要特别声明的是脊柱手法治疗的疾病范围绝不局限于这类疾病,其他众多内科疾病也是脊柱手法治疗的范畴。上述脊柱退行性疾病多以疼痛和功能障碍为主要症状。

疼痛评价的指标主要有:疼痛视觉模拟评分(visual analog scale for pain,VAS Pain)、疼痛数字等级评分(numeric rating scale for pain,NRS Pain)、疼痛MPQ 评价(mcgill pain questionnaire,MPQ)及慢性疼痛分级表(chronic pain grade scale,CPGS)等。上述疼痛评价指标中国际常用而且使用范围最广的主要有疼痛视觉模拟评分(VAS)和疼痛数字等级评分(NRS)两种方法。但是要注意的是在实际使用中 VAS 及 NRS 的具体内容及测量方法各有不同,在研究设计中对这两者的混淆使用并不少见。首先 VAS 评分与 NRS 评分都是由患者亲自进行判断填写,而实际操作中由医师填写是不符合评价工具设计的初衷的。再者 VAS 评分与 NRS 评分在具体的评价方法上是有区别的,VAS 评分是由一段 10cm 长的线段,最左端"0"代表"无痛",最右边"10"代表"最痛",要强调的是线段中间无刻度,让患者根据自己实际疼痛情况用笔画"X",最后由医师用尺量出"0"到"X"的距离并记录,记录结果可以精确到小数点后一位。NRS评分是"分段的数字视觉模拟量表",即最左端的"0"代表"无痛",最右边的"10"代表"最痛",中间各等分数字分别为"1、2、3、4、5、6、7、8、9",让患者根据自己疼痛情况圈出数字,结果只能是整数。最后VAS评分与NRS评分使用范围也稍有区别,一般VAS评分不适用于老年人和文化程度低的患者,以及有些需要电话访视疼痛者也不适合使用VAS评分。

而功能障碍方面根据疾病的具体情况选择相应的指标,如颈椎病可以选择颈椎功能障碍指数(the neck disability index,NDI)调查问卷,腰椎间盘突出症等腰部疾病可选择腰椎功能障碍指数(oswestry disability index,ODI),若是椎动脉型颈椎病可选择眩晕症状量表(vertigo syndrome scale,VSS)以及汉化版VSS量表(VSS-C)。

2. 临床试验观察周期的设计　临床试验的观察周期设计要根据疾病自然病程及主要疗效指标制定。观察周期设计太长研究实际操作难度加大,例如受试者依从性差,研究费用支出加大,招标课题无法按时完成等,若观察周期过短导致不能完全观察到临床起效,如某些功能障碍要四周才能观察到变化,若观察周期设置为2周就不能观察到变化而误认为治疗无效。针对脊柱手法治疗的疾病,一般情况下急性疼痛观察周期可设计为1周,慢性疼痛可以设计为2~3周,功能障碍可以设计为至少4周或更长。

二、临床研究中手法的质量控制

众所周知,不同施术者脊柱手法操作也会存在一定程度的差别,既往在手法相关的临床研究中也有不少关于不同施术者之间手法差异会不会导致研究结果不可靠的质疑。我们要明确强调的是:要承认手法医学的特殊性和特点,即由于人不同于机器无法做到所有动作外形完全一致,不同施术者之间操作可能会存在差别,但是我们明确提出临床研究手法质量控制的理念,该理念的提出旨在最大限度避免由于手法操作本身的差异造成研究结果的偏倚。

关于临床研究中手法质量控制需包括以下要素:①每次研究要制订统一的手法操作方案,要明确不同类别手法操作的顺序及持续时间,例如首先进行软组织放松手法15分钟(先按揉手法5分钟,然后揉法10分钟),然后再行脊柱调整手法。②制订统一的手法操作方案后要对所有参与研究的施术者进行统一培训,培训结束后要对被培训者进行考核,考核同一时间不同施术者之间的一致性以及同一研究者不同时间操作的一致性,经考核合格后方能参加研究。

三、常用评价方法及量表

1. **疼痛视觉模拟法**（visual analogue scale，VAS）　无痛到最痛划一条长线（长100mm），线上不应有标记、数字或词语，以免影响评估结果。保证病人理解两个端点的意义非常重要，一端代表无痛，另一端代表剧痛，让患者在线上最能反映自己疼痛程度之处画一交叉线。评估者根据患者画交叉线的位置估计患者的疼痛程度。部分病人包括老年人和文化程度低的病人使用此评分法可能有困难，但大部分人可以在训练后使用。电话随访的疼痛患者不适用。

无痛├────────────────────────┤最痛

2. **疼痛数字等级评分**（numeric rating scale，NRS）　用0~10代表不同程度的疼痛，0为无痛，10为剧痛。应该询问患者：你的疼痛有多严重？或让患者自己圈出一个最能代表自身疼痛程度的数字。疼痛程度分级标准为：0：无痛；1~3：轻度疼痛；4~6：中度疼痛；7~10重度疼痛，此方法在国际上较为通用。

无痛├──┼──┼──┼──┼──┼──┼──┼──┼──┼──┤最痛

3. **颈椎功能障碍指数**（the neck disability index，NDI）调查问卷

1. 疼痛强度	3. 提起重物
□ 我此刻没有疼痛 □ 此刻疼痛非常轻微 □ 此刻有中等程度的疼痛 □ 此刻疼痛相当严重 □ 此刻疼痛非常严重 □ 此刻疼痛难以想象	□ 我可以提起重物，且不引起任何额外的疼痛 □ 我可以提起重物，但会引起任何额外的疼痛 □ 疼痛会妨碍我从地板上提起重物，但如果重物放在桌子上合适的位置，我可以设法提起它 □ 疼痛会妨碍我提起重物，但可以提起中等重量的物体 □ 我可以提起轻的物体 □ 我不能提起或搬动任何物体
2. 个人护理（洗漱、穿衣等）	4. 阅读
□ 我可以正常照顾自己，而不会引起额外的疼痛 □ 我可以正常照顾自己，但会引起额外的疼痛 □ 在照顾自己的时候会出现疼痛，我得慢慢地、小心地进行 □ 我的日常生活需要一些帮助 □ 我的大多数日常生活活动每天都需要照顾 □ 我不能穿衣，洗漱也很困难，不得不卧床	□ 我可以随意阅读，而不会引起颈痛 □ 我可以随意阅读，但会引起轻度颈痛 □ 我可以随意阅读，但会引起中度颈痛 □ 因中度的颈痛，使得我不能随意阅读 □ 因严重的颈痛，使我阅读困难 □ 我完全不能阅读

续表

5. 头痛 ☐ 我完全没有头痛 ☐ 我有轻微的头痛,但不经常发生 ☐ 我有中度头痛,但不经常发生 ☐ 我有中度头痛,且经常发生 ☐ 我有严重的头痛,且经常发生 ☐ 我几乎一直都有头痛	**8. 睡觉** ☐ 我睡眠没有问题 ☐ 我的睡眠稍受影响(失眠,少于1小时) ☐ 我的睡眠轻度受影响(失眠,1~2个小时) ☐ 我的睡眠中度受影响(失眠,2~3个小时) ☐ 我的睡眠重度受影响(失眠,3~5个小时) ☐ 我的睡眠完全受影响(失眠,5~7个小时)
6. 集中注意力 ☐ 我可以完全集中注意力,并且没有任何困难 ☐ 我可以完全集中注意力,但有轻微的困难。 ☐ 当我想完全集中注意力时,有一定程度的困难 ☐ 当我想完全集中注意力时,有较多的困难 ☐ 当我想完全集中注意力时,有很大的困难 ☐ 我完全不能集中注意力	**9. 驾驶** ☐ 我能驾驶而没有任何颈痛 ☐ 我想驾驶就可以驾驶,但仅有轻微颈痛 ☐ 我想驾驶就可以驾驶,但有中度颈痛 ☐ 我想驾驶,但不能驾驶,因有中度颈痛 ☐ 因严重的颈痛,我几乎不能驾驶 ☐ 因颈痛,我一点都不能驾驶
7. 工作 ☐ 我可以做很多我想做的工作 ☐ 我可以做多数日常的工作,但不能太多 ☐ 我只能做一部分日常的工作 ☐ 我不能做我的日常工作 ☐ 我几乎不能工作 ☐ 我任何工作都无法做	**10. 娱乐** ☐ 我能从事我所有的娱乐活动,没有颈痛 ☐ 我能从事我所有的娱乐活动,但有一些颈痛 ☐ 因颈痛,我只能从事大部分的娱乐活动 ☐ 因颈痛,我只能从事少量的娱乐活动 ☐ 因颈痛,我几乎不能参与任何娱乐活动 ☐ 我不能参与任何娱乐活动

这项问卷将有助于施术者了解颈痛对你日常生活的影响。请阅读每个部分的项目,然后在最符合你现在情况的项目方框上打勾。

评定说明:

(1) NDI 共 10 个项目:颈痛及相关的症状(疼痛的强度、头痛、集中注意力和睡眠)和日常生活活动能力(个人护理、提起重物、阅读、工作、驾驶和娱乐)两部分,由受试对象根据自己的情况填写。

(2) 评分标准:每个项目最低得分为 0 分,最高得分为 5 分,分数越高表示功能障碍程度越重。

按以下公式计算受试对象颈椎功能受损的程度:颈椎功能受损指数(%)=(每个项目得分的总和/受试对象完成的项目数×5)×100%。

（3）结果判断

0~20%：表示轻度功能障碍；

20%~40%：表示中度功能障碍；

40%~60%：表示重度功能障碍；

60%~80%：表示极重度功能障碍；

80%~100%：表示完全功能障碍或应详细检查受试对象有无夸大症状。

4. 腰椎功能障碍指数（oswestry disability index，ODI）

1. 疼痛的程度（腰背痛或腿痛） □ 无任何疼痛 □ 有很轻微的痛 □ 较明显的痛（中度） □ 明显的痛（相当严重） □ 严重的痛（非常严重） □ 痛得什么事也不能做	**4. 行走** □ 腰背或腿痛，但一点也不妨碍走多远 □ 由于腰背或腿痛，最多只能走 1 000 米 □ 由于腰背或腿痛，最多只能走 500 米 □ 由于腰背或腿痛，最多只能走 100 米 □ 只能借助拐杖或手杖行走 □ 不得不躺在床上，排便也只能用便盆
2. 日常活动自理能力（洗漱、穿脱衣服等活动） □ 日常活动完全能自理，一点也不伴腰背或腿痛 □ 日常活动完全能自理，但引起腰背或腿疼痛加重 □ 日常活动虽然能自理，由于活动时腰背或腿痛加重，以致小心翼翼，动作缓慢 □ 多数日常活动能自理，有的需要他人帮助 □ 绝大多数的日常活动需要他人帮助 □ 穿脱衣物、洗漱困难，只能躺在床上	**5. 坐** □ 随便多高椅子，想坐多久，就坐多久 □ 只要椅子高矮合适，想坐多久，就坐多久 □ 由于疼痛加重，最多只能坐 1 个小时 □ 由于疼痛加重，最多只能坐半小时 □ 由于疼痛加重，最多只能坐 10 分钟 □ 由于疼痛加重，一点也不敢坐
	6. 站立 □ 想站多久，就站多久，疼痛不会加重 □ 想站多久，就站多久，但疼痛有些加重 □ 由于疼痛加重，最多只能站 1 小时 □ 由于疼痛加重，最多只能站半小时 □ 由于疼痛加重，最多只能站 10 分钟 □ 由于疼痛加重，一点也不敢站
3. 提物 □ 提重物时并不导致疼痛加重（腰背或腿） □ 能提重物，但导致腰背或腿疼痛加重 □ 由于腰背或腿痛，以致不能将地面上的重物拿起来，但是能拿起放在合适位置上的重物，比如桌面上的重物 □ 由于腰背或腿痛，以致不能将地面上较轻的物体拿起来，但是能拿起放在合适位置上较轻的物品，比如放在桌面上的 □ 只能拿一点轻东西 □ 任何东西都提不起来或拿不动	**7. 睡眠** □ 半夜不会被痛醒 □ 用止痛药后，仍睡得很好 □ 由于疼痛，最多只能睡 6 个小时 □ 由于疼痛，最多只能睡 4 个小时 □ 由于疼痛，最多只能睡 2 个小时 □ 由于疼痛，根本无法入睡

续表

8. 性生活	□ 由于疼痛限制参加社会活动,只能在家从事一些社会活动
□ 性生活完全正常,决不会导致疼痛加重 □ 性生活完全正常,但会加重疼痛 □ 性生活基本正常,但会很痛 □ 由于疼痛,性生活严重受限 □ 由于疼痛,基本没有性生活 □ 由于疼痛,根本没有性生活	□ 由于疼痛,根本无法从事任何社会活动
	10. 旅行(郊游) □ 能到任何地方去旅行,腰背或腿一点也不痛
9. 社会活动 □ 社会活动完全正常,决不会因为这些活动导致疼痛加重 □ 社会活动完全正常,但是这些活动会加重疼痛 □ 疼痛限制剧烈活动,如运动,但对参加其他社会活动没有明显影响 □ 由于疼痛限制了正常的社会活动,以致不能参加某些经常性的活动	□ 可以到任何地方去旅行,但会导致疼痛加重 □ 由于受疼痛限制,外出郊游超不过 2 个小时 □ 由于受疼痛限制,外出郊游最多不超过 1 小时 □ 由于受疼痛限制,外出郊游最多不超过 30 分钟 □ 由于疼痛,除了到医院,根本就不能外出郊游

　　这项问卷将有助于施术者了解腰痛对你日常生活的影响。请阅读每个部分的项目,然后在最符合你现在情况的项目方框上打勾。

评定说明:

(1) ODI 共 10 个项目:疼痛(疼痛程度/疼痛对睡眠的影响)、单项功能(提、坐、站立、行走)、个人综合功能(日常生活能力、性生活、社会活动、旅行)三部分,由受试对象根据自己的情况填写。

(2) 评分标准:每个项目最低得分为 0 分,最高得分为 5 分,分数越高表示功能障碍程度越重。

按以下公式计算受试对象腰椎功能受损的程度:腰椎功能受损指数(%)=(每个项目得分的总和/受试对象完成的项目数×5)×100%。

(3) 结果判断

0~20%:表示轻度功能障碍;

20%~40%:表示中度功能障碍;

40%~60%:表示重度功能障碍;

60%~80%:表示极重度功能障碍;

80%~100%:表示完全功能障碍或应详细检查受试对象有无夸大症状。

　　5. **眩晕症状量表**(vertigo syndrome scale,VSS)　下面的问题中列出了一些症状,请勾选在过去的 12 个月中(不满 1 年的,从眩晕症状第 1 次出现时算起)您所产生的符合下列症状的次数所对应的数值。

在过去 12 个月中,您发生以下症状的频率是	0 从来没有	1 少许(1~3次/年)	2 有些时候(4~12次/年)	3 经常发生(平均每个月>1次)	4 非常频繁(平均每周>1次)
1. 感到周围的物体旋转或者晃来晃去,这种感觉的持续时间为:(请回答以下所有小问)					
a. 少于 2 分钟	0	1	2	3	4
b. 不超过 20 分钟	0	1	2	3	4
c. 20~60 分钟	0	1	2	3	4
d. 数小时	0	1	2	3	4
e. 超过 12 小时	0	1	2	3	4
2. 有心区或胸前区疼痛感	0	1	2	3	4
3. 有忽冷忽热的感觉	0	1	2	3	4
4. 因为感到严重不稳而跌倒	0	1	2	3	4
5. 有恶心或者反胃的感觉	0	1	2	3	4
6. 感到肌肉紧张、板滞或酸痛	0	1	2	3	4
7. 感到头晕、头昏或者视物模糊。这种感觉的持续时间为:(请回答以下所有小问)					
a. 少于 2 分钟	0	1	2	3	4
b. 不超过 20 分钟	0	1	2	3	4
c. 20~60 分钟	0	1	2	3	4
d. 数小时	0	1	2	3	4
e. 超过 12 小时	0	1	2	3	4
8. 发抖	0	1	2	3	4
9. 有耳塞感	0	1	2	3	4
10. 心慌	0	1	2	3	4
11. 呕吐	0	1	2	3	4
12. 有四肢沉重感	0	1	2	3	4
13. 视觉障碍(如:眼花)	0	1	2	3	4

手脊柱法医学

续表

在过去12个月中,您发生以下症状的频率是	0 从来没有	1 少许(1~3次/年)	2 有些时候(4~12次/年)	3 经常发生(平均每个月>1次)	4 非常频繁(平均每周>1次)
14. 有头痛或头部困重的感觉	0	1	2	3	4
15. 需要借助支撑才能站立或者行走	0	1	2	3	4
16. 气短,呼吸困难	0	1	2	3	4
17. 记忆力减退或注意力不集中	0	1	2	3	4
18. 感觉不稳,即将失去平衡,这种感觉的持续时间为:(请回答以下所有小问)					
a. 少于2分钟	0	1	2	3	4
b. 不超过20分钟	0	1	2	3	4
c. 20~60分钟	0	1	2	3	4
d. 数小时	0	1	2	3	4
e. 超过12小时	0	1	2	3	4
19. 在身体某些部位有刺痛、针刺或者麻木的感觉	0	1	2	3	4
20. 下腰部疼痛	0	1	2	3	4
21. 多汗	0	1	2	3	4
22. 有昏不知人,眼前发黑的感觉	0	1	2	3	4

　　分值说明:得分0~33分为轻度眩晕;得分34~67分为中度眩晕;得分68~101分为重度眩晕;得分102~136为极重度眩晕。

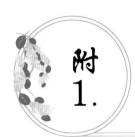

附 1. 美国脊柱手法医学概述

在美国,有一种被称为"chiropractic"的疗法,曾经一度被译为"按脊疗法""整脊疗法"。2005 年,世界卫生组织发布的"guidelines on basic training and safety in chiropractic",将其中文名称正式译为"脊骨神经医学",这也是迄今为止由世界卫生组织发布的唯一一项手法医学方面的培训和安全性指南。

作为美国的替代医学之一,脊骨神经医学已有 100 多年历史,它是在充分吸收众多传统手法医学精华的基础上,结合西医学理论而逐渐形成的,其理论基础、治疗效果与研究水平皆处于世界前列。

1895 年,丹尼尔·大卫·帕尔默(Daniel David Palmer,1845—1913)首次运用脊椎调整手法对他的清洁工哈维·里沃德(Harvey Lillard)进行了治疗,使其丧失了 17 年的听力得以恢复,2 年后,他在爱荷华州达文波特创立了第一所脊骨神经医师培训学校,随后脊柱调整手法由其儿子 B. J. Palmer 继续丰富和完善,如今已发展成为帕尔默脊骨神经学院(Palmer College of Chiropractic)。1980 年,美国医师协会公开承认脊骨神经医学的科学性和有效性,与此同时,在美国的联邦法律和各州的法律中,脊骨神经医学得到公认,并且作为一种医学门类在美国和世界范围内得到迅速传播和推广应用。

Palmer 所创立的脊骨神经医学理论和方法,包括手疗医学、正骨术和整骨,并结合了自己独创性的改进。术语"chiropractic"源自古希腊语词根,即"用手操作"之意。

脊骨神经医学是关于神经-肌肉-骨骼系统疾病诊断、治疗、预防及对整体健康状况影响的一个医疗门类。其核心理念认为"疾病不是因存在于体外的因素——细菌或者病毒引起,而是患者自身的神经系统功能失调所引起",并提出脊椎半脱位(subluxation)的病理概念假说,认为这种关节错位或脊椎关节错位综合征是脊柱生物力学功能障碍并可能进一步引起神经系统功能病理生理改变的基础。因此,在治疗方面强调徒手操作技巧,包括关节矫正和/或手法治疗,尤其侧重对关节错位的矫正。因此,它是一门以脊椎解剖学、神经学、生物力学、X 线学为基础的定位精确的矫正手法学科。

　　同时,脊骨神经医学是哲学、科学和艺术相结合的一门学科。它的哲学内涵包括整体观、活力论、自然观、保守性、批判理性主义、人文主义和伦理学。在临床实践中,强调对神经-肌肉-骨骼系统病症实施保守治疗,不使用药物和手术。作为一名脊骨神经医学医师,也会针对生物-心理-社会原因及其后果对病人的影响进行干预和治疗。

　　脊骨神经医学认为脊柱失衡引起神经系统功能紊乱是引起所有疾病的根源。大脑与脊神经的功能息息相关,如果脊椎错位、紊乱,影响脊神经功能的正常发挥,也即影响了大脑功能的发挥。运用特定手法或特定器材,作用于脊椎——大脑与其他身体部分的连接部位,通过调整人体的肌肉骨骼系统,特别是脊椎部位,改变脊柱的生物力学结构,解除可能存在的对神经或血管的干扰,从根本上逐渐改变和消除致病因素,以恢复机体的自愈能力,达到机体平衡,恢复健康。

　　脊骨神经医学以整脊哲学贯穿整个学习和治疗过程,它要求医师拥有更加扎实的理论基础,如理论课部分不仅涵盖了13门之多的解剖学课程,还包括X线放射学、神经肌肉骨骼诊断学、影像诊断学、主动物理疗法、被动物理疗法、老年病学、营养学等众多相关学科。脊骨神经医学要求医师的手法精确、精确、再精确,这主要体现在通过不同接触点、发力部位、发力方向、接触点的暴露、发力的深度、医师的站姿、患者的姿势调整等,再配合各种相关设备(如颈椎椅、Thompson床、活化器床、骨盆凳等)来完成整个治疗过程。实施手法治疗的过程中,要求不仅仅是精确到脊柱的某一节段,而是要精确到脊柱某一节段的某个棘突、横突、乳突、椎板、枕骨沟、上/中/下段髂后上棘或骶骨弓等。脊骨神经医学所调整的并不仅仅是脊柱相关结构,还包括肋骨、骨盆及其他肢体骨的"subluxation"。脊骨神经医学发展到今天,其技术大体包括 Gonstead(冈斯坦得技术)、Diversified(多样化技术)、Applied Kinesiology(人体应用运动学技术)、Activator(脊椎矫正枪技术)、Sacro-Occipital Technique(骶骨-枕骨矫正技术)、Thompson(汤姆森坠板床技术)、Active Release Technique(主动松解术)、Flexion-distraction(屈伸牵张技术)等。

　　目前,美国约有15所脊骨神经医学学校,它们所教授的课程大体相同,但就调整技术而言,随着时间的推移和变化,却形成了一定的差异。在美国要成为一名脊骨神经医学医师,必须经过大约三年半时间的系统学习,毕业后授予脊骨神经医学博士学位,再经过国家脊骨神经医学委员会的全国统一考试,通过后,可获得国家的医师证书。美国每个州的医学法律也不尽相同,通过国家脊骨神经医学委员会的考试后,还要向每个州的医学委员会提出申请,有时甚至还必须参加该州规定的附加考试,通过后,才能正式成为可以诊治病人的脊骨神经医学医师,即 chiropractor(简称 D. C.)。取得脊骨神经医学行医执照后,每年还要接受一定时间的继续教育,才能延续行医执照的合法性,否则,可能会有被叫停、不能继续行医的风险。虽然美国的医疗保险和政策极其复杂多变,但几乎所有的医疗保险都认可脊骨神经医学治疗。

在美国还有一种可以实施调整手法进行治疗操作的医师,即整骨医师(doctor of osteopathic medicine, D. O.)。整骨医师除了可以对病人进行手法调整治疗外,还具有处方权,并且可以为病人进行手术,有些州可以作为初级保健护理医师。脊骨神经医学可以对病人进行手法调整治疗,但不具有处方权,也不能对病人进行手术。不过,在调整手法的运用方面,两者也是有不同的。

随着社会的发展和进步,越来越多的人意识到化学药物带来的负面影响,进而逐渐转向寻求替代医学的帮助,由此推动了脊骨神经医学的迅速发展,脊骨神经医学医师诊治的病人也越来越多。据美国脊骨神经医学协会统计,每年大约有三千万人接受脊骨神经医学的诊疗,并呈现逐年上升趋势;现在全美约有七万七千名脊骨神经医学医师,分布在美国的各个州。脊骨神经医学医师、西医医师和牙医成为当今美国三个最大的医疗团体。

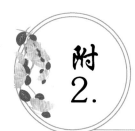

附 2. 本书相关研究项目

国家"973"计划一级子课题：	中医特异性手法治疗脊柱病"经筋"和"骨错缝"理论基础研究（2007CB512701）
国家自然科学基金委员会：	颈椎整复手法运动学和动力学关键力学要素及其作用机制的研究（81973871）
	基于颈椎三维有限元模型研究矫正骨错缝手法治疗颈椎病的生物力学机理（81001528）
	中医脊柱推拿"椎骨错缝"大鼠模型疼痛相关神经递质及其脊髓背角 C 纤维电活动研究（81273869）
	基于 p38MAPK 信号转导通路研究中医整复手法的镇痛机制（81202707）
	整复颈椎筋出槽骨错缝手法力学机制的三维有限元分析与研究（81473702）
	强筋功法对多裂肌的影响及其治疗腰椎间盘突出症的机制研究（81403414）
	"椎骨错缝"大鼠模型模拟手法加载后相关生物力学特征研究（81403496）
	定位定向扳法对上颈椎复合体作用的生物力学机制研究（81503596）
国家教育部：	"中医骨伤科学"国家重点学科（100508）
	新世纪优秀人才支持计划（NCET-04-0438）
国家卫生部：	"骨伤科"国家临床重点专科（2012-122-28）
国家中医药管理局：	第六批全国老中医药专家学术经验继承工作继承人项目（2017-29）
	中医推拿（手法医学）术语研究制定（ZYYS—2016（0010））
	"骨伤科"国家中医重点专科（2012-122-28）
	石氏伤科流派传承工作室（2012-228）
	首批优秀中医临床人才研修项目（2003-11/QYYR07069）
	脊柱推拿诊治评估技术规范化研究（7-17）

仰卧拔伸手法治疗神经根型颈椎病的多中心临床评价
（2000ZL20）

上海市科学技术委员会：医患合作综合干预方案治疗颈椎病的临床评价研究
（15401934100）

上海市优秀学科带头人计划（11XD1404600）

腰椎间盘突出症临床评价与非手术治疗方案的优化研究
（09411953400）

基于物联网的下腰痛诊治技术优化与集成研究（12411951400）

颈椎病（含脊髓型）中医综合治疗与手术的长时程随访对比研究
（14401970402）

石氏伤科疗法治疗非特异性下腰痛诊疗方案优化研究
（16401970102）

上海市人力资源和社会保障局：上海领军人才队伍建设项目（2010081）

上海市教育发展基金会：曙光计划（03CK14）

上海市教育委员会：上海市重点学科（T0303）

上海高校"中医脊柱病损研究"创新团队建设项目（2009-26）

上海市卫生和计划生育委员会：上海市临床重点专科建设项目-中医骨伤科（shslczdzk03901）

中西医临床协作"颈椎病"试点建设项目二期（ZY（2018—2020）-FWTX-1007）

上海市重中之重重点学科（2017ZZ02024）

海派中医流派石氏伤科传承研究基地（ZY3-CCCX-1-1003）

上海市中医药新兴交叉学科"工效筋骨学"资助计划（2017-024-2）

中西医临床协作"颈椎病"试点建设项目（ZXYXZ-201703）

詹红生上海市名老中医学术经验研究工作室（SHGZS-2017025/SZYMZYGZS4013）

上海市中医药领军人才建设项目（2012-63-15）

青少年颈椎病防保技术推广应用研究（2010Y131）

寰枢关节"骨错缝"矫正手法治疗椎动脉型颈椎病的远期疗效评价研究（2010QL012B）

石氏中医药综合改善骨关节退行性疾病临床方案的优化和推广应用研究（ZYSNXD-CC-ZDYJ047）

中西医结合分类诊治颈椎病优化方案长时程临床研究（ZY3-LCPT-2-1005）

上海申康医院发展中心：非脊髓型颈椎病的手法诊治技术规范化与推广应用研究
（SHDCI2007215）

中医综合疗法与手术治疗颈椎病的长时程随访比较研究
（SHDC12014121）

313

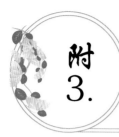

1. 胡零三,赵烨,张承哲,等.腰椎间盘突出症患者腰骶部多裂肌脂肪变化的影像学研究[J].中国骨伤,2020,33(2):173-177.

2. 李正言,李兵,张帅,等.高年资医生与低年资医生颈部定点定向扳法力学参数特征研究[J].中国中医骨伤科杂志,2019,27(12):18-21,25.

3. 元唯安,詹红生,杜国庆.论"筋主骨从"观念在慢性筋骨病损诊疗中的临床意义[J].上海中医药杂志,2019,53(9):12-15.

4. 詹红生.颈椎相关疾病手法诊疗及研究中的若干问题探讨[J].中医正骨,2018,30(3):1-4.

5. 邓真,王辉昊,王宽,等.石氏伤科颈椎定位旋转扳法的动力学参数在体测量[J].中医正骨,2018,30(3):17-21.

6. 沈知彼,王辉昊,王宽,等.颈椎定位旋转扳法对不同曲度颈椎内部结构应力的影响[J].中医正骨,2018,30(3):8-12.

7. 雷腾飞,胡零三,安军伟,等.腰骶部"骨错缝、筋出槽"与非特异性下腰痛关系的探讨[J].中国中医骨伤科杂志,2018,26(4):80-82.

8. DENG Z, WANG K, WANG H H, et al. A finite element study of traditional Chinese cervical manipulation[J]. European Spine Journal, 2017, 26(9): 2308-2317.

9. 张明才,石印玉,陈东煜,等.颈椎病患者寰枢关节骨错缝的临床诊治价值的研究[J].中国骨伤,2016,29(10):898-902.

10. 王宽,邓真,王辉昊,等.力学测量在评估颈痛及手法治疗领域的应用[J],中国骨伤,2016,29(7):668-672.

11. 邓真,王辉昊,牛文鑫,等.正常人下颈椎 $C_4 \sim C_7$ 节段三维有限元模型的建立与验证[J].生物医学工程学杂志,2016,33(4):652-658.

12. 王翔,詹红生,张明才,等.石氏手法治疗神经根型颈椎病的疗效观察[J].中医正骨,2015,27(4):12-14,20.

13. 王辉昊,张旻,牛文鑫,等.三维运动捕捉技术在颈椎整复手法中肢体运动轨迹的在体研究[J]. 中国骨伤,2015,28(10):940-944.

14. 陈博,林勋,庞坚,等. 大鼠椎骨错缝模型下丘脑及背根神经节 P 物质含量的实验研究[J]. 中国骨伤,2015,28(1):75-77.

15. 陈博,林勋,张旻,等."椎骨错缝"大鼠模型的影像学研究. 浙江大学学报(医学版),2015,44(2):117-123.

16. 元唯安,沈知彼,薛利,等. 脊柱推拿对腰椎间盘突出症患者脑功能活动的影响. 浙江大学学报(医学版),2015,44(2):124-130,137.

17. 王辉昊,沈知彼,邓真,等. 人体全颈椎及椎动脉流固耦合模型的构建. 浙江大学学报(医学版),2015,44(2):131-137.

18. 元唯安,王建伟,吕桦,等. 推拿治疗慢性腰肌劳损临床随机对照研究[J]. 上海中医药杂志,2014,48(5):82-85.

19. 王辉昊,陈博,詹红生,等. 流固耦合分析颈椎生理活动对椎动脉血流动力学的影响[J]. 医用生物力学,2014,29(6):511-516.

20. 王辉昊,詹红生,吕桦,等. 矫正颈椎"筋出槽骨错缝"手法治疗颈性眩晕的远期疗效观察[J]. 上海中医药杂志,2014,48(2):51-55.

21. 林勋,郑梦捷,陈博,等. 中医旋转整复手法治疗神经根型颈椎病的临床观察[J]. 上海中医药大学学报,2014,28(6):48-51.

22. 展嘉文,詹红生,张开勇,等. 定位仰卧拔伸手法治疗椎动脉型颈椎病的疗效观察[J]. 中国中医骨伤科杂志,2014,22(7):9-12.

23. 王辉昊,詹红生,陈博,等. 正常人全颈椎($C_0 \sim T_1$)三维有限元模型的建立与验证[J]. 生物医学工程学杂志,2014,31(6):1238-1242,1249.

24. 张明才,石印玉,黄仕荣,等."骨错缝筋出槽"与颈椎病发病关系的临床研究[J]. 中国骨伤,2013,26(7):557-560.

25. 张开勇,庄园,詹红生,等. 棘突不共线在颈椎"骨错缝、筋出槽"诊断中的临床应用[J]. 中国骨伤,2013,26(1):47-49.

26. 张明才,石印玉,陈东煜,等. 椎动脉磁共振血管成像对手法诊治椎动脉型颈椎病的研究[J]. 中国骨伤,2013,26(11):908-912.

27. 孙青,乔琼,张晓燕,等. 仰卧位拔伸手法配合颈椎保健操治疗神经根型颈椎病疗效观察[J]. 上海中医药杂志,2012,46(11):59-60.

28. 詹松华,赵喜,谭文莉,等. 神经根型颈椎病推拿治疗的 MSCT 评价[J]. 中国医学计算机成像杂志,2012,18(1):42-46.

29. 孔令军,元唯安,程英武. 脊柱刚度测试系统信度研究[J]. 中国骨伤,2012,25(1):51-54.

30. 孔令军,房敏,詹红生,等. 大鼠腰椎亚脱位模型刚度及其脊髓前角尼氏小体变化研究[J]. 中华中医药杂志,2012,27(12):3234-3237.

31. 孔令军,程英武,元唯安,等.椎体外部连接固定系统的制备及评价方法[J].辽宁中医杂志,2012,39(1):162-165.

32. 孔令军,程英武,詹红生,等.大鼠腰椎亚脱位模型节段活动范围减小的研究[J].中国骨伤,2012,25(3):241-245.

33. 张明才,石印玉,陈东煜,等.矫正关节突关节"骨错缝"手法治疗神经根型颈椎病的有效性研究[J].上海中医药杂志,2011,45(12):42-45.

34. 张明才,吕思哲,程英武,等.基于有限元模型研究椎骨错缝对颈椎病患者关节应力的影响[J].中国骨伤,2011,24(2):128-131.

35. 詹松华,赵喜,谭文莉,等.MSCT颈椎扫描重建评价推拿手法治疗神经根型颈椎病疗效的研究[J].中国中西医结合影像学杂志,2011,9(6):481-484,488.

36. 元唯安,詹红生,房敏,等.关于脊柱"半脱位"内涵及名称之思考[J].中国骨伤,2011,24(10):861-863.

37. 孔令军,程英武.椎体"亚脱位"动物模型的制备及评价[J].上海中医药大学学报,2011,25(2):77-79.

38. 陈博,詹红生,石印玉,等."骨错缝、筋出槽"病机学说及其动物模型的建立[J].上海中医药大学学报,2010,24(5):68-72.

39. 张明才,石印玉,王翔,等.颈椎生理曲度异常对颈椎病发病作用的病例对照研究[J].中国骨伤,2010,23(10):746-749.

40. 张明才,吕思哲,詹红生,等.颈椎"椎骨错缝"三维有限元模型创建方法的研究[J].中国骨伤,2010,23(5):366-369.

41. 张明才,石印玉,王翔,等.颈椎"骨错缝筋出槽"临床评价方法[J].上海中医药杂志,2010,44(7):29-32.

42. 张明才,石印玉,王翔,等.手法矫正寰枢关节骨错缝的有效性研究[J].上海中医药杂志,2009,43(8):15-18.

43. 张明才,詹红生,石印玉,等.试论颈椎病"骨错缝"的影像学测量[J].上海中医药大学学报,2009,23(3):19-22.

44. 张明才,程英武,詹红生,等.神经根型颈椎病椎间孔狭窄因素的影像学分析[J].北京中医药大学学报,2009,32(3):199-203.

45. 张明才,詹红生,石印玉,等.寰枢关节骨错缝的影像学量化研究[J].上海中医药杂志,2008,42(4):52-54.

46. 詹红生,石印玉,张明才,等.基于"骨错缝、筋出槽"病机认识的椎间盘病症诊治新观点[J].上海中医药杂志,2007,41(9):4-6.

47. 詹红生,牛守国,吴健康,等.仰卧位拔伸整复手法治疗神经根型颈椎病的随机、对照、多中心临床研究[J].中国骨伤,2006,19(5):257-260.

48. 程英武,詹红生.上颈椎半脱位的运动学评估[J].中国中医骨伤科杂志, 2006,14(S2):76-78.

49. 詹红生,应航,陈文辉,等.用光弹方法观察纵向牵拉力对颈椎关节应力的 影响[J].中国骨伤,2000,13(6):7-8,67.

50. 詹红生,陈省三.颈椎病的仰卧整复法[J].中国骨伤,1996,9(1):43.

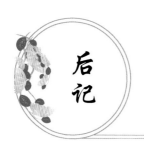

后记

编写本书的想法大约始于 10 年之前，当时，常常跟好友程英武教授聊些手法诊疗和研究方面的思考和体悟，他刚刚结束了在澳洲的工作返回上海，带回来不少国外手法医学的书籍，通过学习、交流、思考、切磋，我们渐渐理出了一条较为清晰的思路，即从脊柱开始，系统梳理中医手法诊疗的核心理论、技术规范，同时，吸收国外手法医学关于评估等方面的内容，融入其中，重新构筑当代中国脊柱手法医学的理论和技术体系。

然而，天有不测风云！当我们的研究工作一步步取得进展，书的轮廓和编写大纲也渐渐清晰的时候，他却突然辞世，驾鹤西去！痛心疾首之余，我带领团队开始正式编撰工作，经过 1 年多的努力，七易其稿，现在终于准备提交付梓，这也是对英武兄的慰藉和颂念。

此时此刻，我又忆起学习推拿时的启蒙老师陈省三教授。1991 年，我硕士毕业后赴浙江中医学院针灸推拿系工作，同时，从零开始跟随陈老师学习推拿。陈老师上课，我就跟着听课兼做助教；陈老师门诊，我就跟诊学习兼练手法。边学边整理老师手法操作的关键技术要素，并进行临床评价研究，一次次见证并亲身体会到推拿手法的临床疗效和独特魅力，也渐渐喜欢上了手法，开始全身心投入其中，进一步学习和研究手法医学。

1997 年，我再次考入母校上海中医药大学，师从石印玉教授攻读博士学位。自此开始专注于手法诊治伤科疾病的学习、应用和研究，除了系统学习上海石氏伤科 140 余年的治伤理论、经验和现代研究新进展、新成果以外，经石老师引荐，还向孙树椿老师、韦贵康老师、程炳卿老师、严隽陶老师、周信文老师等前辈学习和讨教，从而在手法诊治慢性筋骨病损的理论和技术方面有了质的提高。

在此，谨向一直以来教导、指引、帮助和提携我的各位老师、学长和同道致以衷心感谢！

同时，感谢龚幼波、赵珈琛两位医师分别担当本书手法示范模特和功法演示！感谢摄影、摄像、美编、责编等为本书出版所做的努力和奉献！

特别令人欣喜的是,我的学生张清龙医师在完成住院医师规范化培训并留院工作以后,毅然辞职赴美国爱荷华州达文波特帕尔默脊骨神经医学院(Palmer College of Chiropractic)学习,前不久顺利毕业,获得博士学位,并通过了脊骨神经医学执业医师考试。感谢他提供了美国脊骨神经医学方面的第一手资料,作为附篇以供读者了解其概貌。

医者以维护健康、救死扶伤为首务,这一切需要以过硬的专业技能为基础。我们的能力和技术是老师、前辈传授给我们的,是在病人身上经历了无数次成功与失败以后,慢慢积累起来的,因此,我们有责任和义务,把我们的所学所悟、所思所想传授给年轻医师和学生,在这个过程中,我们自身也会通过教学相长而获得新的提高和进步,也只有这样的良性循环,才能促进我们医疗服务能力和水平的不断提升和进步。因此,我们才不揣浅陋,把20多年来运用手法诊治慢性脊柱筋骨病损的经验体会和研究成果整理成册,供同道参考,并敬请批评指正。

作为一名医师,带着科学研究的脑袋去看病,会愈来愈聪明;怀揣传道授业的心境做诊疗,会越来越智慧。

作为一名医师,掌握了过硬的专业技术,同时又能保持慈爱之心,那么,我们的善心善行就一定能够帮助患者远离病痛,拥有健康!

2018 年 3 月 5 日于上海法尔居